シンプル
理学療法学
作業療法学
シリーズ

基礎運動学テキスト

監修
細田多穂
編集
藤縄　理
濱口豊太
金村尚彦
阿南雅也

南江堂

■ 監 修 ■

細田 多穂　ほそだ かずほ　　埼玉県立大学 名誉教授

■ 編 集 ■

藤縄　　理　ふじなわ おさむ　　埼玉県立大学 名誉教授
濱口 豊太　はまぐち とよひろ　　埼玉県立大学保健医療福祉学部作業療法学科 教授
金村 尚彦　かねむら なおひこ　　埼玉県立大学保健医療福祉学部理学療法学科 教授
阿南 雅也　あなん まさや　　大分大学福祉健康科学部理学療法コース 准教授

■ 執 筆（執筆順）■

藤縄　　理　ふじなわ おさむ　　埼玉県立大学 名誉教授
濱口 豊太　はまぐち とよひろ　　埼玉県立大学保健医療福祉学部作業療法学科 教授
矢野 実郎　やの じつろう　　川崎医療福祉大学リハビリテーション学部言語聴覚療法学科 准教授
阿南 雅也　あなん まさや　　大分大学福祉健康科学部理学療法コース 准教授
澤田　　豊　さわだ ゆたか　　埼玉医科大学保健医療学部理学療法学科 講師
赤坂 清和　あかさか きよかず　　埼玉医科大学大学院医学研究科理学療法学 教授
髙橋　　真　たかはし まこと　　広島大学大学院医系科学研究科保健学分野 教授
永見 慎輔　ながみ しんすけ　　北海道医療大学リハビリテーション科学部言語聴覚療法学科 准教授
隈元 庸夫　くまもと つねお　　北海道千歳リハビリテーション大学健康科学部リハビリテーション学科理学療法学専攻 教授
木戸 聡史　きど さとし　　埼玉県立大学保健医療福祉学部理学療法学科 准教授
瀬高裕佳子　せたか ゆかこ　　茨城県立医療大学保健医療学部理学療法学科
中村 充雄　なかむら みつお　　札幌医科大学保健医療学部作業療法学科 准教授
鈴木 貴子　すずき たかこ　　埼玉県立大学保健医療福祉学部作業療法学科 准教授
建内 宏重　たてうち ひろしげ　　京都大学大学院医学研究科人間健康科学系専攻リハビリテーション科学コース 准教授
八木 優英　やぎ まさひで　　京都大学大学院医学研究科人間健康科学系専攻リハビリテーション科学コース 特定助教
菅野 智也　すがの ともなり　　福井医療大学保健医療学部理学療法学専攻 講師
東　 伸英　あずま のぶひで　　福井医療大学保健医療学部理学療法学専攻 准教授
村田寛一郎　むらた かんいちろう　　福井医療大学保健医療学部理学療法学専攻 准教授
関　 優樹　せき ゆうき　　国際医療福祉大学保健医療学部作業療法学科
米津　 亮　よねつ りょう　　東京家政大学健康科学部リハビリテーション学科理学療法学専攻 教授
白濱 勲二　しらはま くんじ　　神奈川県立保健福祉大学リハビリテーション学科作業療法学専攻 教授
浅見 正人　あざみ まさと　　日本保健医療大学保健医療学部理学療法学科 講師
金村 尚彦　かねむら なおひこ　　埼玉県立大学保健医療福祉学部理学療法学科 教授
久保田圭祐　くぼた けいすけ　　埼玉県立大学研究開発センター
塙　 大樹　はなわ ひろき　　人間総合科学大学保健医療学部リハビリテーション学科理学療法学専攻 助教
平田 恵介　ひらた けいすけ　　東京家政大学健康科学部リハビリテーション学科理学療法学専攻 講師

監修のことば

　近年，高齢社会を迎え，理学療法士・作業療法士の需要が高まっている．したがって，教育には，これらを目指す学生に対する教育の質を保証し，教育水準の向上および均質化に努める責務がある．

　その一方で学生には，学習した内容を単に"暗記する"だけでなく，"理解して覚える"ということが求められるようになってきた．そのため講義で学んだ知識・技術を確実に理解できる新しい形の教科書として，理学療法領域の専門科目を網羅した「シンプル理学療法学シリーズ」が刊行された．

　そして，このたび，このシリーズと同じ理念のもとに理学療法士・作業療法士の共通基礎科目の教科書シリーズとして「シンプル理学療法学・作業療法学シリーズ」が刊行される運びとなった．

　編集にあたっては，「シンプル理学療法学シリーズ」と同様に以下の5点を特徴とし，これらを過不足のないように盛り込んだ．

1. 理学療法・作業療法の教育カリキュラムに準拠し，教育現場での使いやすさを追求する．
2. 障害を系統別に分類し，障害を引き起こす疾患の成り立ちを解説した上で，理学療法・作業療法の基礎的なガイドラインを提示する．このことにより，基本的な治療原則を間違えずに，的確な治療方法を適応できる思考を養えるようにする．
3. 実際の講義に即して，原則として1章が講義の1コマにおさまる内容にまとめる．さらに，演習，実習，PBL（問題解決型学習）の課題を取り込み，臨床関連のトピックスをラム形式で解説する．また，エビデンスについても最新の情報を盛り込む．これらの講義のプラスアルファとなる内容を，教員が取捨選択できるような構成を目指し，さらに，学生の自習や発展学習にも対応し，臨床に対する興味へつながるように工夫する．
4. 網羅的な教科書とは異なり，理学療法士・作業療法士を目指す学生にとって必要かつ十分な知識・技術を厳選する．長文での解説は避け，箇条書きでの簡潔な解説と，豊富な図表・写真を駆使し，多彩な知識をシンプルに整理した理解しやすい紙面構成になるように努める．
5. 学生の理解を促すために，キーワード等により重要なポイントがひとめでわかるようにする．また，予習・復習に活用できるように，「調べておこう」，「学習到達度自己評価問題」などの項目を設ける．

　また，いずれの理学療法士・作業療法士養成校で教育を受けても同等の臨床遂行能力が体得できるような，標準化かつ精選された「理学療法・作業療法教育ガイドライン＝理学療法・作業療法教育モデル・コアカリキュラム」となり得ることをめざした．これらの目的を達成するために，執筆者として各養成施設で教鞭をとられている実力派若手教員に参加いただいたことは大変に意味深いことであった．

　既存の教科書の概念を刷新した本シリーズが，学生の自己研鑽に活用されることを切望するとともに，理学療法士・作業療法士の養成教育のさらなる発展の契機となることを期待する．

　最後に，発刊・編集作業においてご尽力をいただいた諸兄に，心より感謝の意を表したい．

　令和7年2月

埼玉県立大学名誉教授　細田 多穂

序　文

　人間の動きを科学的に理解することは，リハビリテーション専門職にとって必要不可欠な基礎能力です．運動学は，この人間の動きを多角的に理解するための中核となるものです．運動学は，解剖学的構造，生理学的機能，力学的特性を統合して学ぶことができます．実際の運動は心理的要因や社会的背景の影響を受けることから，これらの視点も含めた包括的な理解が求められます．

　一方で，高等学校教育に選択の幅が広がり，学生のなかには理科科目のうち生物，化学，物理の一部だけを履修していて，入学後の解剖学や生理学，運動学の基礎である力学に苦手意識をもつ人も少なくありません．そこで本書では，これらの基礎知識の学習が不十分であっても理解できるよう，豊富な図表と段階的な説明を用いて，基礎から応用まで体系的に学習できる構成としました．

　本書の構成は全3部，18章からなっています．第Ⅰ部は運動学の基礎として，第1章の運動学とリハビリテーションでは医療専門職にとっての運動学とその必要性を述べています．第2章の生体力学では解剖学と生理学を基礎とした運動に関する力学について，高校で物理学を専攻していなかったり，社会人から新たに学習を始めたりした皆さんにも分かりやすくなるように解説しています．第3章は神経筋骨格系の機能がどのように運動に関係しているかを説明しています．第4章では運動と呼吸・循環・代謝について理解を深められるように述べています．

　第Ⅱ部は運動の構造と機能について，第5章 顔面の運動，咀嚼・嚥下，第6章 頭部と脊柱の運動，第7章 胸郭と呼吸運動，第8章 肩複合体の運動，第9章 肘・前腕の運動，第10章 手・手部の運動，第11章 骨盤・股関節の運動，第12章 膝関節複合体の運動，第13章 下腿，足部・足関節の運動として各部位の運動について，骨格がどのように運動しているかという骨運動学（Osteokinematics）の視点と，骨運動の際に各関節内でどのような運動が起こっているかという関節運動学（Arthrokinematics）の視点から解説しています．

　第Ⅲ部は運動学の応用として，第14章 感覚と運動，第15章 運動発達と姿勢反射，第16章 姿勢と姿勢制御，第17章 基本動作と歩行，第18章 身体運動分析からなっています．実際の臨床において，運動学がどのように関わってくるかを説明しています．

　本書の前身となる『運動学テキスト』は2010年4月に発行され，幸いにも多くの養成校で使用していただき，2015月11月には改訂第2版を発行しました．改訂第2版も多くの方々に支持をいただいてきましたが，一方で，養成校の講義体系にあわせて「基礎運動学」と「臨床運動学」の内容を分けてほしいという要望も多くありました．そこで，その要望にお応えして『運動学テキスト』を『基礎運動学テキスト』と『臨床運動学テキスト』に分冊化し新たなスタートを切ることになりました．

　最後に本書の企画と編集に多大なご尽力をいただいた南江堂の担当各氏に深く感謝いたします．

令和7年2月

編集者一同

目 次

第Ⅰ部 運動学の基礎

1 運動学とリハビリテーション
藤縄 理，濱口豊太，矢野実郎　003

- A 運動学とはどのような学問か ……… 003
- B 運動のとらえ方 ……… 003
  - ①物理学的視点 ……… 004
  - ②解剖学的視点 ……… 004
  - ③生理学的視点 ……… 004
  - ④運動学的視点 ……… 005
- C 理学療法・作業療法・言語聴覚療法における運動学の重要性 ……… 005
- D 人間の行動と姿勢，運動，動作，行為 … 005
  - ①姿　勢 ……… 005
  - ②運　動 ……… 006
  - ③動　作 ……… 009
  - ④行　為 ……… 009
- E 骨と関節の運動の分析 ……… 010
  - ①骨運動学 ……… 010
  - ②関節運動学 ……… 010
  - ③骨の動きと関節副運動 ……… 010
  - ④運動学と理学療法・作業療法・言語聴覚療法評価 ……… 012

2 生体力学
阿南雅也　015

- A 物体の運動 ……… 015
  - ①物体に働く力 ……… 015
  - ②ニュートンの運動法則 ……… 016
  - ③重力と体重心 ……… 016
  - ④変位，速度，加速度 ……… 017
  - ⑤力のモーメント ……… 017
  - ⑥平衡条件 ……… 018
- B 身体の運動 ……… 018
  - ①体重心 ……… 019
  - ②身体に作用する力 ……… 020
  - ③バランスの安定性 ……… 021
  - ④身体におけるテコ ……… 023
  - ⑤どのように関節運動が生じるか？ ……… 024
  - ⑥どうやって体重心移動が生じるか？ ……… 026
- C 身体運動の量・能力 ……… 028
  - ①仕　事 ……… 028
  - ②パワー（仕事率） ……… 028
  - ③力学的エネルギー ……… 028

3 神経筋骨格系の機能
澤田 豊，赤坂清和　031

- A 関節の構造と機能 ……… 031
  - ①関節の形態と種類 ……… 031
  - ②関節運動の種類 ……… 035
  - ③クリニカルリーズニング ……… 035
- B 筋の構造と機能 ……… 035
  - ①骨格筋の構造 ……… 035
  - ②神経筋伝達と神経筋接合部 ……… 037
- C 筋収縮のしくみと筋出力のメカニズム … 038
  - ①筋収縮と筋線維タイプ ……… 038
  - ②筋肥大と筋萎縮 ……… 040
- D 運動における神経系の機能 ……… 041
  - ①ニューロン（神経細胞）とシナプス ……… 041
  - ②中枢神経系 ……… 041
  - ③末梢神経 ……… 043

4

運動と呼吸・循環・代謝 …… 高橋 真　047

- A　運動のためのエネルギー供給機構 …… 047
  - ①酸素運搬系 …… 047
  - ②骨格筋収縮のエネルギー供給機構 …… 047
- B　運動と呼吸 …… 049
  - ①呼吸系の機能 …… 049
  - ②運動時の換気 …… 049
  - ③有酸素性運動と無酸素性運動 …… 050
  - ④運動負荷試験 …… 050
- C　運動と血液ガス …… 051
  - ①血液でのガス運搬 …… 051
  - ②酸素解離曲線 …… 051
- D　運動と循環 …… 052
  - ①循環系の機能 …… 052
  - ②心拍出量と心拍数の関係 …… 052
  - ③運動中の血流再配分 …… 054
  - ④運動中の動脈血圧変化-運動様式の違い …… 054
- E　運動と体温 …… 056
  - ①体温調節 …… 056
  - ②運動中の体温 …… 056
- F　トレーニング効果 …… 057
  - ①各種トレーニング方法 …… 057
  - ②持久性トレーニングの効果 …… 058

第Ⅱ部　運動の構造と機能

5

顔面の運動，咀嚼・嚥下
…… 矢野実郎，永見慎輔　063

- A　機能解剖 …… 063
  - ①顔　面 …… 063
  - ②口　腔 …… 063
  - ③咽　頭 …… 064
  - ④喉　頭 …… 064
- B　運　動 …… 065
  - ①顔面の運動 …… 065
  - ②下顎の運動 …… 065
  - ③嚥　下 …… 065
- C　運動に作用する筋 …… 066
  - ①表情筋（顔面筋） …… 066
  - ②咀嚼筋，舌骨上筋 …… 066
  - ③舌　筋 …… 066
  - ④咽頭筋 …… 070
  - ⑤喉頭筋 …… 071
- D　咀嚼機能 …… 073
- E　嚥下機能 …… 073
  - ①期と相 …… 073
  - ②嚥下に関与する神経機構 …… 074
  - ③嚥下と呼吸の関係 …… 074

6

頭部と脊柱の運動 …… 隈元庸夫　077

- A　機能解剖 …… 077
  - ①頭部と脊柱を構成する要素 …… 077
- B　骨運動学 …… 084
- C　関節運動学 …… 086
  - ①頭・頸部，脊柱の関節副運動 …… 086
- D　運動に作用する筋 …… 087
  - ①頭・頸部の運動 …… 087
  - ②脊柱の運動 …… 090

7

胸郭と呼吸運動 …… 木戸聡史，瀬高裕佳子　095

- A　呼吸とは …… 095
  - ①内呼吸と外呼吸 …… 095
  - ②換気力学 …… 095
- B　機能解剖 …… 096
  - ①胸郭と腹部の構造 …… 096
  - ②胸郭の関節構造 …… 099
- C　胸郭と腹部の運動 …… 100
- D　吸気筋と呼気筋 …… 102
  - ①吸気筋 …… 102

②呼気筋 …………………………………………… 102

8

肩複合体の運動　　中村充雄　107

A　機能解剖 …………………………………………… 107
　①肩複合体のアライメント …………………… 107
　②肩複合体を構成する関節 …………………… 108
　③肩複合体の靱帯 ……………………………… 110
　④回旋筋腱板 …………………………………… 111
B　骨運動学 …………………………………………… 112
　①胸鎖関節の運動 ……………………………… 112
　②肩鎖関節の運動 ……………………………… 112
　③肩甲上腕関節の運動 ………………………… 112
　④肩甲上腕リズム ……………………………… 112
C　関節運動学 ………………………………………… 113
　①胸鎖関節運動時の関節副運動 ……………… 113
　②肩鎖関節運動時の関節副運動 ……………… 114
　③肩甲上腕関節運動時の関節副運動 ………… 114
D　運動に作用する筋 ………………………………… 114
　①肩甲骨の運動と筋 …………………………… 114
　②肩甲上腕関節 ………………………………… 117

9

肘・前腕の運動　　濱口豊太，鈴木貴子　121

A　機能解剖 …………………………………………… 121
　①肘を構成する関節 …………………………… 121
　②前腕を構成する関節 ………………………… 122
　③肘関節，前腕の靱帯 ………………………… 123
　④肘関節のアライメント ……………………… 124
B　骨運動学 …………………………………………… 125
　①肘関節の運動 ………………………………… 125
　②前腕の回内と回外 …………………………… 125
C　関節運動学 ………………………………………… 126
　①屈伸運動時の関節副運動 …………………… 126
　②回内・回外運動時の関節副運動 …………… 126
D　運動に作用する筋 ………………………………… 127

　①肘関節 ………………………………………… 127
　②前　腕 ………………………………………… 129

10

手・手部の運動　　濱口豊太，鈴木貴子　131

A　機能解剖 …………………………………………… 131
　①手関節 ………………………………………… 131
　②手指の関節 …………………………………… 133
　③手・手指の靱帯 ……………………………… 134
　④手のアーチ …………………………………… 135
B　骨運動学 …………………………………………… 136
　①手関節の運動 ………………………………… 136
　②手指の運動 …………………………………… 137
C　関節運動学 ………………………………………… 138
　①手関節 ………………………………………… 138
　②中手指節関節（MP関節） …………………… 140
　③指節間関節（IP関節） ……………………… 141
D　運動に作用する筋 ………………………………… 141
　①手関節の筋・腱 ……………………………… 141
　②手内筋（内在筋） …………………………… 143
　③手外筋（外在筋） …………………………… 146

11

骨盤・股関節の運動　　建内宏重，八木優英　151

A　機能解剖 …………………………………………… 151
　①骨盤を構成する関節 ………………………… 151
　②股関節 ………………………………………… 153
B　骨運動学と関節運動学 …………………………… 156
　①骨盤の運動 …………………………………… 156
　②仙腸関節の運動 ……………………………… 158
　③股関節の運動 ………………………………… 158
C　運動に作用する筋 ………………………………… 160
　①股関節 ………………………………………… 160

12 膝関節複合体の運動
　　　　　　　　　　　　　　菅野智也，村田寛一郎　165

- A 機能解剖 ……………………………………… 165
  - 1 膝関節複合体を構成する関節 …………… 165
  - 2 膝関節の靱帯 ……………………………… 168
  - 3 膝関節のアライメント …………………… 170
  - 4 膝蓋骨の機能 ……………………………… 170
- B 骨運動学 …………………………………… 170
  - 1 膝関節の運動 ……………………………… 170
  - 2 下腿の回旋 ………………………………… 171
- C 関節運動学 ………………………………… 172
  - 1 屈伸運動時の関節副運動 ………………… 172
  - 2 終末強制回旋運動 ………………………… 173
- D 運動に作用する筋 ………………………… 173
  - 1 膝関節の屈曲 ……………………………… 174
  - 2 膝関節の伸展 ……………………………… 174
  - 3 下腿の回旋 ………………………………… 176

13 下腿，足部・足関節の運動
　　　　　　　　　　　　　　東　伸英，村田寛一郎　179

- A 機能解剖 …………………………………… 179
  - 1 下腿，足関節を構成する関節 …………… 179
  - 2 足部を構成する関節 ……………………… 180
  - 3 下腿・足関節・足部の靱帯 ……………… 182
  - 4 足のアーチ ………………………………… 183
- B 骨運動学 …………………………………… 185
  - 1 下腿・足関節の運動 ……………………… 185
  - 2 足部の運動 ………………………………… 186
- C 関節運動学 ………………………………… 188
  - 1 下腿・足関節の運動 ……………………… 188
  - 2 足部の運動 ………………………………… 188
- D 運動に作用する筋 ………………………… 189
  - 1 外在筋と内在筋 …………………………… 190
  - 2 足関節，足部の運動に作用する筋 ……… 193

第Ⅲ部　運動学の応用

14 感覚と運動
　　　　　　　　　　　　　　　　　　関　優樹　197

- A 感覚と運動の基本事項 …………………… 197
  - 1 運動に関する基本事項 …………………… 197
  - 2 感覚に関する基本事項 …………………… 199
- B 感覚と運動の相互作用 …………………… 199
  - 1 視覚と運動 ………………………………… 199
  - 2 体性感覚と運動 …………………………… 200
  - 3 前庭感覚と運動 …………………………… 200
- C 運動学習 …………………………………… 201
  - 1 運動学習とは ……………………………… 201
  - 2 運動学習理論 ……………………………… 201
  - 3 運動学習の3段階 ………………………… 202
  - 4 フィードバック …………………………… 204
  - 5 学習の方法 ………………………………… 205
  - 6 学習過程に影響する要因 ………………… 206

15 運動発達と姿勢反射
　　　　　　　　　　　　　米津　亮，白濱勲二　211

- A 運動発達 …………………………………… 211
  - 1 正常運動発達 ……………………………… 211
  - 2 運動発達指標 ……………………………… 212
- B 運動発達と姿勢反射 ……………………… 216
  - 1 姿勢の成り立ち …………………………… 216
  - 2 姿勢反射の分類 …………………………… 216
- C 姿勢反射の評価方法 ……………………… 217
  - 1 原始反射 …………………………………… 217
  - 2 立ち直り反応 ……………………………… 219
  - 3 平衡反応 …………………………………… 220
- D 姿勢反射と運動発達 ……………………… 222
  - 1 ミラーニチャートによる運動発達評価 … 222

16

姿勢と姿勢制御 …………… 浅見正人 227

- A 姿勢と姿勢制御の定義 ……………… 227
  - 1 姿勢の定義と立位姿勢 ……………… 227
  - 2 姿勢制御の定義 ……………………… 230
- B 姿勢制御の理論的背景 ……………… 230
  - 1 反射階層理論 ………………………… 230
  - 2 システム理論 ………………………… 231
- C 静的バランスと動的バランス ……… 232
  - 1 安定と不安定 ………………………… 232
  - 2 バランス機構 ………………………… 233
  - 3 姿勢制御の運動戦略 ………………… 234
  - 4 姿勢制御に対する感覚機構 ………… 235
- D 予測的姿勢制御 ……………………… 236
  - 1 予測的姿勢制御とは ………………… 236
  - 2 予測的姿勢制御の特徴 ……………… 236

17

基本動作と歩行 ……… 金村尚彦，久保田圭祐 239

- A 基本動作の種類 ……………………… 239
- B 基本動作分析の流れ ………………… 239
- C 基本動作分析の実際 ………………… 240
  - 1 寝返りの分析 ………………………… 240
  - 2 起き上がりの分析 …………………… 241
  - 3 立ち上がりの分析 …………………… 243
- D 歩 行 ………………………………… 246
  - 1 歩行分析における用語 ……………… 246
  - 2 歩行周期 ……………………………… 246
  - 3 ロッカー機能 ………………………… 248
  - 4 体重心の移動 ………………………… 249
  - 5 床反力 ………………………………… 249
  - 6 関節の変化 …………………………… 249
  - 7 関節モーメントと関節パワー ……… 251
  - 8 筋活動 ………………………………… 254
  - 9 歩行の決定要因 ……………………… 257

18

身体運動分析 ………… 塙 大樹，平田恵介 261

- A 身体運動分析法総論 ………………… 261
  - 1 身体運動を測る ……………………… 261
  - 2 分析方法の種類 ……………………… 262
  - 3 その他の分析方法 …………………… 262
- B 床反力計，三次元動作解析装置による分析法 ……………………………… 263
  - 1 床反力計による分析 ………………… 263
  - 2 三次元動作解析装置による分析 …… 264
  - 3 床反力計と三次元動作解析装置を組み合わせた分析 ………………… 265
- C モーションセンサーによる分析法 … 266
  - 1 ジャイロ・加速度センサーによる分析 … 266
- D 筋力測定装置による分析法 ………… 268
  - 1 トルクマシンによる分析 …………… 268
- E 筋電図計による分析法 ……………… 269
  - 1 筋電図計による分析 ………………… 269

学習到達度自己評価問題　解答 ……… 273

参考図書 ……………………………………… 275

索　引 ……………………………………… 277

第 I 部

運動学の基礎

1 運動学とリハビリテーション
2 生体力学
3 神経筋骨格系の機能
4 運動と呼吸・循環・代謝

1 運動学とリハビリテーション

一般目標
- 理学療法・作業療法・言語聴覚療法で行われる評価や治療に運動学が関連することを理解する．

行動目標
1. 運動学の定義と，理学療法・作業療法・言語聴覚療法で学ぶべき領域を説明できる．
2. 理学療法・作業療法・言語聴覚療法の基礎科学として解剖学，生理学，運動学の用い方について例をあげて説明することができる．
3. 運動と動作を構成する要素とその関連性について説明することができる．

調べておこう
1. ヒトの運動を構成する解剖学的要素と運動生理学的要素を調べよう．
2. 運動と動作の定義上の違いについて調べよう．
3. 骨運動学と関節運動学の類似性を調べよう．

A 運動学とはどのような学問か

- 運動学 kinematics とは，人体の振る舞いを位置，運動，加速度の視点から理解しようとするものである．
- 運動を理解するには，身体構造（解剖学）と動力源（生理学）の知識が必要である．
- 身体の動き（動態）を分析するために，幾何学と力学が用いられる．

B 運動のとらえ方

- ヒトが走るという動きを物理学，解剖学，生理学，運動学の視点でみてみよう（図1-1）．

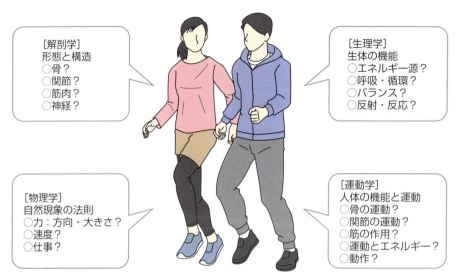

図1-1 運動学とかかわりの深い学問領域

1 物理学的視点

- 地球上で立っているときは，身体には常に重力（引力）が作用している．
- 重力に抗するためには，（倒れないように）身体を構成する骨や関節が拮抗し，筋（抗重力筋*）が動力を発揮する．
- 足部で地表を蹴って走るとき，地表が足部を押し返す力（反力）で推進力を得ている．

*抗重力筋　重力に逆らって姿勢を維持するときに働く筋．頸，背部，殿部，膝の伸筋などが含まれる．

2 解剖学的視点

- 下肢と骨盤，脊柱は，重力に抵抗するのに適した形状や構造をしている．
- 関節は移動のために上肢・下肢を動かし，体重を支えるのに適した形状をしている．
- 筋は身体の位置を変える発動のとき，制動するとき，または固定するとき出力し，ときに衝撃を吸収する役割を担う．

3 生理学的視点

- 走るときは，推進力をなるべくロスしないように筋と神経は協調して姿勢を制御している．
- 走るときに筋が力を発揮するために，生体内のアデノシン三リン酸（ATP）などの分子化合物がエネルギーとして用いられる．
- 筋が収縮する運動には，分子結合を分解してエネルギーを得るために酸素が不要な**無酸素運動**と酸素を要する**有酸素運動**がある．
- 筋にエネルギー源（糖・脂質・蛋白質）と酸素を供給するには呼吸器系や循環器系が作用する．
- 人間が摂取した食物は消化器で分解（異化）され，一部は運動のエネルギー源

となり，体内に蓄えられる．

4 運動学的視点

- 運動学は人間の運動を，物理学・解剖学・生理学などの定義を使って理解しようとする学問である．
- 運動時の身体部位において，①力が発生する力点，②力の伝達効率を調整する支点，③力の作用点，に分けてみることが力学的視点の1つである．
- 筋作用をみるときは解剖学の知識により身体部位を照合する．また動作はいくつかの相*に分ける．
- 身体の各部分の動態は，空間位置・角度・速度・加速度などの物理学的指標を用いて分析される．
- 運動中に消費するエネルギーとその産生についてや，呼吸・循環器系の機能（心肺機能）と運動強度については生理学の視点から理解できる．

＊相　動作の特徴をもとにいくつかの部分（動作の前半・後半，手順など）に分けられたときの要素．

memo
走行中は片足が接地して加速する**駆動相**と，両足が空中にある**飛翔相**がある．

C 理学療法・作業療法・言語聴覚療法における運動学の重要性

- 理学療法・作業療法・言語聴覚療法の治療対象は，神経筋骨格系や呼吸・循環器系の正常な機能が損なわれたもの，すなわち，機能異常dysfunction*や機能障害impairment*であり，疾病diseaseや外傷injuryといった病理学的変化そのものではない．
- 解剖学，生理学，運動学を基礎として学び，疾病や外傷の病理学を理解したうえで身体の振る舞い（動作）を比べてみることで機能の正常と異常を見分けることができる．
- 関節の運動，筋の作用，神経筋の反射・反応，呼吸・循環器系の機能などの運動の評価値から異常が検出される．医療ではそれらを修正するための治療プログラムが立案される．

＊**機能異常dysfunction**
　細胞・器官・臓器の構造変化の有無にかかわらず，固有の機能が正常に作用しない状態．筋骨格系機能の変化は**体性機能異常**somatic dysfunctionともいう．

＊**機能障害impairment**
　国際生活機能分類International Classification of Functioning, Disability and Health（ICF）では，人体の細胞・器官・臓器の構造および機能の変異や喪失を表す．併せて，注意・認知・感情・記憶などの心理階層および能力の異常と欠如をいう．

D 人間の行動と姿勢，運動，動作，行為

- 人間の行動behaviorは，①運動movement，②動作motion，③行為actionに分けられる．「運動」は姿勢が時間的連続性をもって変化または保持されたものである．「動作」は運動が構成要素となった，仕事workや課題taskの単位である．「行為」は行動に個人的意図・社会的価値・文化的意味などを付加した単位である．

1 姿 勢

- 姿勢postureは身体各部の位置関係や全身の形を表し，体位positionと構えattitudeで表現される（図1-2）．

memo
①運動学の基礎となる学問分野は何か考えてみよう．
②運動を何らかの要素・指標で示すとわかる「正常」と「病態」を例示してみよう．

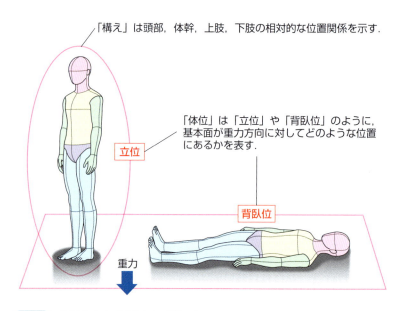

図1-2 姿勢を表す「体位」と「構え」

- 体位は身体を支える面によって分けられる（図1-3）．
- 運動の基準となる姿勢（ホームポジション）として**基本的立位肢位**と**解剖学的立位肢位**がある．
- 基本的立位肢位は，顔面が正面を向き，両上肢は体幹に沿って下垂し，前腕橈側縁は前方を向き，下肢は平行して足趾が前方を向いた直立位である（図1-4a）．
- 解剖学的立位肢位とは，基本的立位肢位で，前腕を回外位にして手掌を前方へ向けた直立位をいう（図1-4b）．
- 解剖学と運動学では，身体の位置や方向を表す用語が定義されている（図1-5）．

memo
姿勢を「体位」と「構え」で理解すると，運動療法の際に対象者を指導するときに役立つ．たとえば，膝立ち位と屈膝背臥位から骨盤挙上した体位（ブリッジ）は足関節の角度を除けば構えは似ている（図1-2, 1-3）．これら2つの体位はそれぞれどのような運動効果があるだろうか．実際に2つの体位を自分の身体で再現し，片足を床から上げたときに身体に生じる反応を体験して考えてみよう．

2 運 動

a. 運動の空間的表現

- 運動は姿勢が時間と空間で連続的に変化したものであり，姿勢は「体位」と「構え」で表現される．
- 解剖学や運動学では運動を表現する際に，3つの運動面と運動軸が用いられる（図1-6）．

D 人間の行動と姿勢，運動，動作，行為　007

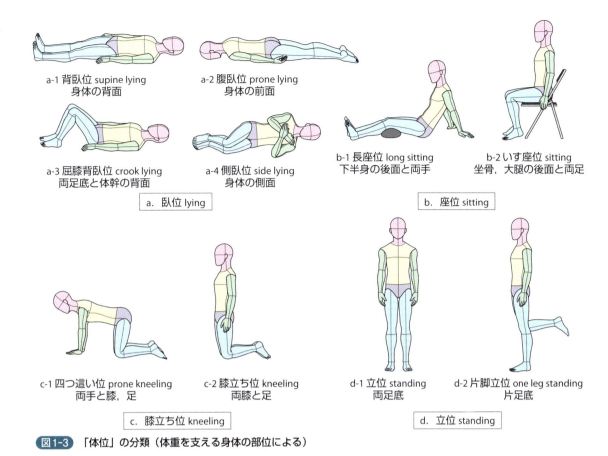

図1-3　「体位」の分類（体重を支える身体の部位による）

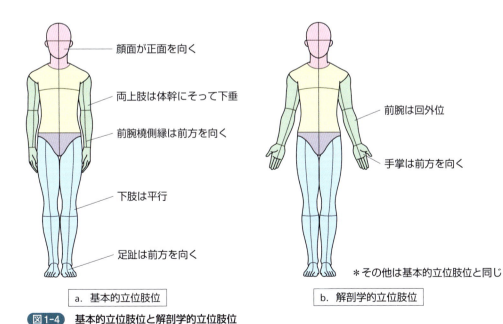

図1-4　基本的立位肢位と解剖学的立位肢位

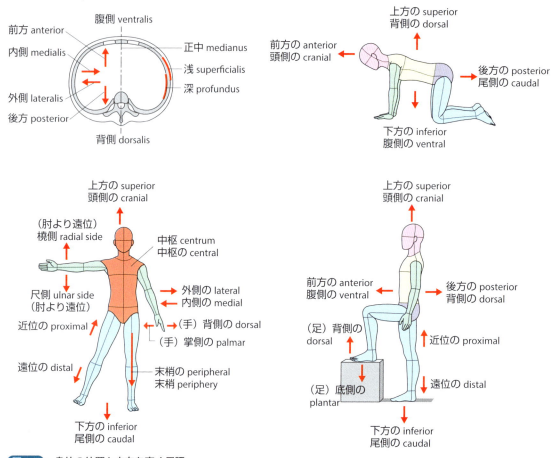

図1-5 身体の位置と方向を表す用語

- 四肢の各部を体幹への連絡桿（リンクlink）とみなした場合，連なった複数の関節の動きを**運動連鎖**という．

b. 運動連鎖

- **開放運動連鎖** open kinetic chain：四肢の遠位端（手や足）が空間で固定されずに自由に運動すること．
  ［例］手を振る動作や，片足でボールを蹴る運動など．
- **閉鎖運動連鎖** closed kinetic chain：四肢の遠位端（手や足）が固定された状態で近位の四肢関節や体幹が運動すること．
  ［例］腕立て伏せでの上肢の屈曲・伸展，スクワットでの膝・股関節屈曲・伸展など．

memo

上肢の筋力トレーニングには，ダンベルをもっての肘の屈曲・伸展運動や腕立て伏せがある．この場合，ダンベル運動は開放運動連鎖で，腕立て伏せは閉鎖運動連鎖である．どちらも肘を屈曲・伸展するが，上腕二頭筋と上腕三頭筋の作用にどのような違いがあるか，実際に自分の身体で試してみよう．

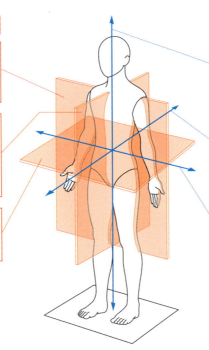

図1-6 身体の位置と運動を表す「面」と「軸」

c. 運動分析

- 運動分析 kinesiological analysis により人間の行動は時間と量の要素に分けて記述される.
- 運動分析では，筋の収縮様態など，姿勢や肢位に影響する因子が調べられる.
- 運動分析では，身体が運動したときに外力として生体外に放たれた力も解析される.

3 動　作

- 動作は運動 movement から構成され，基本動作は運動からなる.
- 動作を分析する際の要素には，①エネルギー消費，②疲労，③時間・空間分解，④肉体的・精神的負担，⑤仕事の能率，⑥動作経済の法則，⑦筋電図，⑧時間研究，⑨動作範囲，などがある.

4 行　為

- 行為は社会的・文化的意味や，意図または不意の価値を含む行動をいう.

> **memo**
> 人が立って「バンザイ」と両手を上げた行動を,「姿勢」「運動」「動作」「行為」に分けて記述して,説明してみよう.

> **memo**
> **運動行動のとらえ方**
> 「立っていて上肢を頭の横まで挙上する行動」を運動学で記述するとつぎのようになる.
> ①姿勢:「体位」は立位,「構え」は上肢を体側から頭側へ移動させる.
> ②運動:上肢が肩関節で屈曲(前方から挙上したとき)または外転(側方から挙上したとき)したときの運動角度は約180°である.
> ③動作:三角筋や棘上筋などの収縮により,上肢を頭側へ引き上げる一連の仕事である.
> ④行為:状況によって動作の目的があり,「意思が表現された挙手」と解釈される.

E 骨と関節の運動の分析

- 人間の動きを分析するための運動学には,骨そのものの動きに注目する**骨運動学** osteokinematics と,骨と骨との間に生じる力動に注目する**関節運動学** arthrokinematics がある.

1 骨運動学

- 骨運動学では,三次元空間において3つの運動面と運動軸で生じる骨の動きが表される.
- 骨または肢体の生理学的運動 physiological movement は「屈曲・伸展」,「外転・内転」,「外旋・内旋」のように対になった運動方向で表される(p.35 3章A-2関節運動の種類).
- 生理学的運動で,骨が機械的軸 mechanical axis の周りを動くとき,その動きは**軸回旋** spin と**振り子運動** swing と呼ばれる(図1-7).

2 関節運動学

- 骨の動きに伴う関節包内の動きを**副運動** accessory movement という.
- 骨が動くと関節包内では,①転がり roll,②滑り slide,③離開 distraction,④圧迫 compression,⑤軸回旋 spin が生じる(図1-8).

3 骨の動きと関節副運動

- **転がり**は骨が振り子運動(角運動)したとき,関節面の凹凸にかかわらず,骨の角運動と同じ方向に生じる(図1-9).
- **滑り**は関節面が凸のとき,骨の角運動とは反対の方向に起こり,関節面が凹のときは骨の角運動と同じ方向に生じる(**凹凸の法則** convex concave rule)(図1-10).
- 顎関節には下顎頭を軸として回転運動と滑走運動がある(図1-11).

E 骨と関節の運動の分析　011

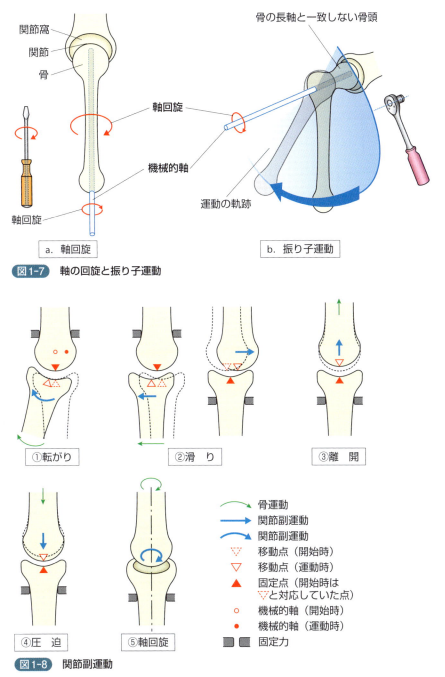

図1-7 軸の回旋と振り子運動

図1-8 関節副運動

[細田多穂，中山彰一（編）：アドバンス版図解理学療法技術ガイド，文光堂，2005より著者作成]

- 関節が構造的にロックして動かなくなる肢位を**しまりの肢位** closed packed position という（例：膝関節が完全伸展して下腿を外旋すると生じる**閉鎖肢位**）．
- しまりの肢位以外は**ゆるみの肢位** loose packed position と呼ばれ，関節副運動を検査するときにはこの肢位で行われる．最も関節がゆるんだ肢位は**最大ゆるみの肢位** least packed position または**休みの肢位** resting position という．

memo
つぎの関節副運動の違いについて考えてみよう．
①肘を90°屈曲して，上腕を体側につけて，肩関節を内旋・外旋するとき
②肩関節を90°外転位で内旋・外旋するとき

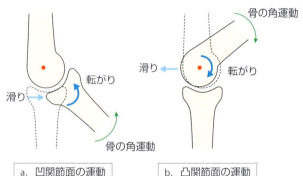
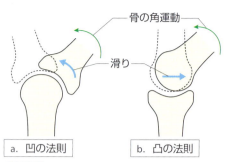

a. 凹関節面の運動　　b. 凸関節面の運動　　　　　　a. 凹の法則　　b. 凸の法則

図1-9 骨の「角運動」と「転がり」
骨が「角運動」したとき、関節面の凹凸にかかわらず、骨の角運動と同じ方向に「転がる」。

[細田多穂，中山彰一（編）：アドバンス版図解理学療法技術ガイド. 文光堂, 2005より著者作成]

図1-10 凹凸の法則
関節面が凹のとき、骨の角運動と同じ方向に「滑る」。関節面が凸のとき、骨の角運動とは反対の方向に「滑る」。

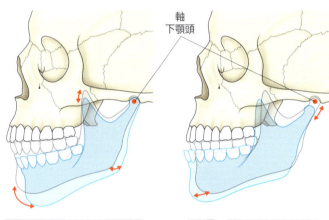
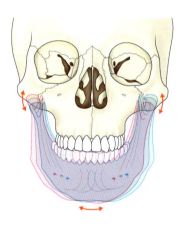

a. 顎関節の単純な回転運動
下顎頭のみが回転する。顎関節の構成部分はお互いの位置関係はほとんど変わらない。

b. 顎関節の前方滑走運動（前方突き出し）
下顎頭が下顎窩の前壁を前下方に滑走する。

c. 顎関節の左右滑走運動（側方運動）
下顎が左側に側方運動すると右下顎頭は内側前下方に移動し、左下顎頭は外側に引き出される。

図1-11 顎関節の回転運動と滑走運動

4 運動学と理学療法・作業療法・言語聴覚療法評価

- 理学療法・作業療法・言語聴覚療法の評価には，①問診（聞き取り），②観察（視診），③運動機能検査，④神経学的検査，⑤触診などの検査があり，運動学の知識を要する．
- 評価では，患者にみられる動作を分析し，それらの機能について臨床的判断がなされる．
- 「問診」では患者ができないと訴える動作を聞き，診断された傷病名から推測される運動障害がないかについての情報を聞き取る．
- 「観察」では，姿勢と関節の運動，日常生活に関連する動作を目視して記録する．
- 「運動機能検査」のうち，自動・他動運動で行う関節可動域や筋力などの評価

は，運動学が基本となっている．
- 「神経学的検査」には，運動や感覚を評価する検査が含まれている．
- 「触診」は皮膚上から患者に触れて，骨と筋・腱などの内部組織の位置を確認し，温度や硬さを評価し，運動時はどのように変化するかを調べる．

📎memo

関節可動域（ROM）制限がある場合の運動学的分析と治療

関節可動域（ROM）制限がある関節に「関節副運動」をしないで骨の角運動を他動的に行うと「転がり」に伴う「滑り」が制限されるため，関節面には異常な力が加わる（**図1-12**）．

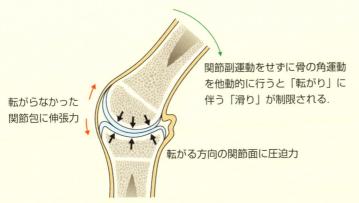

図1-12 他動運動時に関節に加わる異常な力

ROM制限のある関節を治療するときは，関節副運動検査（関節モビリティー検査）により，関節副運動（関節の遊びjoint play）を評価する．
関節副運動に制限があれば，関節包が最もゆるんだROMの中間位で，①骨と骨の関節面を離開し，②「滑り」を引き出す関節モビライゼーションが行われる（**図1-13**）．

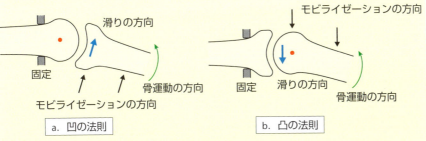

図1-13 凹凸の法則と関節モビライゼーションの方向
［細田多穂, 中山彰一（編）：アドバンス版図解理学療法技術ガイド, 文光堂, 2005より著者作成］

関節副運動が改善したら，筋緊張を和らげながら徐々に，骨の角運動を促して持続的に伸張していく．

📎memo
ROM制限の原因には，①痛み，②関節内の癒着，③関節包やその周囲の軟部組織の短縮による副運動の制限，④周囲の筋の短縮などがあり，それらが複合して生じる．ROM制限がある患者に理学療法・作業療法・言語聴覚療法を行うとき，運動学をどのように生かして評価・治療したらよいか，話し合ってみよう．

学習到達度自己評価問題

以下の問題で正しいものに○，誤っているものに×を記しなさい．
1. 運動学の英語表記はkinematicsである．
2. 骨が凸の関節面を角運動したとき，「滑り」は同じ方向に生じる．
3. 膝関節が完全に伸展して下腿を外旋すると「ゆるみの肢位」と呼ばれる．

2 生体力学

一般目標
- 姿勢制御を力学的原理に基づいて，人体の運動における力学的特性を説明できるようになるために，物体に働く力とその法則を理解する．

行動目標
1. 物体に作用する力と生じる運動を説明できる．
2. 身体に作用する力を説明できる．
3. テコの原理により関節運動がどうやって生じているかを説明できる．
4. 体重心の移動がどうやって生じているかを説明できる．

調べておこう
1. 「力の釣り合い」「力の合成・分解」について調べよう．
2. 「運動の速さと向き」「力と運動」「物体の運動とエネルギー」「さまざまな運動」について調べよう．
3. 内分点の求め方について調べよう．

A 物体の運動

1 物体に働く力

a．力と運動
- 物体に外部から**力**が作用することで運動が生じる．物体に作用する力として，重力，外部抵抗力（床反力を含む），摩擦力などがある．
- 物体に力が作用すると，物体の形，支持，運動状態が変わったりする．

b．力の3要素
- 力の大きさ，方向，作用点を**力の3要素**といい，これらで力の性質を説明できる（図2-1）．
- 作用点を通り力の方向を示す線を作用線という．

c．運動学と運動力学
- **運動学**では，物体の運動を力の原因や大きさを考慮せずに，純粋に動きの様子（偏位，速度，加速度）の変化を説明する．
- **運動力学**とは，作用する力の視点から説明するものであり，力，力のモーメン

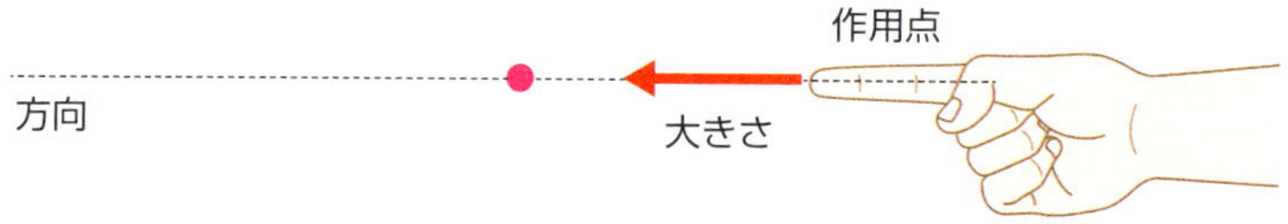

作用点
方向　　大きさ

図2-1 力の3要素

ト，仕事，エネルギーがあげられる．

2 ニュートンの運動法則

a. 慣性の法則（運動の第1法則）
- 物体に力が作用しない（釣り合っている），つまり合力の大きさがゼロのとき，静止していた物体はいつまでも静止し，運動していた物体はその速さで**等速直線運動**を続ける（合力の大きさがゼロの状態を**力学的平衡状態**という）．

b. 加速度の法則（運動の第2法則）
- 物体に**力**が作用すると，その物体は**運動の状態（速さ・方向）**が変化し，物体に作用する力と同じ方向に**加速度***が生じる（図2-2）．

$$力\ F\,[\mathrm{N}] = 質量\ m\,[\mathrm{kg}] \times 加速度\ \alpha\,[\mathrm{m/s^2}]$$

- 加速度の大きさは，物体に作用する力の大きさに比例し，質量の大きさに反比例する．

c. 作用・反作用の法則（運動の第3法則）
- ある物体がほかの物体に（作用する）力が働くとき，反対方向で大きさの等しい（**反作用の**）力が常に働く．

3 重力と体重心

a. 重力
- 地球上では物体を構成する質点はすべて**重力**によって地面に近寄っていく．
- 重力の大きさは質量に比例し，その比例係数を**重力加速度** g（$1g = 9.8\,[\mathrm{m/s^2}]$）と呼ぶ．
- 重力加速度は，物体の質量，形，大きさによらず一定である．

b. 体重心（重心，質量中心）
- 体重心とは物体に作用する多くの点の重力を1つにまとめた点であり，支えによって釣り合いがとれる点でもある．

c. 並進運動と回転運動
- 物体に力が作用するとき，その力の作用線上に体重心がある場合，物体には**並進運動**が生じる（図2-3a）．
- 物体に作用する力の作用線上に体重心がない場合，物体には並進運動に加え，体重心位置を中心とする**回転運動**が生じる（図2-3b）．

---

memo
速さと速度の違い
速さは「大きさ」のみ（スカラー）を表し，速度は「大きさ」と「方向」（ベクトル）を表す．

*加速度　加速度とは，単位時間あたりの速度の変化量である．

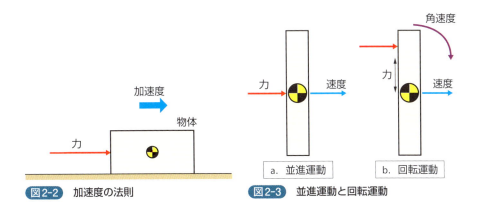

図2-2 加速度の法則

図2-3 並進運動と回転運動

4 変位，速度，加速度

a. 変位
- 物体が並進運動して位置が変化したとき，その位置変化量を**変位**という．
- 物体が回転運動し，生じた角度変化量を**角変位**という．

b. 速度
- 単位時間あたりの変位量である．
- 並進運動の変位の時間的変化の割合を**速度**という．
- 回転運動の角変位の時間的変化の割合を**角速度**という．

c. 加速度
- 単位時間あたりの速度変化量である．
- 並進運動の速度の時間的変化の割合を**加速度**という．
- 回転運動の角速度の時間的変化の割合を**角加速度**という．

> **memo**
> **変位-速度-加速度の関係**
> 変位の微分が速度，速度の微分が加速度であり，加速度の積分が速度，速度の積分が変位である（図2-4）．

5 力のモーメント

a. 力のモーメント
- 力によって生じる物体の回転作用を**力のモーメント**という．
- 力のモーメントは，**力の大きさと回転中心から力の作用線までの垂線の距離（レバーアーム）の積**で算出される．

力のモーメント M[Nm] = 力 F[N] × 回転中心から力ベクトルまでの垂線の距離 d[m]

- 力のモーメントの方向は，力の作用線と回転中心を含む平面に垂直である．

b. 回転運動における運動の第2法則（加速度の法則）（図2-5）
- 回転運動も運動の第2法則に従い，力によって生じる物体の回転作用である力のモーメントは，回転の角加速度に比例し，慣性モーメントの大きさに反比例

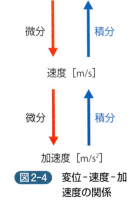

図2-4 変位-速度-加速度の関係

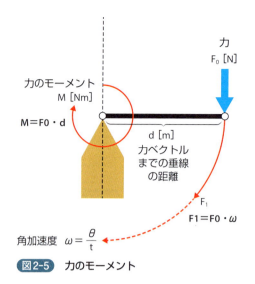

図2-5 力のモーメント

する．

力のモーメント M[Nm] = 慣性モーメント I[kgm^2] × 角加速度 β [rad/s^2]

- 慣性モーメントは，回転運動の角速度変化に対する抵抗性を示す量（**回転運動のしにくさ**）を示す．

慣性モーメント I[kgm^2] = 質量 m × (物体の半径 r)^2

- 同じ質量でも回転運動の中心から遠い位置に多くの質量が分布していると慣性モーメントは大きくなる（図2-6）．

6 平衡条件（図2-7）

a. 回転平衡条件

- 2つ以上の力が物体に作用するとき，それぞれの力のモーメントの総和（合モーメント）を得ることができる．
- テコの釣り合いで考える場合，時計回りの力のモーメント $F_2 \times d_2$ と反時計回りの力のモーメント $F_1 \times d_1$ の合モーメントがゼロ（$F_1 \times d_1 = F_2 \times d_2$）のときは，この物体は回転運動が生じない（**回転平衡条件**）．

b. 並進平衡条件

- 回転平衡条件に加えて，作用する2つ以上の力の合力の大きさがゼロのときは，この物体は並進運動が生じず，全体として静止する（$F = F_1 + F_2$ という**並進平衡条件**が成り立つ）．

B 身体の運動

- 身体は単一の剛体*ではなく，関節をもつ複数の体節からなる複合体と仮定で

*剛体　剛体とは，一定の大きさをもちながら，力や熱の影響で変形しない物体を仮想したものである．

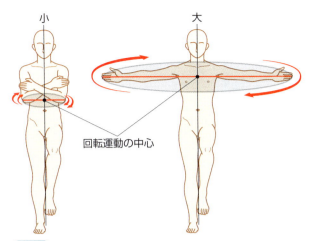

図2-6　上肢慣性モーメント
同じ質量でも回転運動の中心から遠い位置に上肢の質量（腕の重さなど）が分布している右図では慣性モーメントは大きくなる．

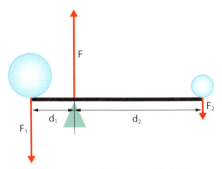

図2-7　回転平衡条件と並進平衡条件
全体として静止しているとき，$F_1 \times d_1 = F_2 \times d_2$という回転平衡条件が成り立ち，回転平衡条件に加えて$F = F_1 + F_2$という並進平衡条件も成り立つ．

きる．
- 身体の関節運動や基本動作のほとんどは，力学で説明できる．
- 身体の運動は，ニュートンの運動法則で成り立っており，筋による張力が関節運動を生じ，床からの反力を利用することで立つ，歩く，座るなどの基本動作が可能となる．

1 体重心

a. 体重心位置
- 立位姿勢において，人体の体重心（身体重心）は骨盤内で仙骨のやや前方に位置している．一般的に足底から計測すると成人男性では身長の約56%，成人女性では約55%の高さに位置している．
- 体重心位置は姿勢や動作によって常に変動しており，前屈やブリッジなどの特定の姿勢では，体重心が物理的な身体の輪郭の外側に位置することもある．

b. 体重心の算出方法
- 体重心の算出には，人体を複数の体節が関節で連結固定された**剛体リンクモデル**とみなし，剛体の**回転平衡条件**から求める．
- 算出方法は，各体節の質量と体重心位置を求め，隣接する2つの体節の体重心を直線で結ぶ．その距離の両体節の質量に逆比例する内分点を求めれば，それが両体節の合成体重心となる（**図2-8**）．これを繰り返すことで，身体全体の合成体重心位置 center of gravity（**COG**）が算出可能である．

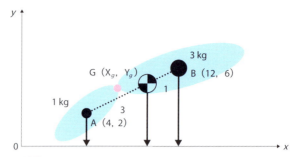

図2-8 合成体重心の算出方法
図のように体節A［1(kg)，体重心座標（4,2）］と体節B［3(kg)，体重心座標（12,6）］の合成体重心位置を求める場合，下記のとおり算出される．

$X_g = (4・1 + 12・3)/4 = 10$
$Y_g = (2・1 + 6・3)/4 = 5$

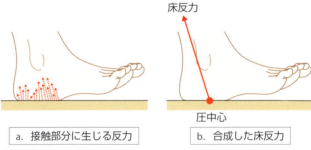

a. 接触部分に生じる反力　　b. 合成した床反力

図2-9 床反力と圧中心
床反力とは，身体と床面との接触部分に生じる反力（a）を1本のベクトルに合成したもの（b）である．

内分点
図2-7は，1kgの体節Aの体重心位置（4，2）と3kgの体節Bの体重心位置（12，6）合成体重心位置Gの算出方法である．まず体節Aの体重心位置と体節Bの体重心位置を直線で結ぶ．その距離の両体節の質量に逆比例する内分点（3：1に内分する点）を求めれば，それが合成体重心位置Gとなる．

2 身体に作用する力

- 身体運動に関与する力として，**重力**，身体に直接加えられる**外部抵抗力**（**床反力**など），筋収縮が生み出す張力（**筋張力**），摩擦力があげられる．

a. 床反力

- 立位姿勢などでは，足底が床面に接触すると重力に対する反作用の力である床反力が作用する．
- **床反力**とは，身体と床面との接触部分に生じる反力を1本のベクトルに合成したものである（図2-9）．
- 床反力は，3分力（左右方向，前後方向，鉛直方向）に分解できる．

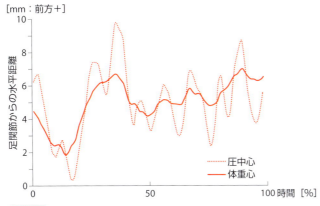

図2-10　体重心と圧中心の関係
立位姿勢において，水平面上で圧中心軌跡と体重心軌跡は一致することはほとんどなく，圧中心は常に体重心に先立って動いている．

- 鉛直方向において加速度の法則から下記の法則が成り立つ．

鉛直方向加速度 a_z[m/s²] = 重力mg[N] − 鉛直方向床反力 Fz[N]/質量m[kg]

- 静止立位の場合は，鉛直方向床反力Fzと重力mgが同じ大きさで釣り合っているので，Fz = mgが成り立ち，鉛直方向加速度は生じない．
- 重力mgおよび質量mは一定であるため，鉛直方向床反力Fzと重力mgの大きさに差が生じると力が作用し，鉛直方向加速度が生じる．そのため，床反力は体重心に生じる加速度を反映する．

b. 圧中心

- 床反力ベクトルの作用線（床反力作用線）が床面と交差する点（床反力作用点）を**圧中心** center of pressure（**COP**）という（図2-9）．
- 立位姿勢の場合は，左右下肢に生じる床反力作用点の釣り合いがとれる点が圧中心として算出される．

3 バランスの安定性

a. 体重心と圧中心の関係（図2-10）

- 立位姿勢において，水平面上で圧中心軌跡と体重心水平面上への投影点軌跡は**一致することはほとんどない**．
- 重心線と床反力作用線が一直線上にないと，床反力の水平方向成分が作用し，体重心に加速度が生じる．

b. 支持基底面（図2-11）

- 身体と床面との接触部分（支持面）とそれらを結ぶ底面を**支持基底面**と呼ぶ．
- 杖をもった場合は，杖と身体の支持面との間にできる底面も支持基底面となる．つまり，支持基底面は広がる．
- 重心線（水平面における体重心位置）が支持基底面内にあればバランスを保つことができる．
- 重心線がこの支持基底面から外れると，転倒することもある．

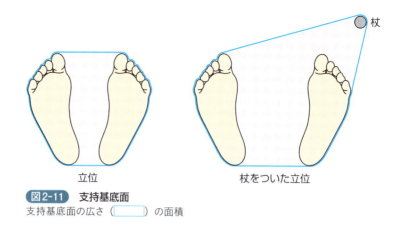

図 2-11 支持基底面

支持基底面の広さ（　　　）の面積

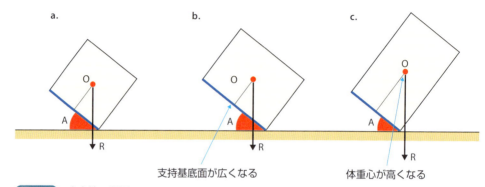

図 2-12 安定性の指標

a〜cの四角形の物体を一辺Rの端が回転中心として同じ角度A°分時計回りに傾ける．
- a：体重心Oからの重力作用線が一辺Rの端よりも左側にあれば，物体は反時計回りの力のモーメントが生じ傾きを戻す．
- b：aと比較して，体重心Oの高さが同じでも元の支持基底面が広い．同じ傾きでも体重心Oからの重力作用線と一辺Rとの水平距離が大きくなり，反時計回りの力のモーメントがより大きくなる．このことから，同じ体重心の高さでも元の支持基底面が広いと安定性は増大する．
- c：支持基底面が同じでも，体重心Oの位置が高い．同じ傾きでも体重心Oからの重力作用線が一辺Rよりも右側にあるので，時計回りの力のモーメントが生じ，より傾く．このことから，同じ支持基底面の広さでも体重心が高いと安定性は低下する．

c. 定位と安定性

- **定位**とは，体節の相互関係および身体と環境との間に，適正な状態を維持する能力である．
- **安定性**とは，体重心を支持基底面の内部に留める能力である．
- ヒトが運動や動作を行う際，安定し安全な姿勢で，それを効率よく保持しなければならない．
- **姿勢制御**とは，空間における身体の位置を適切に保つこと（定位）と，その姿勢を乱れないように維持すること（安定性）を目標として，身体位置を随時調整することである．

d. 安定性の指標（図2-12）

- 安定性*の指標には，支持基底面の広さ，体重心の高さ，質量がある．
- 支持基底面に対する体重心の相対的な高さが重要であり，同じ体重心の高さで

*安定性限界　身体がその支持基底面を変化させることなく，自分自身の位置を保持できる限界を示す．

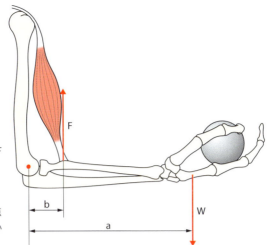

図2-13 テコの平衡
回転運動が生じないときは，W×a＝F×bと回転平衡条件が成り立つ．
W：前腕＋手部＋重錘の重量．
F：上腕二頭筋筋張力の垂直分力．
a：肘関節の回転中心からWの作用点までの距離，b：肘関節の回転中心からFまでの距離．

も支持基底面が広ければ，安定性は増大し，支持基底面が同じでも体重心位置が高ければ，安定性は低下する．

4 身体におけるテコ

- 身体では筋収縮によって生じた筋張力が骨に作用し，関節運動が生じる．このように身体運動はテコの原理に基づいており，身体の中には多くのテコがある．

a. テコの平衡

- 図2-13のように肘関節屈曲位で前腕と手部の重さと重錘の合力Wを上腕二頭筋の筋張力Fで支え，回転運動が生じないときは，W×a＝F×bと回転平衡条件が成り立つ．
- テコを考えるときは，**支点**，**力点**（力が働く点），**作用点**（動かそうとする点）の3つの点に着目し，それぞれの位置関係で3つに分類される（図2-14）．

b. 第1のテコ

- **第1のテコ**は，ペンチのように支点が力点と作用点との間にあるものである（図2-14a）．身体では，環椎後頭関節における頸部伸展筋群による頭部の保持（頸部伸展運動）がこれにあたる（図2-14a）．

c. 第2のテコ

- **第2のテコ**は，栓抜きのように作用点が支点と力点との間にあるものである（図2-14b）．身体では，中足趾節関節における下腿三頭筋によるつま先立ち保持（足関節底屈運動）がこれにあたる（図2-14b）．
- **力学的有利性**が高く，力発揮に対して有利な構造をしている．

d. 第3のテコ

- **第3のテコ**は，ピンセットのように力点が支点と作用点との間にあるものである（図2-13c）．身体では，肘関節における上腕二頭筋による前腕保持（肘屈曲運動）がこれにあたる（図2-14c）．
- **力学的有利性**は低く，力発揮に対しては不利であるが，運動の速さに対して有利（力点の小さな変位で，荷重点の大きな変位を生み出す）な構造をしている．

> **memo**
> **関節反力**
> 体節間に働く力であり，図2-13では回転平衡条件に加えて，F-Wが肘関節に働いて並進平衡条件を成り立たせている．

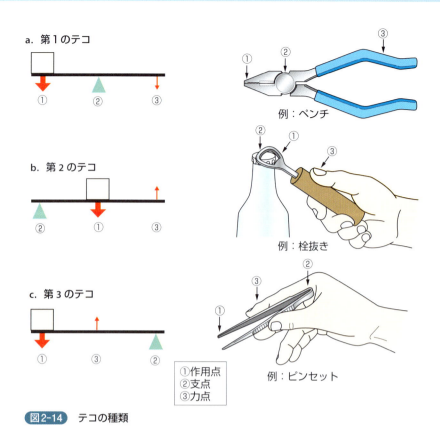

①作用点
②支点
③力点

図2-14 テコの種類

e. 肢位によるテコの変化

- 同じ股関節外転筋群を力点とする場合でも，片脚立位保持での股関節外転筋群では第1のテコとなり（**図2-15a**），側臥位での股関節外転運動による股関節外転筋群では第3のテコとなる（**図2-15c**）．
- 筋・骨格系は第3のテコが多く，筋自体が大きな力を出しても，手足などの末端に作用する力は著しく小さくなる．

> memo
>
> **力学的有利性 mechanical advantage（MA）**
> 力に対する荷重の比率であり，以下の式で算出される．MA＞1の場合，力学的に有利である．
>
> MA＝支点から力点までの距離／支点から荷重点までの距離

5 どのように関節運動が生じるか？

a. 関節周りに生じる力

- 関節周りに生じる力には，筋張力だけでなく，体節の重力，床反力，関節反力，慣性力などがある．

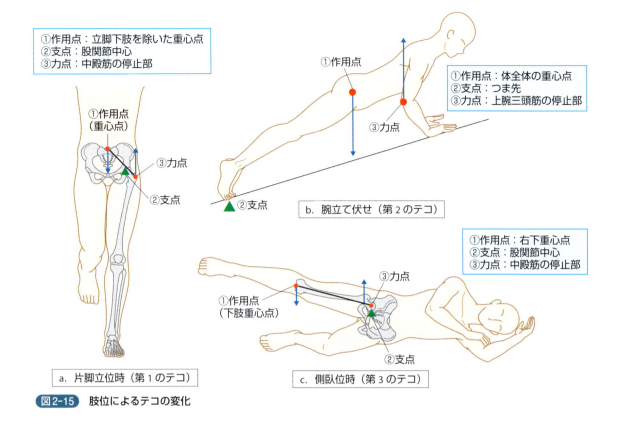

図2-15 肢位によるテコの変化

b. 筋張力

- 筋は，体内のATPなど化学的エネルギーを**力学的エネルギー**（運動）に変換する一種のエンジンである．
- 筋は収縮する方向（短くなる方向）にのみ能動的に力を発生できる．筋は，腱や筋膜の弾性力，拮抗筋の収縮，重力などの外力により受動的に伸張される．
- 関節を回転軸として，筋張力が軸の周りに生み出す回転力を**関節モーメント**という．
- 関節モーメントは，一つの関節に作用するすべての筋の張力による力のモーメントの合計として生じる．

c. 重 力（図2-13）

- 立位で肘関節屈曲90°にて重錘をもったまま保持する場合，肘関節屈筋群の筋張力による肘関節屈曲モーメント$F×b$と前腕と手部と重錘の合成体重心の重力による力のモーメント$W×a$の合モーメントが釣り合う（$W×a=F×b$）．この場合，肘関節屈筋群は**等尺性収縮**の状態である．
- $W×a<F×b$であれば肘関節屈筋群の求心性収縮によって肘関節屈曲運動が生じ，$W×a>F×b$であれば遠心性収縮によって肘関節伸展運動が生じる．

d. 床反力

- 立位保持における足関節周りでは，図2-16のように床反力が足関節の前方にあり，床反力によって生じる力のモーメント$F_z×b$が生じている．これに対し

memo
- 肘関節の屈曲時には，上腕二頭筋の張力が回転力を生む．
- 回転力の大きさは，筋張力と回転軸からの距離（モーメントアーム）で決まる．

memo
- 関節モーメントは，主動筋（目的とする運動を起こす筋）の力だけでなく，拮抗筋（主動筋と反対方向に働く筋）の力も含めた総合的な結果である．

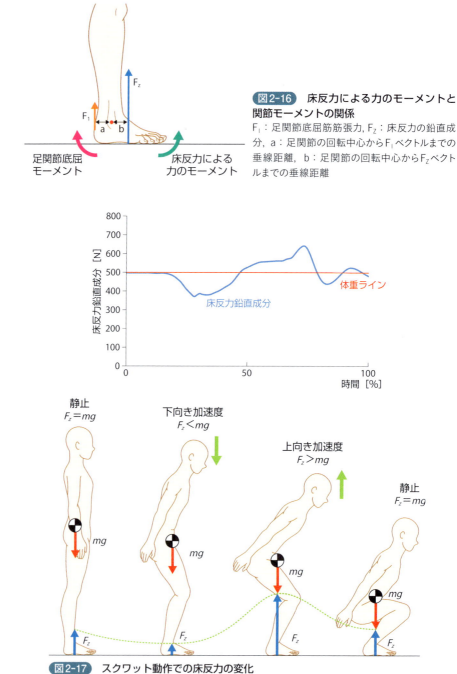

図2-16 床反力による力のモーメントと関節モーメントの関係
F_1：足関節底屈筋筋張力，F_z：床反力の鉛直成分，a：足関節の回転中心からF_1ベクトルまでの垂線距離，b：足関節の回転中心からF_zベクトルまでの垂線距離

図2-17 スクワット動作での床反力の変化

て，足関節底屈筋群の筋張力によって生じる足関節底屈モーメント$F_1 × a$が釣り合えば，足関節運動が生じない．

6 どうやって体重心移動が生じるか？

a. 重力と床反力との関係（図2-17）
■ 立位からのスクワット動作時における床反力の変化は，作用する重力mgと床

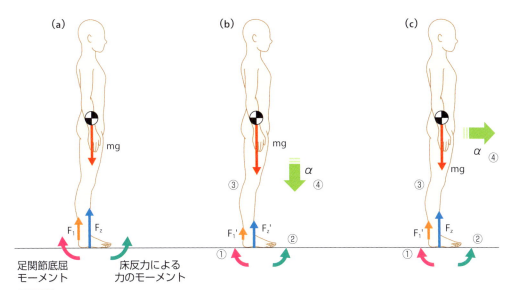

図2-18 床反力と筋張力との関係

a. 安定した静止立位の状態．足関節では，後ろ向きの底屈筋張力F_1による回転力と，前向きの床反力F_zによる回転力が釣り合っている．鉛直方向では，重力mgと床反力の鉛直成分（F_z）が等しく釣り合っている．この状態では身体は安定して静止している．
b. 足関節底屈筋の筋力減少による下方への運動．①足関節底屈筋の張力F_1'が減少し，後ろ向きの回転力が弱まる．②その結果，床反力の鉛直成分F_z'も減少する．③床反力が重力より小さくなり，力の不均衡が生じる．④この不均衡により，体重心に下向きの加速度αが生じ，身体が下方に運動を始める．
c. 足関節底屈筋の筋力減少による前方への運動．①足関節底屈筋の張力F_1'が減少し，後ろ向きの回転力が弱まる．②床反力の作用点が前方へ移動する．③床反力に前方成分が生じる．④この結果，体重心に前方への加速度αが生じ，身体が前方に運動を始める．

反力F_zの関係から理解が生じる．
- 静止立位および動作終了後のしゃがみ込み姿勢の際は，重力と床反力の大きさが釣り合っている（**床反力F_z＝重力mg**）．
- 動作開始後前半は，床反力F_z＜重力mgであり，体重心には鉛直下向きの加速度（加速）が生じる．
- 動作開始後後半は，床反力F_z＞重力mgとなり，体重心には鉛直上向きの加速度（減速）が生じる．

b. 床反力と筋張力との関係（図2-18）

- 鉛直方向移動では，関節モーメントが床反力の大きさを変え，床反力鉛直成分と身体の重力の大きさの差が生じる．
- 鉛直方向の体重心移動では，床反力の鉛直成分が体重より小さくなると，上向きの力が低くなり，下向きの加速度が生じる．その結果，体重心が下方向（鉛直下方）に移動する．
- 水平方向の体重心移動では，圧中心（床反力の作用点）の位置変化と，筋張力により関節モーメントが変化して，それぞれの位置関係にずれが生じる．
- 圧中心と体重心のずれにより，床反力に水平成分が発生する．前後方向の床反力水平成分により，前方または後方への加速度が生じる．床反力水平成分は加速度を伴い，体重心が対応する方向（前後・左右）に移動する．

> **memo**
> 図2-17をみてみよう．動作開始後前半は，床が体を支える力が重力に対して低くなるため，体が重力に引っ張られて加速する．
> 一方，動作開始後後半は，床が体を支える力が重力を上回り，体を上向きに押し上げることで減速させる．

C 身体運動の量・能力

1 仕　事

- 物体に力を加え，力の方向に物体を一定の距離動かしたとき，その力が物体に及ぼした**仕事**であり，その大きさが**仕事量**となる（図2-19）．

仕事量 W[J] ＝ 力の大きさ F[N] × 力の方向に動いた距離 d[m]

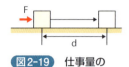

図2-19 仕事量のイメージ

2 パワー（仕事率）

a. 仕事率

- 単位時間あたりの仕事量であり，仕事率ともいう．

仕事率 P[W] ＝ 仕事 W[J] / 時間 t[s]
　　　　　　＝ 力 F[N] × 距離 d[m] / 時間 t[s]
　　　　　　＝ 力 F[N] × 速度 v[m/s]

- 1秒間に1[J]の仕事をするときの仕事率は，1[W]である．
- 仕事率は，力と物体の移動速度との積に等しい．

b. 筋パワー

- **筋パワー**とは筋が瞬時に大きな力を発揮する能力を表す．

筋パワー P[W] ＝ 関節モーメント M[Nm] × 関節角速度 ω[rad/s]

- 関節運動中に生じている筋の収縮様式を推測することも可能であり，筋パワーの値が正であれば求心性収縮であり，負であれば遠心性収縮を行っていると推測できる（図2-20）．

3 力学的エネルギー

- **エネルギー**とは，他の物体を動かしたり，変形させたりできる能力（仕事をする能力）である．
- エネルギーとは，仕事率であるパワーの時間積分値であり，仕事である．

a. 運動エネルギー

- 運動している物体がもっているエネルギーを**運動エネルギー**という．

運動エネルギー K[J] ＝ $1/2$ × 質量 m[kg] × 速度 v^2[m/s]

- 物体が作用する力を受けて仕事をするが，そのときの仕事量が運動エネルギーの変化である．

b. 位置エネルギー

- 物体がある位置にあることでもっているエネルギーを**位置エネルギー**という．

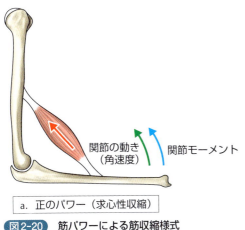 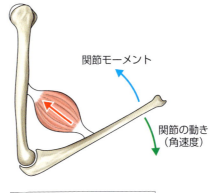

a. 正のパワー（求心性収縮）　　　　b. 負のパワー（遠心性収縮）

図2-20 筋パワーによる筋収縮様式

位置エネルギー $U[\mathrm{J}] = $ 質量 $m[\mathrm{kg}] \times $ 重力加速度 $g[\mathrm{m/s^2}] \times $ 基準点からの高さ $h[\mathrm{m}]$

- 物体が基準点からの特定の高さまで行った仕事量が位置エネルギーである．

c. 力学的エネルギー保存法則
- 基準点からの**高さh**において，どの高さにおいても位置エネルギーと運動エネルギーの和は一定であり，これを**力学的エネルギー保存法則**という．

学習到達度自己評価問題

以下の問題で正しいものに○，誤っているものに×を記しなさい．
1. 加速度の法則とは，物体に力が作用するとその物体は運動の状態が変化して加速度が生じるものである．
2. 2つ以上の力が物体に作用するとき，それぞれの力のモーメントの総和がゼロのとき，並進平衡条件が成り立つ．
3. 身体運動に関与する力として，重力，身体に直接加えられる外部抵抗力（床反力など），筋収縮が生み出す張力（筋張力），摩擦力があげられる．
4. 立位姿勢において，水平面上で圧中心軌跡と体重心軌跡は一致する．
5. 第3のテコは，力学的有利性は低く，力発揮に対しては不利であるが，運動の速さに対して有利な構造をしている．

➡ 臨床につながる運動学

1 臨床でどのようにテコの原理が応用されているか？

　肩関節外転運動においては，主動筋として三角筋中部線維が作用する．この場合，支点が肩関節，力点が三角筋停止部，荷重点が上肢全体の体重心点となる．つまり，この場合第3のテコである．しかし，筋力低下によって三角筋中部線維による肩関節外転運動が困難になった際，より力点が支点から遠位にある上腕二頭筋が作用し，肘関節屈曲運動も含めた肩関節外転運動が生じる．つまり，上腕二頭筋が第2のテコとして肩関節

外転運動が生じる．このように身体の関節運動においては第3のテコが多く，運動の速さに対して有利な構造をしているが，機能障害などによって力発揮を有利とした戦略に変化することが生じる．そのため，身体運動においては効率的でない運動が生じる可能性がある．

また，図2-21のように片脚立位は，身体全体の重力による力のモーメントと股関節外転筋群の筋張力による力のモーメントが釣り合うことで，保持される．筋張力発揮が低下した場合，合モーメントをゼロにするためには，体幹を支持脚側へ傾斜させることで，重力ベクトルから股関節中心までの距離（レバーアーム）を小さくすることにより重力による力のモーメントを小さくし，股関節外転筋群の筋発揮が少なくてすむような戦略を行っている．

以上のように，関節運動だけでなく姿勢保持や動作時においてもテコの原理は重要である．

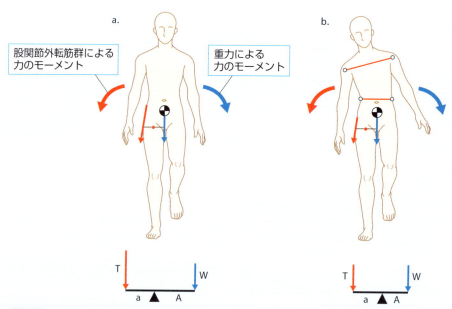

図2-21　片脚立位時のテコの原理の応用
a．支持脚の股関節を支点としたテコの原理．左右方向の安定性を保つために，重力モーメント＝W×A（内転方向）と筋による力のモーメント筋力モーメント＝T×a（外転方向）が釣り合っている（T×a＝W×A）．
　W：支持脚を除く身体全体の重力
　A：股関節中心からWの作用線までの垂線の距離（モーメントアーム）
　T：股関節外転筋群の筋張力
　a：股関節中心からTの作用線までの垂線の距離（モーメントアーム）
b．股関節外転筋群の筋張力が低下した場合．片脚立位姿勢を維持するために，体幹を立脚側へ傾かせてモーメントを釣り合わせ，骨盤の水平性を維持している．

3 神経筋骨格系の機能

一般目標
1. 関節はどのように分類されているのか理解する．
2. 骨格筋の構造と収縮メカニズムについて理解する．
3. 中枢神経と末梢神経の構造と機能について理解する．

行動目標
1. 関節の分類の違いについて説明できる．
2. 自身や他者の基本的な運動について運動面や運動軸の用語を用いて説明できる．
3. 関節運動における骨格筋の収縮メカニズムについて説明できる．
4. 中枢神経と末梢神経の運動との関係について説明できる．

調べておこう
1. 身体の各関節を構成する骨の構成について調べよう．
2. 身体の各関節を動かす骨格筋について調べよう．
3. 骨格筋の収縮に必要なエネルギーや代謝について調べよう．
4. 神経系の解剖学的構造を調べよう．

A 関節の構造と機能

1 関節の形態と種類

- 関節は軟骨を含む2つ以上の骨で構成され，機能や構造によって分類される．構造的な分類は関節の構成や関節面の連結に基づいており，機能的な分類は関節の動きに基づいている（**表3-1**）．

a．構成する骨と複雑さによる分類
① **単関節** simple joint：2つの骨の関節面のみで構成され，通常一方の関節面は凸状で，もう一方は凹状である．
② **複合関節** compound joint：肘関節のように1つの関節包の中に2つ以上の骨，あるいは1対以上の関節面から形成されている．
③ **複雑関節** complex joint：膝関節における半月板，椎体間関節の椎間板など関節面の間に軟骨が存在する．

> **column**
> 生理学や運動学では，その作用や機能を理解する場面が多くあります．そのなかで理論 theory といった用語が用いられることも少なくありません．理論は実際とは異なり，現象や症状などについて理解するための概念やとらえ方の筋道になります．

表3-1 関節の機能的・構造的分類

機 能	運動軸	構 造	運 動	関節の例
不動関節 synarthrosis		線維性 fibrous	縫合 suture	頭蓋骨縫合部
			靱帯結合 syndesmosis	遠位脛腓関節
			釘植結合 gomphosis	歯根
半関節 amphiarthrosis		軟骨性 cartilaginous	軟骨結合 synchondrosis	骨端板
			線維軟骨結合 symphysis	恥骨結合，椎間関節
可動関節 diarthrosis	一軸 uniaxial	滑膜性 synovial	蝶番関節 hinge-bending	腕尺関節，指節間関節
			車軸関節 pivot	近位橈尺関節，環軸関節
	二軸 biaxial		顆状関節／楕円関節 condyloid/ellipsoidal	中手指節関節，脛骨大腿関節
			鞍関節 saddle	手根中手関節
	多軸 multiaxial		球関節 ball and socket	肩関節，股関節
	無軸 nonaxial		平面関節 plane	椎間関節，手根間関節，足根間関節

[Standing S: Gray'sAnatomy. Elsevier. 2021 より引用]

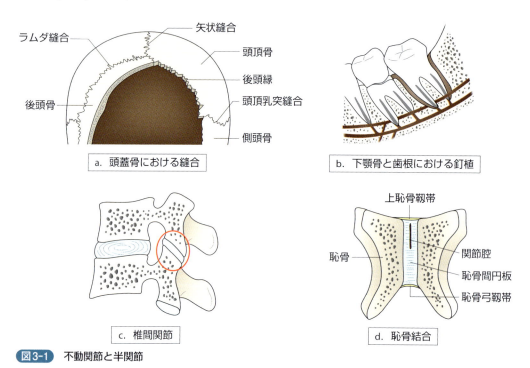

a. 頭蓋骨における縫合
b. 下顎骨と歯根における釘植
c. 椎間関節
d. 恥骨結合

図3-1 不動関節と半関節

b. 関節機能による分類

①**不動関節** synarthrosis：関節面どうしが強固に結合しており，ほとんどもしくは全く動かない（図3-1a，b）．

②**半関節** amphiarthrosis：不動関節に比べわずかに動く（図3-1c，d）．

③**可動関節** diarthrosis：自由に動くことのできる滑膜性の連結で，運動の軸の数によってさらに4つに分類できる．

■ **一軸性の関節**：膝関節のように1つの軸を中心に1平面上を動く．

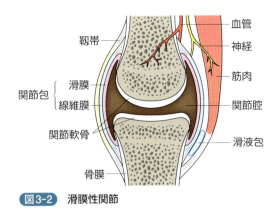

図3-2 滑膜性関節

- 二軸性の関節：手関節のように2つの軸を中心に2平面上を動く．
- 多軸性の関節：股関節や肩関節のように3つの軸を中心に，多方向に動く．
- 無軸性の関節：手根間関節や足根間関節のように軸回転を伴わず滑走する．

c. 関節の構造による分類

① **線維性連結（結合）**：関節面はコラーゲン線維由来の縫合靱帯，もしくは膜によって結合する靱帯結合syndesmosisと釘植結合gomphosisに細分類される．
- 靱帯結合の代表例には骨間膜がある．脛骨と腓骨の骨間膜損傷は高位足関節捻挫で生じることがありsyndesmosis損傷とも呼ばれる．
- 釘植結合には歯根部があげられる．不動関節にあたるが加齢とともに不安定になることもある．

② **軟骨性の関節**：わずかな可動性をもち関節面はヒアルロン軟骨や線維軟骨によって結合している．軟骨結合synchodrosisと線維軟骨結合symphysisに細分類される．
- 軟骨結合の代表例として，骨端板・成長板があり，成長期の骨の長軸方向の成長が起こる．また可動性はわずかで安定している．一方，線維軟骨結合は線維軟骨の層で一体化した半関節であり，恥骨結合や椎体間の連結にみられ，構造的な強度がある．

③ **滑膜性関節**：関節包や靱帯に覆われ，関節腔内は滑液で満たされている（図3-2）．可動性があり人間の身体で最も多くみられる形態の関節である．滑膜性の連結はその形状や運動範囲から6つの関節に分けられる（図3-3）．

a) **蝶番hinge関節**：関節面は滑らかで，1軸性の関節である．

b) **鞍saddle関節**：対向する関節面が馬の鞍saddleに似た形状をした関節で，2つの平面上で運動する2軸性の関節である．各面は凸部と凹部をもっており，それらが対向するような形状となっている．

c) **車軸pivot関節**：一方の骨の関節窩内で他方の骨の骨頭が長軸周りを回転運動する関節で，1軸関節である．

d) **顆状condyloid関節**：2つの運動軸があり，2つの運動面上で屈曲/伸展，内転/外転する運動が可能である．一方の関節面は凸面，他方は凹んだ楕円形をしており楕円ellipsoid関節とも呼ばれる．

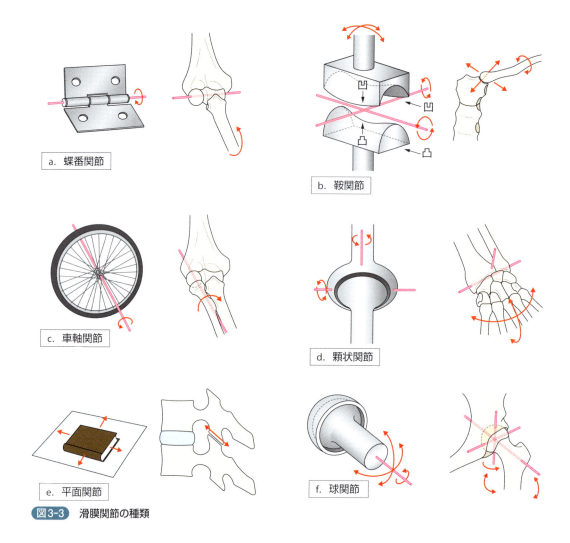

図3-3 滑膜関節の種類

e）平面plane関節：2つの関節面は比較的平らで滑り運動が可能である．
f）球ball and socket関節：複数の運動面で最大の運動が可能な関節であり，多軸関節とも呼ばれる．一方の骨はボール状の関節面であり，他方はソケット状の臼蓋を形成している．

memo

滑膜性関節のその他の構造と機能
人間が運動を行うために特化した構造をもつ．関節軟骨，関節包，関節腔，滑液などは関節安定性を高めるだけでなく，運動を促進し，誘導し制限する．また，滑膜性関節の安定性は，関節面の形状，靱帯の数と位置，筋肉の緊張に依存する．
- **関節軟骨**：関節面を覆い，荷重の伝達や関節運動による摩擦の軽減に関連している．関節にかかる圧縮力を関節面全体に均一化し，骨へのストレスを緩和する．
- **関節包**：関節腔を構成する2層構造の組織で外側の線維層は弾力性に乏しく関節の安定性に寄与する．内側の滑膜層は高密度の線維組織で構成され，関節面

以外の関節腔内に存在する．関節包は部位により厚さや成分も異なり，肩関節関節包は薄くゆるいため安定性が低く，可動性が高い．一方，股関節関節包は厚く密度が高いため，安定性が高く，可動性が低い．
- **滑液**：関節腔内は少量の滑液に満たされている．滑膜は滑液の分泌と吸収を行い，関節面の潤滑や衝撃を和らげるだけでなく，軟骨へ栄養を供給する．

2 関節運動の種類

- **屈曲・伸展**：主に前額-軸を中心に矢状面上で行われる運動．末端が身体中心に近づく運動を屈曲，離れる運動を伸展と表現する．
- **内転・外転**：主に矢状-軸を中心に前額面上で行われる運動．末端が身体中心に近づく運動を内転，離れる運動を外転と表現する．
- **回旋（内旋・外旋）**：主に鉛直軸を中心に水平面上で行われる運動．頭頸部や体幹では運動が向かう方向とあわせて表現される．内旋や外旋は主に肩関節や股関節の運動に用いられ，大腿内側面が前外方に向かう運動を外旋，後内方に向かう運動を内旋と表現する．
- **回内・回外**：回旋に似た運動だが，主に前腕や足部で用いられる．肘関節を屈曲し手のひらが見えるように上に向ける運動を前腕回外，手のひらを地面に向ける運動を前腕回内と表現する．

3 クリニカルリーズニング

a. 肩関節の内旋・外旋

- 基本的立位肢位での外旋では，関節包内で上腕骨頭は後方に転がり前方に滑っている．
- 一方，肩関節90°外転位での外旋では，関節包内で上腕骨頭は後方へ軸回旋している．同様に，内旋での関節包内での運動は前述と逆の運動が起こっている．
- したがって，関節可動域制限のある可動域改善の治療では，骨を他動的に受動する前に，関節包内の離開や滑り運動を評価・治療した後に骨運動を改善する他動運動をしなければならない．

B 筋の構造と機能

1 骨格筋の構造

- 骨格筋は横紋筋線維の束によって形成されている．横紋筋には筋線維長軸に対し横方向の縞模様がみられる．

a. 骨格筋の肉眼的構造

- 身体各部にある筋の形状は肉眼的にさまざまである．筋線維の長さや走行は機能分類するうえで重要な要素である（図3-4）．

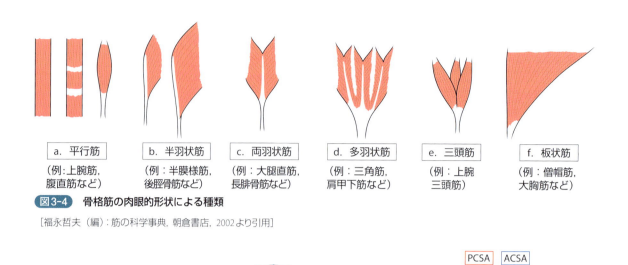

図3-4 骨格筋の肉眼的形状による種類

[福永哲夫（編）：筋の科学事典，朝倉書店，2002より引用]

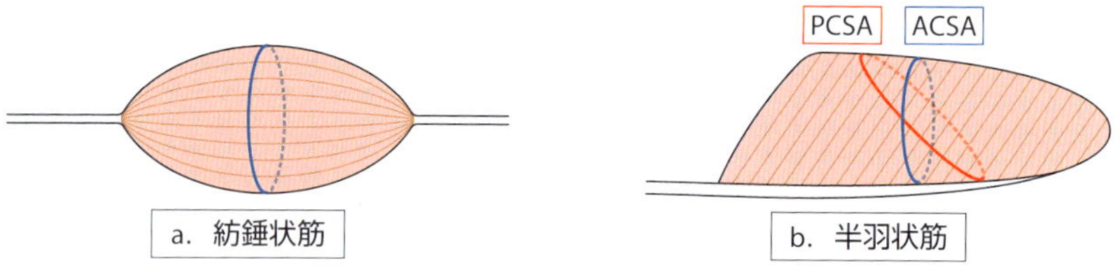

図3-5 骨格筋の解剖学的断面積（ACSA）と生理学的断面積（PCSA）
a. 紡錘状筋（例：上腕二頭筋）：ACSAとPCSAはおおむね等しい．
b. 半羽状筋（例：半膜様筋）：ACSAよりもPCSAが大きい．

b. 骨格筋の形状や構造にかかわる要素

- 形状や構造にかかわる要素には筋長 muscle length（LM），線維長 fiber length（Lf），羽状角 pennation angle（PA），生理学的断面積 physiological cross sectional area（PCSA），解剖学的断面積 anatomical cross sectional area（ACSA）などがある．
- 生理学的断面積（PCSA）はすべての筋線維の断面積で示され，最大筋張力に正比例する．構造的な説明には解剖学的断面積（ACSA）が用いられ，発生する力の方向に対する断面積で示される（図3-5）．

c. 骨格筋の微細構造

- 骨格筋は筋線維 muscle fiber を束ねた多くの筋線維束 fascicule によって構成される．
- 筋線維は筋原線維 myofibril を束ねたもので，細胞膜である筋形質膜 sarcolemma に包まれ，さらに外層を基底膜 basal lamina が覆う．基底膜は筋損傷の回復や筋線維の機能維持において重要な役割をもつ．
- 筋原線維は筋節 sarcomere が長軸に向かって直列に並んでおり筋線維長はその数に依存する．
- 筋節は筋収縮が行われる機能最小単位で，アクチン，ミオシン，タイチン，ネブリンなどの蛋白質で構成されている．
- 筋節の微細構造は，ミオシン領域のA帯 A-band，アクチン領域のI帯 I-band で構成される．また，A帯にはI帯と重複しないH帯 H-band やA帯の中間に位置するM線 M-line がある．I帯はさらにZ線 Z-disc によって仕切られている

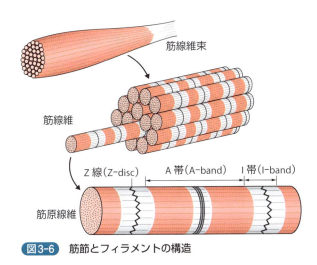

図3-6 筋節とフィラメントの構造

（図3-6）.
- 筋束や筋全体は筋鞘epimysiumで覆われ，隣り合う筋線維は筋内膜endomysiumに取り囲まれている．
- これらは非収縮部分で結合組織であるタイチンで構成され，筋線維の隙間を埋める役割だけでなく筋収縮力を腱に伝える役割をもつ．

2 神経筋伝達と神経筋接合部

a. 骨格筋を支配する神経の走行
- 骨格筋は通常1本の神経によって支配される．
- 腹部の筋では1本以上の神経による支配を受ける．これはヒトの発生に起因するものである．
- 神経は主要な血管とともに走行し，最も筋収縮による動きの小さい筋付着部付近から進入する．
- 筋を支配する神経には，筋線維を支配する有髄の太いα運動線維α-efferent axons，筋紡錘の内にある錘内筋を支配する有髄の細いγ線維γ-efferent axonsおよび血管や平滑筋を支配する無髄の細い節後交感神経線維がある．

b. モーターユニット motor unit（運動単位）
- 1つのα運動ニューロンがα運動線維を介して支配する筋線維までをモーターユニット（運動単位）と呼ぶ（図3-7）．
- 神経細胞（運動ニューロン）が興奮すると，活動電位はすべての神経枝に沿って伝わり，支配を受けるすべての筋線維に伝わる．運動ニューロンと支配を受ける筋線維群の関係を機能的単位とみなし，モーターユニットという．
- 1つのモーターユニットは骨格筋における複数の筋線維をほぼ同時に収縮させることが可能である．

c. 神経筋接合部
- α運動ニューロンの軸索は，枝分かれしても有髄鞘に覆われており，終末部では髄鞘が失われ，筋を動かす信号を伝える「モーターポイント」に到達する．

> **memo**
> タイチンtitinは筋節のなかで最も大きな蛋白質．構造の1つで，Z線からM線に広がる．タイチンのもつ弾性はバネのように伸長に対する抵抗をもち，筋節の長さを維持する．これは，人間の運動における遠心性収縮に重要な役割を果たす．

> **memo**
> モーターポイントは電気刺激により容易に筋収縮を誘発させることのできる部位である．

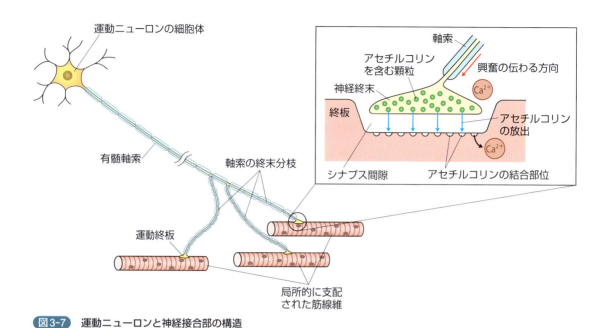

図3-7　運動ニューロンと神経接合部の構造

- α運動線維の終末は神経筋接合部もしくは運動神経終板end-plateという特殊なシナプスにより筋線維に接触する（図3-7, 3-10）.

d. 神経の賦活化と筋張力

- α運動線維が刺激を受けるとα運動線維を介して筋が収縮して運動が生じる.
- このとき収縮に動員recruitmentする運動単位の数により筋収縮の強さは変化する.
- α運動線維の発火頻度の増加は，収縮する筋線維を増加させる．これを運動神経発火頻度rate codingと呼び，収縮に参加する運動単位を増加させ筋収縮による張力を変化させる.
- 活動電位の小さいものがより初期に賦活され，順に活動電位の大きなものが賦活されていく．これは人間のスムースな運動の制御に関連しており，サイズの原理Henneman's size principleと呼ぶ.
- 参加する運動単位数の増加や，複数の運動単位の活動の同期化によって，筋収縮や張力は変化する.

C　筋収縮のしくみと筋出力のメカニズム

1 筋収縮と筋線維タイプ

a. 神経筋接合部の興奮と筋線維への伝達

- 神経筋接合部の運動終板に伝導刺激（インパルス）が到達すると神経伝達物質

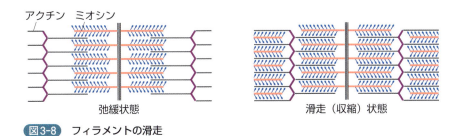

図 3-8　フィラメントの滑走

であるアセチルコリン acetylcoline（Ach）が放出される．すると神経筋接合部は脱分極を生じ，周囲の筋形質膜に活動電位が発生する．
- この脱分極による電位を終板電位 end-plate potential（epp）という．神経伝達物質の活動は，筋形質膜の基底膜に結合しているアセチルコリンエステラーゼ acetylcholineesterase（AchE）によって速やかに停止する．
- 筋形質膜は興奮性の膜で，神経筋接合部で発生した活動電位は筋線維の表面全体に急速に伝搬する．また，活動電位は筋線維内部に放射状に伝達されるため，筋線維すべての部分が迅速かつほぼ同期して活性化される．

b. 筋収縮のメカニズム

- 活動電位がトリガーとなり筋小胞体に蓄えられている Ca^{2+} が細胞質内に放出される．興奮が終わると Ca^{2+} は筋小胞体に戻され筋肉は弛緩する．
- 筋収縮はフィラメントが収縮するのではなく，細いフィラメント（アクチン）に太いフィラメント（ミオシン）が滑り込んでいる．
- 両端の Z 線が互いに筋節中央に引き寄せられ筋節が短くなり，筋張力が発生する（図 3-8）．
- ミオシンとアクチンの滑走はミオシン頭部とアクチンの結合と解除によるものである．
- ミオシン頭部の結合と解除はアデノシン三リン酸（ATP）をエネルギーにしている．
- フィラメントの滑走により，I 帯と H 帯はほとんど見えなくなるが A 帯の幅は一定である．
- 筋節が極端に伸張もしくは収縮した状態では十分な張力を発揮することができない．ミオシン頭部とアクチンの結合と解除を機能的に生じさせるためには，筋節の長さが最適になることが重要である．
- 最大の筋出力を発揮できる最適な長さを至適筋長 optimal muscle length という（図 3-9）．

c. 骨格筋の筋線維タイプと収縮特性

- 筋線維は，その収縮特性によって，遅い収縮をする type I 線維（遅筋線維）と速い．
- 収縮をする type II 線維（速筋線維）に大きく分けられる．
- 筋線維は mATPase（筋原線維 ATPase）の pH に対する反応性や，ミオシン重鎖アイソフォーム（MHC）含有量によって生物化学的に分類される（表 3-2）．

> **column**
> 骨格筋は多数のミトコンドリアをもち，ミオグロビンを含む毛細血管に支えられ，安定した酸素と栄養の供給を維持しています．このような type I 線維（遅筋線維）は，適度な力を長時間持続させる必要のある姿勢維持などの機能に適しています．

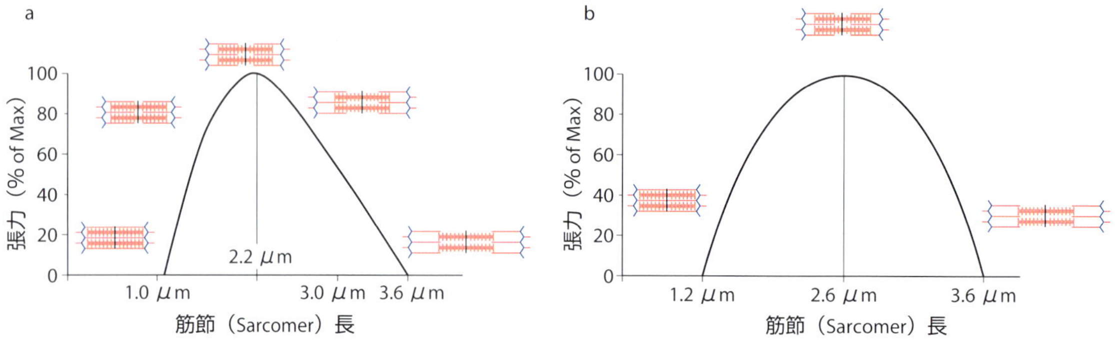

図3-9 長さ-張力曲線

a：筋節のみの長さ-張力曲線，b：全筋における筋節の長さ-張力曲線．

[Standring S: Gray's Anatomy, Elsevier, 2021より引用]

表3-2 主要な組織化学的筋線維タイプの生理的，構造的，生化学的特性

特徴		筋線維タイプ		
		Type I	Type II A	Type II X
生理学的特性	機能	姿勢維持などの持続的な力	力強さ，動作の素早さ	
	運動神経発火閾値	低	中等度	高
	モーターユニットサイズ	小	大	大
	発火パターン	持続的，低頻度	周期的，高頻度	
	最大収縮速度	遅い	速い	速い
	弛緩頻度	遅い	速い	速い
	疲労耐性	高	高	低
	出力	低	中程度	高
構造的特性	毛細血管密度	高		低
	ミトコンドリア量	高	中程度	低
	Z線	広い	狭い	狭い
	T字管と小胞体	狭い		広範囲
生物化学的特性	ミオシンATPase活性	低		高
	好気的代謝	高	中程度	低
	嫌気的代謝	低	中程度	高
	カルシウム輸送ATPase	低		高

[Standring S: Gray's Anatomy, Elsevier, 2021より引用]

- type I 線維は酸化酵素活性が高く，疲労耐性が高い．
- type II 線維はMHC含有量によってtype II Aとtype II Xに分類される．
- type II A線維は，酸化酵素活性と解糖酵素活性の両方をもち，中程度の疲労耐性をもつ．
- type II X線維は解糖酵素活性が高く，疲労耐性が低い．

2 筋肥大と筋萎縮

a. 筋肥大

- 筋へ習慣的に負荷を加えると，筋の太さが増大する．これを筋肥大という．

---

memo

筋線維の機能と特性
- type I：持続的な力発揮に適応（姿勢維持など）
- type II A：中程度の力発揮と速さのバランス型
- type II X：素早く強い力発揮に適応

筋線維のエネルギー代謝
- type I：好気的代謝が主体．毛細血管とミトコンドリアが豊富
- type II A：好気的・嫌気的代謝のバランス型
- type II X：嫌気的代謝が主体．ATP分解活性が高い

- トレーニングや抵抗運動によって筋線維の直径は太くなり，筋原線維数は増加し筋出力も増大する．
- 筋線維蛋白質の新たな合成，細胞増殖率の増加，既存の筋線維における新たな核が生じるなど筋線維の増大とともに筋は変化する．
- 筋線維タイプにも変化がみられ，持久性トレーニングではtype Ⅰ線維が増え，瞬発的なトレーニングではtype Ⅱ線維が増える．

b. 筋萎縮

- 傷害や疾病により身体運動を制限されると不動によって筋萎縮が生じる．この状態を廃用性筋萎縮と呼ぶ．
- 筋肥大とは反対に，筋線維の直径は細くなり筋原線維数は減少し筋出力も低下する．
- 健康な高齢者においても，筋線維長の減少，非収縮性構造の増加，type Ⅱ線維の減少によって明らかな筋出力低下が生じる．
- 筋線維長の減少は筋節の減少に起因しており，収縮速度の低下を意味する．
- 生理学的断面積（PCSA）や解剖学的断面積（ACSA）の減少，羽状角（PA）などの構造的要素も変化し，筋出力を低下させる．

> **memo**
> 運動ニューロンから発したインパルスをモーターユニットが受け取ると，25〜100 m秒以内に筋収縮は最大値に達する．その後筋線維は弛緩するが，運動ニューロンはそれよりも早く新たなインパルスを送ることができるため，筋線維は再収縮する．このようなモーターユニットのインパルス伝達によって筋は高い張力を発揮することが可能である．よってインパルス発生周波数が高いほどより大きな張力を発揮することができる（rate recruitment）．

> **memo ヒトの速筋線維**
> ラットなどの小動物の骨格筋では，ミオシン重鎖の分子型により，Ⅰ・Ⅱa・Ⅱx・Ⅱbの分子種が発現しており，組織科学的にはそれぞれtype Ⅰ・type ⅡA・type ⅡX・type ⅡBとして分類される．type ⅡBはヒトには存在しないとされている．

> **memo**
> 筋線維の肥大過程では筋線維蛋白質の新たな合成が促進される．1つの核が管理できる細胞質の量には限界があるため，筋線維の肥大に伴い，より多くの核が必要となる．新たな核が生じると，より多くの蛋白質合成が可能となる．

> **memo 加齢による筋機能低下の例**
> 1. 筋線維長の減少
>   - 直列に並ぶサルコメア数が減少
>   - 関節可動域全体での力発揮が困難
> 2. 非収縮性構造の増加
>   - 筋内の結合組織や脂肪組織が増加
>   - 実質的な収縮要素（筋線維）の割合が減少
> 3. Type Ⅱ線維（速筋）の選択的減少
>   - 下肢の抗重力筋で顕著に現れる
>   - 素早い力発揮や高強度の運動能力が低下

D 運動における神経系の機能

1 ニューロン（神経細胞）とシナプス

- ニューロン（神経細胞）とシナプスは神経系全体の構成要素である．
- ニューロンは細胞体，軸索，樹状突起で構成され，ある閾値に達した後に発生する活動電位を介して信号を送受信する（図3-10，表3-3）．
- シナプスはニューロン間の接続点であり，情報の伝達は一方通行で逆走しない．
- 神経系は，無意識状態でも身体各器官と中枢神経系との間で絶え間なくコミュニケーションを維持している．

2 中枢神経系

a. 前頭前野

- 大脳皮質の前頭前野は，随意運動を制御するうえで非常に重要な役割を果たす

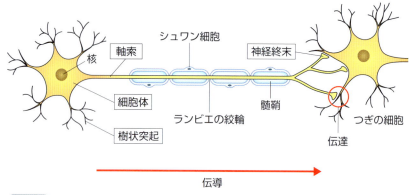

図3-10 神経の基本構造

表3-3 ニューロン（神経細胞）の種類

ニューロンの種類	構造	機能
感覚ニューロン	直線形状1本の軸索をもつ	感覚受容器からの情報を受け取り，その情報を中枢神経系に伝達する
α運動ニューロン	多くの樹状突起をもつ 脊髄に樹状突起をもつ 軸索は比較的長い	骨格筋（錘外筋）を支配する
γ運動ニューロン	α運動ニューロンより軸索は小さく分岐がない 脊髄に樹状突起をもつ	錘内筋を支配する
錐体細胞ニューロン	ピラミッドのような形状の樹状突起をもつ 運動野に存在する 軸索は長く1mに及ぶ	運動皮質から脊髄に運動指令を送る
プルキンエ細胞ニューロン	樹木のような樹状突起をもつ 小脳に存在する	意識レベルを必要としない随意運動の調節 運動調節の最終出力の制御 小脳深部核への抑制性フィードバック
介在ニューロン	多くの樹状突起と枝分かれする軸索をもつ 大きさや形状はさまざまで脳や脊髄に存在する	情報伝達を促進し刺激の強さに応じ，とくに反射の場合には意思決定の役割を果たすこともある

表3-4 大脳皮質運動野と関連する主な機能

部位名称	機能
一次運動野（M1）	身体運動の実行を制御する神経インパルスを生成する
補足運動野（SMA）	両手の動きの調整や，複雑な動きを計画する
前運動野（PMA）	環境に合わせて運動の順序を決める

［Salih A, et al：Comparative Kinesiology of the HumanBody, Elsevier, 2020より引用］

（表3-4）．
- 前頭前野は運動をプログラムし制御するための主な機能をもっている．
- ただし，微細な運動を行うためには，大脳基底核，視床，小脳，脳幹（橋，延髄，網様体）など，ほかの大脳皮質下領域の連携が必要となる．

b．大脳基底核
- 大脳基底核の機能は，まだ不明な部分も多いが，運動制御に深いかかわりをもち，目的をもった運動を微調整する大変重要な役割を果たしている．

- 運動の実行について直接経路［運動皮質→被殻→淡蒼球（内側）→視床→運動皮質］および間接経路［運動皮質→被殻→淡蒼球（外側）→視床下核→淡蒼球（内側）→視床→運動野］を介して促通/抑制的に調節する．

c. 小 脳
- 頭と身体の姿勢を安定させ，随意的な運動と自動的な運動の両方を調整する．
- 眼と頭の動きを組み合わせ視線を制御することで，可能な限り最適なバランスと姿勢を制御する中枢である．
- 運動野，体性感覚野，頭頂連合野からの入力に基づき，運動のエラーを修正する．

memo
小脳疾患では運動失調症，筋緊張の異常，協調運動障害などを生じ姿勢制御や運動を直接障害するため，臨床上重要な機能をもつ．

d. 脊 髄
- 脊髄断面は蝶形もしくはH形をした灰白質と中心管，それを取り囲む白質で構成される．
- 灰白質は前方と後方にそれぞれ1対の前角と後角をもち，脊髄神経は各脊髄髄節から前根と後根に分かれ融合して伸びている．
- 前根は効果器へ情報を伝える遠心性神経線維，後根は後根神経節を介し感覚器からの情報を伝える求心性神経線維からなる．

3 末梢神経

a. 自律神経系
- 遠心性神経で血圧，心拍数，体温，腺機能などを調整する．
- 胸髄と腰髄から供給される交感神経，脳と仙髄から供給される副交感神経，自律神経の一部とされる腸管神経に細分類される．
- その活動は自動的かつ無意識であり，交感神経は身体がストレスを受けているときに身体機能を調節し，副交感神経はその反対にリラックスしているときに身体機能を調節する．

memo
腸管神経は食道から腸までの腸管全体の運動，血流，分泌を調節する．

b. 体性神経系
- 感覚神経（上行・求心性）と運動神経（下行・遠心性）の2つに大別される．
- 運動命令は，大脳皮質および皮質下の中枢から，脳神経および脊髄神経（上位運動ニューロン）を介し下行性に脊髄へ送られ，そこからαおよびγ運動ニューロン（下位運動ニューロン）を介して，随意運動を行う筋に送られる．

①体性感覚系
- 一般的な体性感覚は皮膚受容器や固有受容器として身体の複数の部位に存在する．それに対して特殊感覚は光受容器や味覚受容器など身体の一部に密集して存在する．中枢神経系は感覚からの求心性情報を受け取ることで運動を調整したり遂行するための運動命令を送ることができる．

②皮膚の受容器
- 受容器（機械受容器，皮膚受容器）は外力（触れる，圧力，伸縮，振動，運動など）によって皮膚が変形したときに刺激を検出する（**表3-5**）．
- 各受容器は特定の刺激に敏感であり，たとえば触覚を感じ取る受容器の密度は手のひらや足裏で高い．

表3-5 皮膚の機械受容器

受容器	位置や場所	機能
ルフィニ Ruffini終末	真皮の下層	軽い触覚の識別，鋭敏な皮膚の伸張受容体
パチニ Pacinian小体	表皮下	粗い触覚，高頻度の振動刺激（100～300 Hz）に反応する
マイスナー Meissner小体	無毛領域の皮下（手のひら，足裏）	持続的な機械的刺激，低頻度の振動刺激（30～50 Hz）に反応する
メルケル Merkel盤	皮膚の基底層，有毛・無毛部分の両方	微細な触覚の受容体で，皮膚の変位や圧刺激に反応し，物の形や形状を識別する
毛包受容器	有毛皮膚のいたるところ	触覚識別の一部，毛の動きの変化に鋭敏で動きの方向や速度情報を受容する
自由神経終末	筋，腱，関節，角膜，内臓などの体性感覚器官の多くの部分	触覚だけでなく，痛覚，温度覚を受容する

表3-6 筋と腱の機械受容器

受容器	位置や場所	機能
筋紡錘	すべての骨格筋内（求心性Ⅰa群線維の終末は筋紡錘中央付近，求心性Ⅱ群線維の終末は筋紡錘の末端よりインパルスを受ける．また，錘内筋末端には遠心性γ運動ニューロンから支配を受ける）	筋肉の長さ（伸張率）に関する感覚情報を継続的に中枢神経に伝える（Ⅰa線維終末：感受性高い，Ⅱ群線維終末：感受性低い，γ運動ニューロン：錘内筋の収縮を調整することで感受性を制御する）
ゴルジ腱器官	すべての骨格筋の筋腱接合部付近の腱（形状はルフィニ終末に似ており，求心性Ⅰb群線維を介して中枢神経にインパルスを送る）	筋張力を継続的に中枢神経に伝える
関節受容器	関節を構成する関節包や靱帯	関節角度，運動方向，運動速度などの情報を中枢神経に提供する

表3-7 反射の種類

反射	シナプス	現象
伸張反射	単シナプス反射	筋が伸張されると筋紡錘から求心性インパルスが投射され，脊髄で1つのシナプスを介しα運動ニューロンが興奮し伸張された筋は収縮する
屈曲反射	多シナプス反射	疼痛を伴う侵害刺激が与えられると，求心性インパルスは脊髄で複数のシナプスを介し，屈筋を収縮させ伸筋を抑制する．疼痛を回避するような運動が生じるため，侵害受容反射や逃避反射とも呼ばれる
交叉性反射	多シナプス反射	一側下肢への刺激により求心性インパルスが投射され，複数の介在ニューロンでのシナプスを経て，対側下肢の屈曲や伸展が生じる

③固有感覚受容器

- 筋紡錘，ゴルジ腱器官，関節受容器は，身体の空間的位置に関する感覚情報を中枢神経系に提供し，姿勢調節や反射において重要な役割をもつ（**表3-6**）．

c. 反射の経路

- 感覚受容器が受け取った刺激は電気信号に変換され，求心性ニューロンを介して中枢神経にインパルスを伝える．脊髄は迅速に反応してシナプスを介し遠心性ニューロンにインパルスを伝え効果器である筋を収縮させる．
- 求心性と遠心性ニューロンの2つのみでシナプス形成するものを**単シナプス反**

射と呼ぶ（**伸張反射**）．
- また，求心性ニューロンから介在ニューロンを介して遠心性ニューロンに複数のシナプス形成するものを**多シナプス反射**と呼ぶ（**屈曲反射，交叉性反射**）（表3-7）．

学習到達度自己評価問題

以下の問題で正しいものに○，誤っているものに×を記しなさい．
1. 半関節には恥骨結合や椎間関節がある．
2. 筋線維タイプについてミトコンドリア量はtype Ⅱ線維で高い．
3. 筋の収縮にはCa^{2+}が必要であり筋小胞体に蓄えられている．
4. 筋肥大を測る指標にはACSAがあり，PCSAよりも実際の筋出力を反映しやすい．
5. 伸張反射は筋紡錘が刺激を受け，多シナプスを形成し伸張された筋を収縮させる．

➡ 臨床につながる運動学

　解剖学，生理学，運動学は，臨床における症状や障害はもちろん，人体の構造や機能の理解に不可欠な学問である．加えて神経筋骨格系の構造や機能の知識はとくにヒトの運動について理解するうえでとても重要である．理学療法士や作業療法士などのリハビリテーション専門職は，中枢神経疾患，神経筋疾患，運動器疾患などリハビリテーションの対象となる主要な疾患に携わるうえで，これらの知識や理解が，患者の障害や病態を把握するための手助けとなることは間違いない．

4 運動と呼吸・循環・代謝

一般目標
- さまざまな対象者に安全で適切な運動を実施・指導できるようになるために，運動時の呼吸・循環・代謝の変化について理解する．

行動目標
1. 運動のためのエネルギー供給機構について説明できる．
2. 有酸素性運動と無酸素性運動の違いについて説明できる．
3. 運動中の循環応答について説明できる．
4. 持久性トレーニングの方法・効果について説明できる．

調べておこう
1. 呼吸器・循環器の構造と機能について調べよう．
2. 筋の収縮様式による分類について調べよう．
3. 体力の構成要素について調べよう．

A 運動のためのエネルギー供給機構

1 酸素運搬系

- ヒトが行うすべての身体運動は骨格筋の収縮によって行われる．
- 筋収縮のエネルギー源として，**アデノシン三リン酸** adenosine triphosphate（ATP）が不可欠であるが，体内に貯蔵できるATPには限りがあり，長時間の運動ではATPの再合成のために酸素（O_2）が必要である．
- 大気中からO_2を取り込み，筋にO_2を届ける一連の**酸素運搬系**は，呼吸・循環・代謝の連関によって達成される（図4-1）．

2 骨格筋収縮のエネルギー供給機構

- 骨格筋収縮のエネルギーは，ATPがアデノシン二リン酸 adenosine diphosphate（ADP）と無機リン酸 inorganic phosphate（Pi）に分解される過程で発生する．
- 筋中のATPは極微量で，数秒で枯渇し，運動継続にはATPの再合成が必要である．
- ATPの再合成は無酸素系である①**クレアチンリン酸系**と②**解糖系**および③**有**

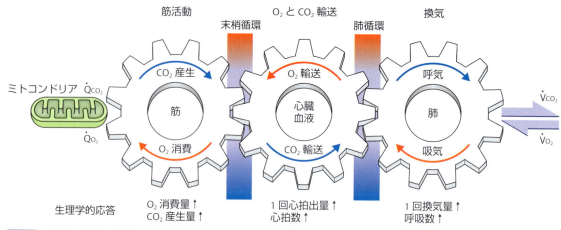

図4-1　呼吸・循環・代謝の連関

酸素系の3つに分類される．

①クレアチンリン酸系 creatine phosphate（CP）
- 筋中のCPがクレアチンとPiに分解される過程で発生するエネルギーを用いて，ADPからATPを再合成する．
- CPの分解はATPと同じ筋中で行われ，**ATP-CP系（非乳酸系）**と呼ばれる．
- 筋中のCPの貯蔵量は少なく，約10秒で枯渇する．

②解糖系
- 主に筋中のグリコーゲンがピルビン酸に分解される過程（解糖）で得られるエネルギーを利用して，ADPからATPを再合成する．解糖系ではO_2を必要としない．
- ピルビン酸はO_2が十分に存在すれば，後述する**TCA回路** tricarboxylic acid cycleで代謝されるが，O_2が不足すれば，ピルビン酸は乳酸に変換される（**乳酸系**）（図4-2）．
- 解糖系はATP-CP系ほどではないが，かなり速くATPを供給できる．
- 筋グリコーゲン貯蔵量には限りがあり，約30秒で枯渇する．

③有酸素系
- ピルビン酸や遊離脂肪酸から生成されたアセチルCoA（acetylcoenzyme A）がTCA回路にて代謝される．
- TCA回路では，アセチルCoAがオキサロ酢酸と結合してクエン酸を生成し，この回路を通じて二酸化炭素（CO_2）が放出される．この過程は電子を運搬する電子伝達系に供給する役割を担う．電子伝達系を介してATPが再合成される．この過程にはO_2が必要である．
- 3つのエネルギー供給機構で最も遅いが，非常に効率がよい．O_2供給と体内の代謝基質が枯渇しない限り，無限に運動を継続できる．
- 有酸素運動を継続するためには，骨格筋へO_2を供給する呼吸循環系の機能が重要となる．

memo
乳酸は疲労物質とされてきたが，乳酸だけで疲労は説明できず，最近の研究ではむしろエネルギー供給源であり，筋機能を高める役割があるとされている．

①クエン酸の生成
↓
②イソクエン酸への変換
↓
③α-ケトグルタル酸の生成
↓
④スクシニルCoAの生成
↓
⑤スクシン酸（コハク酸）の生成
↓
⑥フマル酸の生成
↓
⑦リンゴ酸の生成
↓
⑧オキサロ酢酸の再生

図4-2　TCA回路

B 運動と呼吸

1 呼吸系の機能

- 呼吸の主な役割は、体内にO_2を取り込み、体外へ二酸化炭素(CO_2)を排出することである（図4-1）.
- 鼻や口から入った空気は気管、気管支、細気管支を経て肺胞に達する.
- 1分間に肺を出入りした空気の量を**毎分換気量**といい、呼吸数と1回換気量の積で求められる.
- 肺胞に達しない空気はガス交換に関与せず、口から肺胞までの気道は死腔と呼ばれ、成人で約150 mLである. 肺胞換気量は1回換気量から死腔量を引き、呼吸数を乗じた値となる.
- 肺胞とそれらを取り囲む毛細血管の間で、O_2とCO_2が交換（ガス交換）される.
- 肺胞におけるO_2とCO_2の受け渡しは、濃度の高い部位から低い部位へ分子が移動する拡散現象によって行われる.
- 拡散速度は、ガス交換が行われる部位間の分子の濃度差で規定され、濃度差が大きいほど、拡散速度は速くなる. 分子濃度はO_2およびCO_2がつくり出す分圧によって表される.
- 肺胞中の酸素分圧（P_{O_2}）は肺動脈より高く、肺胞中の二酸化炭素分圧（P_{CO_2}）は肺動脈より低いため、O_2は肺胞から血液へ、CO_2は血液から肺胞へと拡散によって移動する.
- ガス交換が行われた肺静脈血では酸素濃度が高まり、心臓のポンプ作用により、全身に運ばれる.

> **memo**
> 死腔量は毎回の呼吸で発生するため、同じ分時換気量であっても、呼吸回数が多くなる浅く早い呼吸は深く遅い呼吸に比べ、死腔量の影響が相対的に大きい.

> **memo**
> 肺胞と血液間のガス交換を外呼吸、血液と組織間のガス交換を内呼吸という.

2 運動時の換気

- 活動筋での酸素需要に応えるため、換気量は増加する.
- 安静時の1回換気量は約500 mL, 呼吸数は12〜20回/分であり、換気量は5〜8 L/分である.
- 運動中に1回換気量は肺活量の50〜60%程度まで増加し、呼吸数は50回/分程度まで増加する.
- 中等度の運動強度までは主に1回換気量が増加し、さらに運動強度が高くなると呼吸数が増加する.
- **酸素摂取量** oxygen uptake（$\dot{V}_{O_2}$）は1分間あたりに生体が取り込む酸素の量である. $\dot{V}_{O_2}$は絶対値（mL/分）で表す場合と、体格差を考慮して、体重1 kgあたりの相対値（mL/kg/分）で表す場合がある.
- 安静座位時の$\dot{V}_{O_2}$は約3.5 mL/kg/分であり、これが1 METである. **METs**は運動時のエネルギー消費が安静座位時の何倍になるか表す単位である.
- 運動強度を漸増的に増加させている状態で、$\dot{V}_{O_2}$はやがて増加しなくなる（leveling off, 頭打ち現象）. この最大値を**最大酸素摂取量**（$\dot{V}_{O_2max}$）という.

> **memo**
> 運動中には肺胞が伸展し、毛細血管との接触面積が増加することや不活動血管の動員などにより肺拡散能も増大する.

③ 有酸素性運動と無酸素性運動

- 運動開始とともに$\dot{V}_{O_2}$は増加するが，O_2需要に見合うO_2はすぐに供給されず，供給が需要を下回る．この間は無酸素系エネルギー供給機構（ATP-CP系，解糖系）が主に利用される．この運動初期におけるO_2供給の不足を**酸素借**という．
- 低・中強度以下の運動の場合，数分以内に需要と供給のバランスがとれた定常状態になる．運動終了とともに$\dot{V}_{O_2}$は低下するが，安静時より高い状態が続く．これは酸素借を補うためであり，**酸素負債**という．
- 激しい運動の場合，酸素需要が供給を常に上回り，定常状態は出現しない．高強度の運動を疲労困憊まで行わせると，酸素負債量は最大となる．これは**最大酸素負債量**と呼ばれ，陸上競技で短距離選手などのO_2供給のない状態での作業能力指標とされる．
- 運動強度を高くしていくと，ある運動強度を境に有酸素系エネルギー供給だけでは賄えず，無酸素系エネルギー供給（主として解糖系）が寄与する割合が高まる（無酸素性運動）．この移行点を**無酸素性作業閾値**anaerobic threshold（**AT**）という．

④ 運動負荷試験

- ATの判定方法は呼気ガスによる判定と血中乳酸から判定する2種類がある．
- 呼気ガス分析装置を用いて，漸増運動負荷中のCO_2の排出量および換気量を計測すると，ある強度を超えると非直線的に増加する変曲点が出現する．この点がATであり，**換気性作業閾値**ventilation threshold（**VT**）とも呼ばれる（図4-3a）．
- 運動中に血中乳酸値を測定すると，運動強度の増加に伴い，急激に上昇し始める点があり，これを**乳酸性作業閾値**lactate threshold（**LT**）という（図4-3b）．さらに，血中乳酸濃度が4 mmol/Lに達した点を乳酸蓄積開始点onset of blood lactate accumulation（**OBLA**）という．
- LTは$\dot{V}_{O_2max}$の50〜60%，OBLAは$\dot{V}_{O_2max}$の80%程度に相当する．
- 高齢者などでは運動負荷試験中に$\dot{V}_{O_2max}$まで追い込むことは難しいため，$\dot{V}_{O_2}$のleveling offが認められない運動終了時点の値を最高酸素摂取量（peak $\dot{V}_{O_2}$）として区別する．
- Peak $\dot{V}_{O_2}$は運動負荷プロトコールや運動様式などによって異なる．一般に，自転車エルゴメーターよりトレッドミルを用いた運動負荷試験のほうがpeak $\dot{V}_{O_2}$は低い．

---

memo
低・中強度の運動は一般に有酸素運動とされ，有酸素系エネルギー供給のみで運動していると誤解しがちであるが，運動初期（定常状態にいたるまで）では無酸素系エネルギー供給も行われているため，有酸素性運動と呼ぶほうが適切である．

memo
酸素負債は酸素借を補うためと考えられていたが，その他の要因も関与することが明らかとなり，単に運動後過剰酸素消費excess post-exercise oxygen consumption（EPOC）と呼ぶこともある．

memo
低強度運動では脂質を主なエネルギー源とし，高強度では糖質が用いられる．したがって，LTは酸素供給不足ではなく，糖質利用が高まったことを意味するとも解釈できる．

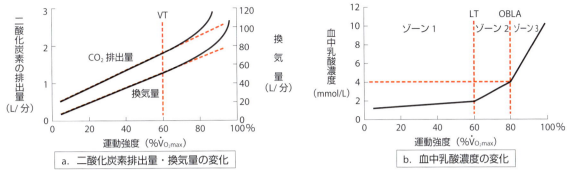

図 4-3 漸増運動負荷中の呼気ガスおよび血中乳酸濃度の変化
VT：ventilation threshold（換気性作業閾値），LT：lactate threshold（乳酸性作業閾値），OBLA：onset of blood lactate accumulation（乳酸蓄積開始点）

［勝田　茂（編）：入門運動生理学，第4版，p.63，杏林書院，2015より］

C　運動と血液ガス

1　血液でのガス運搬

- 肺胞で拡散されたO_2は肺静脈，心臓を経て，動脈血として全身の臓器に運ばれる．
- O_2やCO_2は血液中に溶け込むが，総運搬量のごくわずかである（O_2約1.5％，CO_2約5％）．
- O_2の大部分は赤血球中のヘモグロビンと結合し，運搬される．この割合を**酸素飽和度**という．
- CO_2は赤血球内の炭酸脱水酵素によって，水（H_2O）と反応して炭酸（H_2CO_3）に変換され，炭酸は重炭酸イオン（HCO_3^-）と水素イオン（H^+）に解離し，血中を移動する．最終的にHCO_3^-とH^+は逆の順で反応し，CO_2とH_2Oに戻り，CO_2は体外に排出される．

2　酸素解離曲線

- 動脈血酸素分圧P_{O_2}と酸素飽和度の関係を示す曲線を**酸素解離曲線**という．
- 動脈血中のP_{O_2}は約104 mmHgで酸素飽和度は100％，筋組織の微小血管中のP_{O_2}は約40 mmHg以下で，酸素飽和度は約20％である．動脈血中ではほとんどのO_2はヘモグロビンと結合し拡散できないが，末梢組織では約20％以上の酸素を解離し，組織へ酸素供給が可能となる．

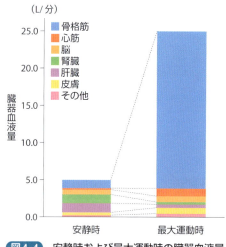

図4-4 安静時および最大運動時の臓器血液量

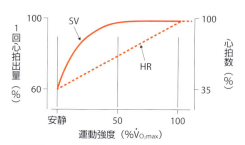

図4-5 運動中の心拍数と1回心拍出量の変化
SV（stroke volume）：1回心拍出量
HR（heart rate）：心拍数
$\dot{V}_{O_2max}$：最大酸素摂取量
%$\dot{V}_{O_2max}$：最大酸素摂取量に対する相対強度

[Farrell P, et al：ACSM's Advanced Exercise Physiology, Lippincott Williams and Wilkins, 2011より引用]

D 運動と循環

1 循環系の機能

- 運動時の循環系の役割は，血液をポンプである心臓から血管を通じ，O_2需要の高まる活動筋へ供給することである（**図4-1，4-4**）．
- 最大運動時には臓器血液量［左心室から駆出される血液量＝**心拍出量** cardiac output（**CO**）］が約5倍に増える．
- この増えた血液は各臓器に均等に流れるのではなく，運動中にO_2需要の高まる骨格筋（活動筋）に大部分が配分され，同様に心臓の冠血流量も増える．
- 運動中にそれほどO_2を必要としない内臓の血液量は減少し，血流の再配分が生じる．

2 心拍出量と心拍数の関係

- 心拍出量（CO）は1分間あたりに心臓から拍出される血液量であり，1分間に収縮する回数である**心拍数** heart rate（**HR**）と1回の心臓の収縮で拍出する血液量である**1回心拍出量** stroke volume（**SV**）の積によって規定される．
- HRは運動強度の増加に伴い，直線的に増加するが，SVは最大運動の40〜60%程度まで増加した後，プラトーに達し，それ以上の大きな増加は生じない（**図4-5**）．
- 臨床場面では$\dot{V}_{O_2}$の測定が困難なため，HRが簡便な運動強度の指標として用いられる．
- $\dot{V}_{O_2max}$の40%程度の軽い運動強度以上では，HRがCOの増加の主要因であり，さらにHRは運動強度と直線関係かつ強い相関関係をもつことである．

column

$\dot{V}_{O_2}$ と HR

HRを用いた運動強度の指標として，最大HRに対する相対強度（%HR$_{max}$）とKarvonen法として知られている心拍予備量 heart rate reserve（HRR）に対する相対強度（%HRR）があります．%HR$_{max}$はとくに低い運動強度で正確な強度を反映しないため，%HRRのほうが臨床で用いる場合には適しています．

a. 運動中のHR調節

- HRは心臓固有の自動能に加え，神経性調節と体液性調節（副腎髄質より分泌されるカテコールアミンなど）を受ける．
- 心臓は**交感神経**と**副交感神経（迷走神経）**の二重支配を受け，交感神経の亢進あるいは迷走神経の抑制でHRが増加する．
- 一般に，運動開始時から約100〜120拍/分までのHR増加は迷走神経活動の抑制によって調節され，それ以上のHR増加には交感神経活動の亢進が寄与するとされる．

b. 運動中のSV調節

- 1回心拍出量（SV）は1回の心臓の収縮で拍出する血液量であり，左心室に血液が最も充満したときの容量である左心室拡張終期容量 end-diastolic volume（EDV）と血液を拍出した後に残った容量である左心室収縮終期容量 end-systolic volume（ESV）の差である．
- EDVとは心臓に戻る血液量，すなわち**静脈還流量**を意味する．
- 低強度の運動ではEDVの増加がSV増加に寄与している．
- 運動中に静脈還流量が増加するしくみには，**筋ポンプ作用**と**呼吸ポンプ作用**がある．
- 静脈には弁があり，筋収縮に伴う静脈血管への機械的圧迫により，心臓方向へのみ血液を戻すことができる．筋が弛緩すると，静脈が拡張し，遠位から血液が流れ込みやすくなり，収縮-弛緩を繰り返すことで，ポンプのように心臓へ血液を戻す（これを筋ポンプ作用という）．
- 呼吸ポンプ作用とは，吸気時には胸腔内の陰圧がさらに低下し，スポイトのように血液が吸い込まれ，腹腔内圧の上昇とあわせて，静脈血が心臓に戻りやすくなることをいう．
- 静脈還流量が増加すると，心筋はより伸張され，心筋が発生する張力（心筋収縮力）は大きくなり（Frank-Starlingの法則），SVが増える．
- EDVはこのように心臓の収縮状態や収縮力を規定し，心臓の収縮前であるため，**前負荷**と呼ばれる．
- 心臓の収縮後の負荷として，**後負荷**がある．これは左心室から末梢血管抵抗に逆らって血液を送り出すために必要な心仕事量であり，**総末梢血管抵抗** total peripheral resistance（TPR）が小さくなれば，SVは増加する．
- 高強度運動時にはHRが増加し，心室に血液が充満する時間が短縮され，静脈

memo
近年，運動開始時にも交感神経が関与すること，120拍/分以上の心拍数調節に心臓迷走神経が関与することが報告されている．

- 還流量が制限されるため，EDVはプラトーに達する．
- EDVが増加しなくなると，ESVが低下する．ESVの低下がSV増加のもう1つのしくみであり，高強度運動時に生じる心臓交感神経活動の亢進による**心筋収縮力**の増大を意味する．

3 運動中の血流再配分

- 心拍出量の増加には限界があり，活動筋への血流配分を増加させ，それ以外の非活動筋や内臓などの血流を減少させる，という血流の再配分が必要である．
- 各器官の血管抵抗を変えることで，血流配分を調節できる．
- 血管抵抗の調節は，血管径の変化により調節され（抵抗は半径の4乗に逆比例して増加する），血管壁に存在する平滑筋の収縮を制御することによりなされる．
- 細動脈は抵抗血管とも呼ばれ，平滑筋が発達しており，運動中は交感神経活動の亢進により収縮し，血管径は狭くなり，血流は減少する．
- 交感神経性血管収縮は非活動筋や内臓などの血流減少に関与する．
- 活動筋の血管では筋収縮の代謝産物（H^+，CO_2，乳酸，アデノシンなど）や血管内皮由来弛緩因子（一酸化窒素など）による局所性血管拡張が交感神経性血管収縮を上回り（機能的交感神経遮断），活動筋では血流が増加する．

4 運動中の動脈血圧変化－運動様式の違い

- **動脈血圧** arterial blood pressure（**AP**）は種々の循環機能により調節される．
- APは心拍動と同期して変動し，心臓の収縮期に最も高くなる［**収縮期血圧** systolic arterial blood pressure（**SAP**）］，拡張期に最も低くなる［**拡張期血圧** diastolic arterial blood pressure（**DAP**）］．SAPとDAPの差を**脈圧**という．
- 心拍動におけるAPの変動を平均化した値を**平均動脈血圧** mean arterial blood pressure（**MAP**）という．
- 歩行などの筋が収縮－弛緩を交互に繰り返す動的運動時には，活動筋に必要な大量の血液を供給するため，心拍数（HR）と1回心拍出量（SV）が増加し，心拍出量（CO）が増加する（図4-6a～c）．このCO増加によって，SAPは上昇する（図4-6e）．
- 一方，活動筋では大量の血流を配分できるように血管拡張が生じ，この血管拡張は非活動筋や内臓などの交感神経性血管収縮を上回り，総末梢血管抵抗（TPR）は低下する（図4-6d）．したがって，動的運動中のDAPは安静時から不変かわずかに低下する（図4-6e）．
- MAPはCOとTPRの積で表され，動的運動中のCO増加がTPR低下を上回るため，結果的にMAPは上昇する（図4-6e）．
- 筋収縮期には筋内圧が上昇し，血管へ機械的な圧迫が加わるため，筋血流量は著しく制限される．動的運動では筋弛緩期に筋血流量が増加するため，結果的に活動筋での血管抵抗は低下する．
- 筋収縮が持続する静的運動では筋弛緩期がないため，活動筋での血管抵抗は低下せず，さらに，非活動筋や内臓などの交感神経性血管収縮が生じるため，

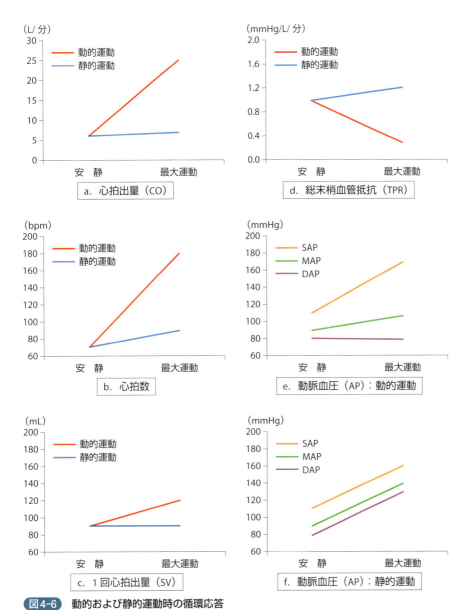

図4-6 動的および静的運動時の循環応答
SAP：収縮期血圧　MAP：平均動脈血圧　DAP：拡張期血圧

TPRは増加する（図4-6d）．
- 等尺性収縮時などの静的運動は局所的な筋収縮であり，活動筋での酸素需要がそれほど大きくないため身体を動かすような動的運動に比べ，HR，SV，COの増加は小さい（図4-6a〜c）．
- 静的運動ではCOとTPRが増加するため，SAP，MAP，DAPいずれも大きく上昇する（図4-6f）．
- 静的運動の特徴は酸素需要がそれほど大きくない小筋群の運動であっても，大きな昇圧応答を示すことである．

静的運動時には息こらえやいきみ（バルサルバ効果）を伴いやすく，血圧応答に注意が必要である．バルサルバ効果は正常では4相に分けられる．いきみ開始直後では胸腔内圧が上昇し，大動脈が圧迫され，血液が末梢動脈へ移動することで血圧が上昇する（第1相）．いきみの持続によって静脈還流量が低下し，心拍出量，血圧が低下し，その後代償的に交感神経活動が亢進し，心拍数増加，血管収縮によって血圧が上昇する（第2相）．いきみを止めると，胸腔内圧が低下し，胸腔内の血管に血液が分布することで，体循環血液が減少し，一時的に血圧が低下する（第3相）．その後，静脈還流量の増大と第2相から続く血管収縮によって，血圧がいきみ前より上昇する（第4相）．

E 運動と体温

1 体温調節

- 体温は**核心温度（深部温度）**と**外殻温度**に分けられる．
- 深部温度は身体深部の温度であり，体温調節機構によって一定に調整されており，環境の影響を受けない．体温という場合，一般に深部温度を指す．
- 外殻温度は身体表層の温度であり，体温調節を行う効果器でもあり，環境の影響を大きく受ける．
- 中枢および末梢の温度受容器によって体温が適正範囲内から逸脱したことを感知すると，視床下部の体温調節中枢は，適正体温を維持するため，効果器（汗腺，血管，骨格筋，内分泌腺）に指令を出す．
- 体温は熱の産生と放散のバランスによって決まる．
- 体温が上昇すると，全身に分布するエポクリン汗腺から発汗し，皮膚血管は拡張し，皮膚からの熱放散を促進する．
- 体温が低下すると，皮膚血管は収縮し，熱の放散を抑える．骨格筋ではふるえを起こし，また，代謝を亢進するホルモンを分泌し，熱の産生を助長する．

2 運動中の体温

- 骨格筋における熱産生は，安静時でも全熱産生量の20％を占めるが，運動中に著しく増加する．
- 運動によって体内で産生される熱は，皮膚血流調節と発汗調節によって放散される．
- 運動開始後，体温が上昇し始めると，皮膚血流量は増加し，発汗がみられる．
- 高温環境下での運動は，皮膚血流増加に伴う末梢血管への血液貯留と発汗による脱水によって，心臓への静脈還流量が減少し，心拍出量が低下する．また，皮膚血流の増加により，活動筋への血流配分が低下する．これらの結果，運動パフォーマンスの低下につながる．

memo
- 皮膚表面からは，伝導，対流，輻射によって放熱される．伝導は皮膚表面と空気との間で生じるが，空気の熱伝導度は低いため，伝導による熱放散の関与は小さい．ただし，水中では関与が大きくなる．対流は身体表面と空気の流れで生じ，風や運動による対流により熱放散は増加する．輻射は離れた物体間で生じ，皮膚表面からは赤外線が放射されている．非接触型体温計はこの赤外線を分析し，体温を推定している．
- 汗は蒸発することで熱放散する（有効発汗）．蒸発せず，皮膚上に残る汗は熱放散に関係しない（無効発汗）．
- 高温環境下での運動中の発汗は，1時間あたり1〜2Lに及ぶ．高温に多湿が加わると，汗が蒸発しにくくなり（無効発汗が増える），熱放散が抑制され，同一運動強度の運動でも体温の上昇度が大きくなり熱中症の危険が増す．

- 発汗は体温上昇を抑えるために不可欠だが，脱水による体液損失などにより，熱中症に陥ることがある．

memo
熱中症は予防できるものであり，無知と無謀による熱中症の発生は避けねばならない．

F　トレーニング効果

1 各種トレーニング方法（図4-7）

- 運動強度，運動時間，運動回数，休息時間の組み合わせによって，どのエネルギー供給系が改善されるかが決まる．
- 全力疾走のような高強度の運動を完全休息を挟んで繰り返す**レペティショントレーニング**によって，非乳酸系（ATP-CP系）および乳酸系（解糖系）を高める．
- 運動と運動の間を不完全休息（休息期間中も低強度で運動する）でつなぐ**インターバルトレーニング**によって，乳酸系および有酸素系を高める．
- 長時間休息抜きに，一定強度で運動を行う**持久性（持続性）トレーニング**によって，有酸素系を高める．
- 持久性トレーニングの運動強度の分類として，運動負荷中の換気応答，血中乳酸値動態（図4-3）をもとに3つのゾーンに分けるものがある．
- ゾーン1はAT（VT，LT）より低い強度で，きついと感じることなく，いつまでも続けられる低強度に相当する．
- **高ボリュームトレーニング** high-volume training（HVT）はゾーン1の低強度で，できるだけ長い時間行う方法で，疲労を伴わずにトレーニング量を増やすことで，筋内のエネルギー利用効率が改善される．
- ゾーン2はATとOBLAの間の強度であり，きついけれど頑張れば何とか続けられる運動強度に相当する．
- **閾値トレーニング** threshold training（THR）はゾーン2の強度で，なるべく長時間行うことが，トレーニング量を最大にできると考えられてきたが，最近で

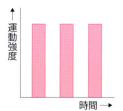
a. レペティショントレーニング

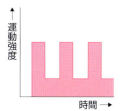
b. インターバルトレーニング

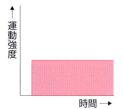
c. 持久性トレーニング

図4-7 各種トレーニング方法

は心肺機能向上が期待できず，オーバートレーニングの可能性が指摘されつつある．
- ゾーン3はOBLAより高い強度で，どんなに頑張っても続けられない運動強度に相当する．
- **高強度インターバルトレーニング** high-intensity interval training（**HIIT**）はゾーン3の強度の運動と休息を間欠的に繰り返す方法で，短時間の運動で，HVTと同等の効果が得られることが報告されている．
- **両極端トレーニング** polarized training（**POL**）はゾーン2の運動強度では心肺機能向上が望めないため，HIIT（ゾーン3）を行うが，HIITのみでは十分な運動量が確保できないので，HIITを全トレーニングの20%程度までとし，残りをHVT（ゾーン1）で行うものである．

2 持久性トレーニングの効果

a. 呼吸系の改善
- 酸素摂取量$\dot{V}_{O_2}$は換気量と吸気・呼気酸素濃度差の積で表される．
- 持久性トレーニングによって，運動時の最大分時換気量が増加し，最大酸素摂取量$\dot{V}_{O_2max}$が増大する．
- 運動中の最大分時換気量は，座位でスパイロメーターを用いて計測する最大努力換気量の50〜80%程度であり，残りの20〜50%が換気予備力である．したがって，トレーニングによる運動中の最大分時換気量の増大は，換気予備力をより多く利用できるようになったことに起因する．

b. 循環系の改善
- 全身の酸素消費量は動脈血と静脈血の酸素含量の差（動静脈酸素較差）と心拍出量（CO）の積で表される．

$$\dot{V}_{O_2} = (P_A - P_V) \times HR$$
　　　P_A：動脈血酸素分圧
　　　P_V：静脈血酸素分圧

- 持久性トレーニングにより，心筋が拡張して心臓容積を増し，かつ心筋が肥大して収縮力が強化される（スポーツ心臓）．その結果，1回心拍出量（SV）の最大値が増大し，$\dot{V}_{O_2max}$も増加する．
- SVが増えるため，同一の物理的運動負荷あるいは$\dot{V}_{O_2}$を必要とする運動時のHRは相対的に低下する．最大HRはトレーニングによって改善はみられないが，最大HRに対する相対的運動強度は低下する．
- 筋線維を取り囲む毛細血管の密度が増加し，筋への酸素供給能が改善する．

c. 代謝系の改善
- 持久性トレーニングによって，骨格筋のミトコンドリアのサイズおよび数の増加，ミオグロビンの増加（細胞内酸素貯蔵の増加），酸化酵素の増加などが生じる．
- その結果，一定の最大下運動強度における筋血流量および心拍出量が減少し，

memo
定常状態では酸素摂取量 oxygen uptakeと酸素消費量 oxygen consumtionはほぼ等しい．

最大下および最大運動強度における動静脈酸素較差が増加する．
- 酸化酵素活性化の改善により，LTが向上する．これは血中乳酸を急激に増加させず，より強い強度の運動が継続できることを意味する．$\dot{V}_{O_2max}$（15〜20％程度）よりLT（30〜40％程度）のほうが改善の余地が大きい．

学習到達度自己評価問題

以下の問題で正しいものに〇，誤っているものに×を記しなさい．
1. AT（VT，LT）より高い運動強度では，無酸素系エネルギー供給のみで運動が行われる．
2. O_2と結合しているヘモグロビンの割合を酸素飽和度という．
3. 静的運動は血圧を低下させる．
4. 皮膚血管収縮で，熱放散は低下する．
5. 持久性トレーニングによって，最大HRが向上する．

臨床につながる運動学

1 加齢による運動耐容能の低下

$\dot{V}_{O_2max}$は20歳代をピークに，加齢に伴い低下する（図4-8）．$\dot{V}_{O_2max}$は，換気量と吸気・呼気酸素濃度差の積あるいは心拍出量と動静脈酸素較差の積で表され，酸素供給能と酸素利用能で規定される．加齢によって肺自体の弾性収縮力の低下，胸郭の柔軟性の低下，横隔膜や肋間筋などの呼吸筋力低下によって，最大換気量は低下する．また，加齢によって血液量や筋ポンプ作用が低下し，静脈還流量（前負荷）は減少するとともに，加齢に伴う末梢血管抵抗の増加は後負荷を増加させ，SVは低下する．最大HRは加齢とともに低下する．一方，加齢によって骨格筋量が低下し，単位筋量あたりのミトコンドリア含量の減少や酸化的リン酸化能力が低下する．これらの要因により$\dot{V}_{O_2max}$は加齢によって低下する．

持久性トレーニングは上述の加齢による機能低下に対して改善効果がある（図4-8）．とくに，加齢による身体機能低下が生物学的な加齢現象による不可逆的な変化ではなく，不活動に起因する可逆的な変化であれば，持久性トレーニングによって，その機能を維持・改善させることが可能である．生涯にわたる運動は，健康寿命延伸のカギとなる．

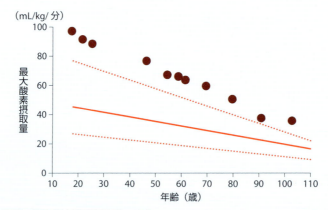

図4-8　加齢に伴う最大酸素摂取量の変化
実線は非トレーニング者の50パーセンタイルを示し，点線は5および95パーセンタイルを示す．赤丸は過去の研究で報告されているアスリートの値を示す．
トレーニングによって，$\dot{V}_{O_2max}$は非トレーニング群より高く，それは高齢者においても同様である．90歳以上の超高齢者であっても，トレーニングによって，40歳代の非トレーニング群の中央値に匹敵するレベルを維持できていることは驚きである．

[Valenzuela P, et al：Lifelong Endurance Exercise as a Countermeasure Against Age-Related $\dot{V}_{O_2max}$ Decline: Physiological Overview and Insights from Masters Athletes. Sports Medicine 50: 703-716, 2020より引用］

第Ⅱ部

運動の構造と機能

5 顔面の運動，咀嚼・嚥下
6 頭部と脊柱の運動
7 胸郭と呼吸運動
8 肩複合体の運動
9 肘・前腕の運動
10 手・手部の運動
11 骨盤・股関節の運動
12 膝関節複合体の運動
13 下腿，足部・足関節の運動

5 顔面の運動，咀嚼・嚥下

一般目標
- 表情，咀嚼，嚥下や構音に重要な頭頸部の解剖学的および運動学的特徴を理解する．

行動目標
1. 多くの表情筋のなかでとくに重要な眼輪筋，口輪筋，頬筋の働きについて説明できる．
2. 咀嚼筋の開口筋と閉口筋の役割について説明できる．
3. 咀嚼機能の特徴と咀嚼筋や関連器官の運動について説明できる．
4. 舌筋の種類と運動について説明できる．
5. 嚥下運動にかかわる咽頭，喉頭の構造が説明できる．

調べておこう
1. 舌筋の種類を調べよう．
2. 咀嚼筋の種類と下顎の動きを調べよう．
3. 嚥下に関連する神経を調べよう．

A 機能解剖

① 顔面
- 浅層にある**表情筋**（**顔面筋**）と深部にある咀嚼筋で構成される．

② 口腔 oral cavity
- 消化器官の入り口で，前方は口唇，側方は頬，上部は硬口蓋，下部は舌および口腔底で囲まれた空間をいう（**図5-1a**）．
- 歯列弓の外側の空間を**口腔前庭**と呼び，内側の空間を**固有口腔**と呼ぶ．

a. 口唇 lip
- 口腔の入り口を取り囲んでいる．
- 外側の端を**口角**と呼び，口角を境に上唇と下唇に分けられる．
- 外側は皮膚，内側は粘膜に覆われ赤い色をしている（赤唇部）．

b. 舌 tongue
- 前方2/3の**舌体**と後方1/3の**舌根**に分かれる．舌体は口腔，舌根は中咽頭に属する（**図5-1b**）．

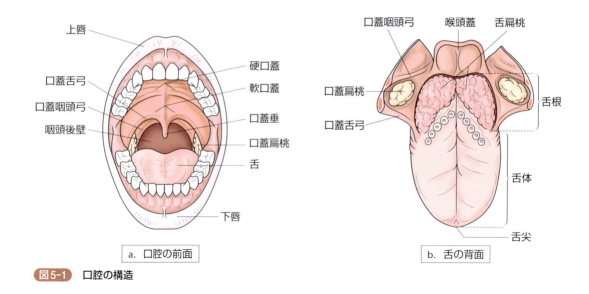

図5-1 口腔の構造

- 舌の前端部を**舌尖**，上面を**舌背**と呼ぶ．

c. 歯 teeth
- 食物を咀嚼するための硬い器官であり，上顎と下顎にU字型の歯列弓をつくっている．

d. 口蓋 palate
- 前方約2/3は上顎骨を粘膜が覆い，**硬口蓋** hard palate と呼ばれる．
- 後方約1/3は**軟口蓋** soft palate と呼ばれ，骨がなく咽頭に属する．

e. 頬 cheek
- 外面は皮膚，内面は口腔粘膜に覆われている．
- 頬をすぼめる動作は，咀嚼時に歯列からこぼれ落ちた食物を歯列上に押し戻す役割がある．

3 咽頭 pharynx

- 咽頭は嚥下時に食べ物と空気がともに存在する場所である．
- 咽頭は上咽頭・中咽頭・下咽頭の3つに分けられている（**図5-2a**）．
- 上咽頭は頭蓋底〜口蓋まで，中咽頭は上咽頭下方〜喉頭蓋先端まで，下咽頭は喉頭蓋先端〜輪状軟骨下端までの部位を指す．

4 喉頭 larynx

- 喉頭は発声と気道防御にかかわる器官であり，喉頭蓋から輪状軟骨下端までの気道に位置する部位を指す（**図5-2b**）．
- 喉頭は加齢とともに下方に下がる．高齢者では嚥下する際に喉頭が最大挙上位に達しにくくなるため，誤嚥のリスクが増加する．

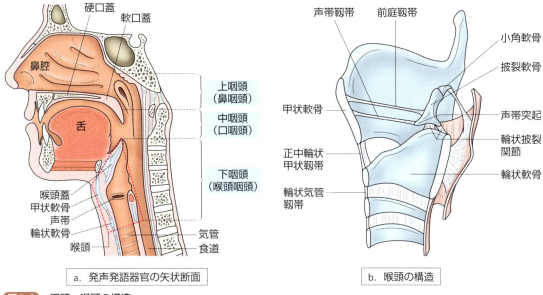

図5-2 咽頭・喉頭の構造

B 運　動

1 顔面の運動

- 顔面の表層にある20種あまりの表情筋で，感情伝達のための表情をつくる．

2 下顎 mandible の運動

- 挙上，下制，側方，前進，後退の運動がある．
- 閉口時には閉口筋により下顎が挙上する．上下顎の歯列が接触すると，歯を固定源として閉口筋がさらに強く働き，歯の噛み締めが可能となる．
- 開口時には開口筋により下顎が下制する．開口量によって活動する開口筋や下顎の動きが異なる．

3 嚥下 swallow

- 食べたり飲んだりする一連の動きを総称して**嚥下**という．
- 広義の嚥下は随意的に制御が可能な口腔の運動を含む，嚥下5期を指す（E「嚥下機能」参照）．命令後に液体を飲み込む場合（命令嚥下）と食物を咀嚼しながら嚥下する場合（咀嚼嚥下）では嚥下動態が大きく異なる．
- 狭義の嚥下は咽頭期の嚥下を指す．延髄網様体に嚥下の中枢パターン形成器〔CPG（central pattern generator）〕が存在し，一連の嚥下筋群の運動がプログラムされている．命令嚥下，咀嚼嚥下のいずれも，そのパターンは一定である．

memo
小さく開口する場合，顎関節を中心とする蝶番運動となる．可動範囲は約30 mmである．
大きく開口する場合，蝶番運動に加え下顎頭が前方に大きく引き出され，可動範囲は約45～55 mmである．

C 運動に作用する筋

- 顔面の運動，咀嚼・嚥下に作用する筋を**表5-1，5-2，5-3**に示す．

1 表情筋（顔面筋）（表5-1）

- 表層に存在する筋で皮下に付着するため，顔面の皮膚を動かすことができる（図5-3a）．
- すべて**顔面神経**［第7脳神経（CN Ⅶ crarial nerve Ⅶ）］により支配される．
- **眼輪筋** orbicularis oculi muscleは目を閉じる筋として，眼裂を輪状に取り巻く．
- **口輪筋** orbicularis oris musleは口唇を閉じる筋として，口裂のまわりを取り囲む．口唇をすぼめて突き出すこともできる．
- **頬筋** biccinator muscleは表情筋のなかで例外的に深く，頬の奥にある．頬を緊張させ，歯列に押しつける働きをする．

眼裂は上下の眼瞼の間の裂け目，口裂は上下の口唇の間の裂け目を指す．

2 咀嚼筋，舌骨上筋（表5-2）

- 咀嚼時に下顎の運動にかかわる筋は**咀嚼筋** masticatory muscles，**舌骨上筋群** suprahyoid musclesである（図5-3b, c）．
- 咀嚼筋，顎二腹筋前腹，顎舌骨筋は三叉神経第3枝の**下顎神経**（CN Ⅴ₃）により支配される．

a. 閉口筋

- 咀嚼筋のうち**側頭筋** temporalis muscle，**咬筋** masseter muscle，**内側翼突筋** medial pterygoid muscle，**外側翼突筋上頭** lateral pterygoid muscle（superior head）を閉口筋と呼ぶ．
- 側頭筋は下顎を挙上させる．
- 咬筋は下顎を上前方に引き上げる．
- 内側翼突筋は咬筋同様に下顎骨を引き上げる．
- 外側翼突筋上頭は閉口時に関節円板を前方に牽引して，円板の位置を調節する．

b. 開口筋

- **外側翼突筋下頭** lateral pterygoid muscle（interior head），**顎二腹筋前腹** digastric muscle（anterior belly），**顎舌骨筋** mylohyoid muscleを開口筋と呼ぶ．
- 外側翼突筋下頭が両側収縮することで，大きく開口する際に下顎頭を前方に牽引する．
- 顎二腹筋前腹，顎舌骨筋が収縮すると，下顎骨が舌骨に向かって下方に牽引され開口する．

側頭筋は奥歯を噛み締めながらこめかみを触れると，硬く盛り上がるため，簡単に触知できる．

3 舌筋 muscles of tongue（表5-3）

- **外舌筋**と**内舌筋**の2種類がある．
- 口蓋舌筋以外は**舌下神経**（CN Ⅻ）に支配され，口蓋舌筋は迷走神経（CN Ⅹ）支配である．

表5-1 表情筋の起始・停止・作用・支配神経

筋名		起始	停止	作用	神経支配
頭皮の筋					
前頭筋		帽状腱膜	眉と額の皮膚・皮膚組織	眉を上げる，額の皮膚に横皺を寄せる	顔面神経（側頭枝）
後頭筋		後頭骨（上項線），乳様突起	帽状腱膜	頭皮を後方に引く	顔面神経（後耳介神経）
耳					
耳介筋	前耳介筋	側頭筋膜	耳輪	耳介を前方に引く	顔面神経（側頭枝）
	上耳介筋	帽状腱膜	耳介上部	耳介を上に引く	
	後耳介筋	乳様突起	耳介後部	耳介を後方に引く	顔面神経（後耳介神経）
眼					
眼輪筋	眼窩部	眼窩内側（前頭骨と上顎骨）内側眼瞼靱帯	眼窩周囲	随意的に目を閉じる（目を細める）	顔面神経（側頭枝，頬骨枝）
	眼瞼部	内側眼瞼靱帯	外側眼瞼縫線	随意的（睡眠時）や不随意的（まばたき時）に眼を閉じる	
	涙囊部	涙骨	瞼板	眼瞼を内側に引く（涙の流れを補助する）	
皺眉筋		前頭骨	眉部	眉を内下方に引き（眼を細める際），眉間に縦皺をつくる	顔面神経（側頭枝）
鼻					
鼻筋	横部	上顎骨	鼻背	鼻孔を狭める	顔面神経（頬筋枝，頬骨枝）
	翼部		鼻翼	鼻孔を広げる	
鼻根筋		鼻骨	眉間の皮膚	眉を内側ならびに下方に引く（眉をひそめる）	顔面神経（側頭枝，頬骨枝）
口					
口輪筋		皮膚の内面 上方：上顎骨（正中部） 下方：下顎骨	口唇粘膜	口唇を閉じる，口唇を突き出す，口唇をすぼめる	顔面神経（頬筋枝，下顎縁枝）
口角挙筋		上顎骨の犬歯窩	口角	口角を挙げる（ほほえむ），鼻唇溝をはっきりさせる	顔面神経（頬筋枝，頬骨枝）
口角下制筋		下顎骨下縁前部の斜線	口角の皮膚（口輪筋に合流）	口角を外下方に引く	顔面神経（頬筋枝，下顎縁枝）
大頬骨筋		頬骨	口角	口角を外上方に引く	顔面神経（頬骨枝）
小頬骨筋			上唇外側	上唇を上方に引く	
上唇鼻翼挙筋		上顎骨	上唇と鼻翼軟骨	上唇を挙上する，鼻孔を広げる	顔面神経（頬筋枝，頬骨枝）
上唇挙筋		上顎骨	上唇の皮膚	上唇を挙上する	
下唇下制筋		下顎骨	下唇	下唇を外下方に引く，外翻（口をとがらせる）にも関与する	顔面神経（下顎縁枝）
笑筋		咬筋筋膜	口角の皮膚	口角を外側に引く（ほほえんだり，笑ったり，えくぼをつくる）	顔面神経（頬筋枝）
オトガイ筋		下顎骨切歯窩	オトガイの皮膚	下唇の挙上，突き出し（飲水時など）	顔面神経（下顎縁枝）
頬筋		上，下顎の臼歯部歯槽突起 翼突下顎縫線	口唇，口輪筋，口唇と頬の粘膜下	・乳児の哺乳 ・頬を臼歯に押しつける，舌と共同して食べ物を咬合面に保持し，口腔前提に落とさない ・口腔から空気を追い出す，あるいは空気を吹き出す際に口が膨らまないようにする	顔面神経（頬筋枝）
頸部					
広頸筋		大胸筋上部 三角筋筋膜	下顎骨下縁	・顔面下部と口の皮膚を下方に引く ・頸部の皮膚を緊張させる（頸部の皮膚に皺をつくる）	顔面神経（頸枝）

表5-2 咀嚼筋・舌骨上筋の起始・停止・作用・支配神経

分類	筋名		起始	停止	作用	神経支配
咀嚼筋	閉口筋	咬筋 浅部	頬骨（上顎突起）頬骨弓（前2/3）	下顎枝（外側面）下顎角	下顎を挙上させる 下顎の前方，後方，側方の動きを補助する	三叉神経の下顎神経の前方への枝（咬筋神経）
		咬筋 深部	頬骨弓（後1/3）	下顎枝（上外側面）下顎骨筋突起		
		側頭筋 浅頭	側頭窩全域	下顎骨筋突起	下顎骨を挙上させる 下顎を後方に引く 一側作用：下顎の側方運動を補助する	三叉神経の下顎神経の前方への枝（深側頭神経）
		内側翼突筋 浅頭	上顎骨（上顎結節）口蓋骨（錐体突起）	下顎角内側面（翼突筋粗面）	両側作用：下顎骨を挙上する．下顎の突出を補助する 一側作用：側方運動（咀嚼運動）を生じさせる	三叉神経の下顎神経の前方への枝（内側翼突筋神経）
		内側翼突筋 深頭	翼状突起の外側板の内側面と翼突窩			
		外側翼突筋 上頭	蝶形骨大翼（側頭下稜）	下顎骨（翼状筋窩）顎関節（関節円板）	関節円板を前方に牽引して，下顎挙上を補助する	三叉神経の下顎神経の前方への枝（外側翼突筋神経）
		外側翼突筋 下頭	翼状突起外側板	下顎骨（翼状筋窩）	両側作用：下顎頭を前方に牽引して開口する 一側作用：内側から外側へと下顎を左右交互に動かす	
	舌骨上筋群	顎二腹筋（前腹）	下顎骨（二腹筋窩）	舌骨体	・下顎骨の引き下げを補助する ・舌骨を挙上させる（嚥下時）	三叉神経の下顎神経（顎舌骨筋神経）
		顎舌骨筋	下顎骨（顎舌骨筋線）	舌骨体	・下顎骨の引き下げを補助する．・口腔底を緊張させて引き上げる ・舌骨を挙上させる（嚥下時）	三叉神経の下顎神経（顎舌骨筋神経）

表5-3 舌筋の起始・停止・作用・支配神経

筋名		起始	停止	作用	神経支配
内舌筋	上縦舌筋	喉頭蓋の粘膜下層 舌中隔	舌縁	・舌を短くする ・舌尖と舌縁を引き上げて，舌背にくぼみをつくる	舌下神経
	下縦舌筋	舌根	舌尖	・舌を短くする ・舌尖を引き下げて，舌背を凸にする	
	横舌筋	舌中隔	舌外側面	・舌の幅を狭める ・舌を伸ばす	
	垂直舌筋	舌背	舌下面	・舌の幅を広げる ・舌を平らにする	
外舌筋	オトガイ舌筋	下顎骨（上オトガイ棘）	上部線維：舌背（内舌筋と混ざる）中間線維：舌後部 下部線維：舌骨体	・舌を突出させる ・両側作用：舌背にくぼみをつくる ・一側作用：反対側に寄せる	舌下神経
	舌骨舌筋	舌骨（舌骨体前部，大角）	舌外側面（茎突舌筋と下縦舌筋の間）	・舌を下制する	
	茎突舌筋	側頭骨（茎状突起）茎突下顎靱帯	縦走部：舌外側面（下縦舌筋と混ざる）斜走部：舌外側面（舌骨舌筋と混ざる）	・舌を上後方へ引く	
	口蓋舌筋	口蓋腱膜（口腔表面）	舌外側面，舌背面	・舌根を引き上げる ・口峡部を狭める	迷走神経（咽頭枝）

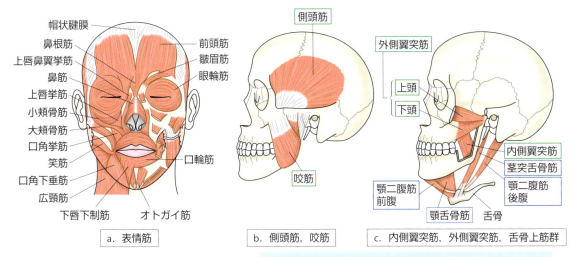

図5-3 表情筋，咀嚼筋，舌骨上筋群

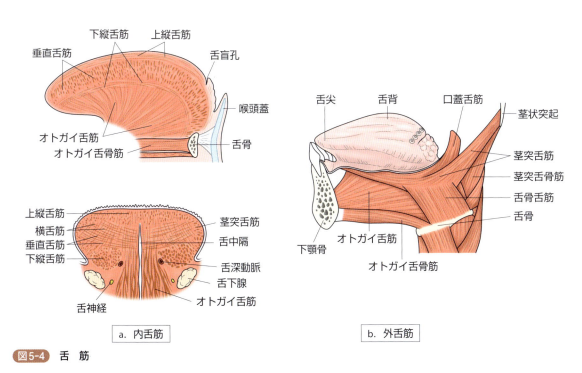

図5-4 舌　筋

a. 内舌筋

- **上縦舌筋** superior longitudinal muscle，**下縦舌筋** interior longitudinal muscle，**横舌筋** transverse muscle，**垂直舌筋** vertical muscle がある（図5-4a）．
- 舌の形を変化させる．

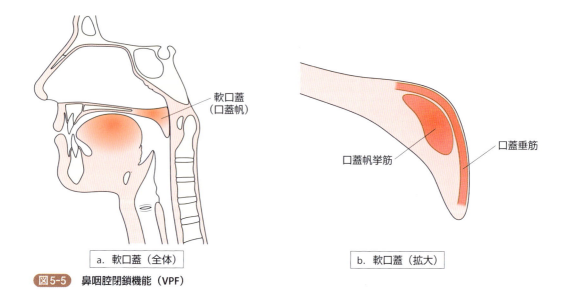

図5-5 鼻咽腔閉鎖機能（VPF）

a. 軟口蓋（全体）　　b. 軟口蓋（拡大）

b. 外舌筋

- オトガイ舌筋 genioglossus，舌骨舌筋 hyoglossus，茎突舌筋 styloglossus，口蓋舌筋 palatoglossus がある（図5-4b）．
- 口蓋舌筋は外舌筋のほかに，軟口蓋の筋に分類される場合もある．
- 舌の位置を変化させる．

4 咽頭筋 pharyngeal muscle

a. 鼻咽腔閉鎖機能に関与する筋

- 鼻咽腔閉鎖機能 velopharyngeal function（VPF）とは軟口蓋（口蓋帆）と咽頭を閉じる機能のことである（図5-5）．
- 口蓋帆と咽頭を閉鎖する筋肉には，**口蓋帆挙筋** levator velipalatini muscle，**口蓋帆張筋** tesor veli palatini muscle，**口蓋垂筋** uvular muscle，**口蓋舌筋** palatoglossus muscle，**口蓋咽頭筋** palatopharyngeus muscle がある．加えて，後述する**上咽頭収縮筋** superior constrictor muscle も関与している（図5-6）．
- 重要なこととして，VPFに最も寄与するのは，口蓋帆挙筋である．
- また，VPFにかかわる筋から口蓋帆張筋，口蓋垂筋を除くとの報告があり，神経生理が複雑であることが示唆されている．

b. 咽頭収縮筋，輪状咽頭筋

- 咽頭収縮にかかわる咽頭収縮筋 constrictor pharyngeus muscle には，**上咽頭収縮筋** superior constrictor muscle，**中咽頭収縮筋** middle constrictor muscle，**下咽頭収縮筋** inferior constrictor muscle の3つがある．嚥下をするときに，上から順に収縮して，食塊を食道方向へと移動させる．
- 咽頭収縮筋の収縮と連動し，食道入口部が開大して食塊が咽頭から食道へと送り込まれる．その際に食道入口部括約筋の役割を担うのが**輪状咽頭筋** cricopharyngeal muscle である．

memo
言葉が正しく聞こえ，安全に嚥下するためには，鼻腔と口腔は分離されている必要がある．その分離する役割を担うのが軟口蓋（口蓋帆）である．軟口蓋は挙上することで鼻腔と口腔の間を塞ぎこれらを分離するが，この動作を担う筋は口蓋帆挙筋のみである．

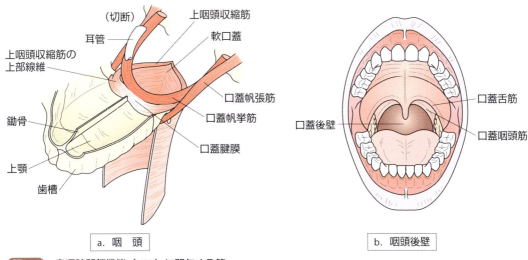

図5-6　鼻咽腔閉鎖機能（VPF）に関与する筋

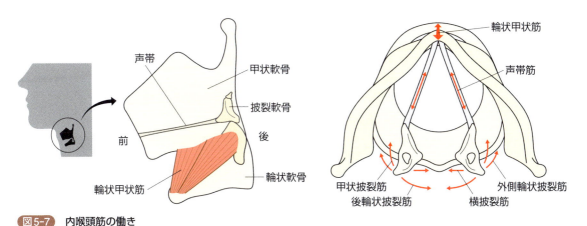

図5-7　内喉頭筋の働き

5 喉頭筋 laryngeal muscles

a. 内喉頭筋

- 内喉頭筋とは軟骨群（甲状軟骨，輪状軟骨，披裂軟骨）をつなぐ筋肉群のことである（図5-7）．音声に強く関連，とくに声帯の位置，長さ，厚さ，物性に影響する．
- **輪状甲状筋** cricothyroid は声帯を前後に伸展させ薄く引き伸ばす役割があり，高音発声に関与する．一方で**甲状披裂筋** thyroarytenoid は声帯を短縮する筋であり，声帯を弛緩させることで低音発声に関与する．
- **外側輪状披裂筋** lateral cricoarytenoid と**横披裂筋** transverse arytenoid は披裂軟骨を内転し，声帯を閉じる役割がある．**後輪状披裂筋** posterior cricoarytenoid は披裂軟骨を外転し，声帯を開く作用をもつ．

b. 外喉頭筋

- 外喉頭筋は舌骨上筋群と舌骨下筋群に分けられ，喉頭の支持と上下運動に関与

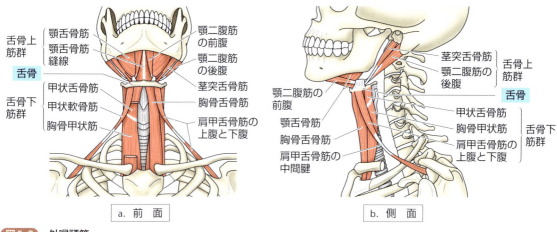

図5-8 外喉頭筋

する.
- 舌骨上筋群には**顎舌骨筋** mylohyoid, **顎二腹筋前腹** digastric anterior belly, **顎二腹筋後腹** digastric posterior belly, **茎突舌骨筋** stylohyoid, **オトガイ舌骨筋** geniohyoid がある（図5-7, 5-8）.
- 舌骨上筋群は下顎の閉口運動, 喉頭挙上に関与する（図5-8）.
- 下顎の閉口運動は**顎二腹筋前腹**と**顎舌骨筋**によって起こる.
- 喉頭挙上は, 舌骨上筋群が嚥下時に舌骨を前上方（移動の途中にやや後上方）に移動させることで起こる.

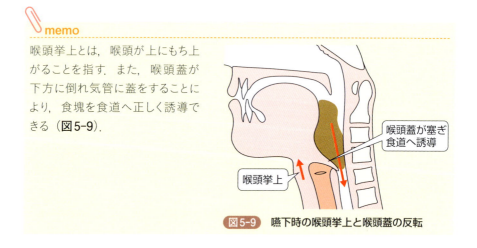

memo

喉頭挙上とは, 喉頭が上にもち上がることを指す. また, 喉頭蓋が下方に倒れ気管に蓋をすることにより, 食塊を食道へ正しく誘導できる（図5-9）.

図5-9 嚥下時の喉頭挙上と喉頭蓋の反転

- 舌骨下筋群には**肩甲舌骨筋** omohyoid belly, **胸骨舌骨筋** sternohyoid, **胸骨甲状筋** sternothyroid, **甲状舌骨筋** thyrohyoid がある（図5-7, 5-8）.
- 舌骨下筋群は, 舌骨を下方移動させ, 嚥下動作時の最終段階で喉頭と舌骨を牽引し, 意図的な低い発声に関与する.
- 甲状舌骨筋は, 舌骨と甲状軟骨の距離を縮めることにより, 舌骨上筋群の喉頭

挙上を補助する．

D　咀嚼機能

- 咀嚼は口腔内に取り込まれた食物を歯列で粉砕する行為である．
- 1回の咀嚼運動では下顎は最大開口位の半分程度まで，やや咀嚼側（食べ物のある側）に向かって斜め下方に開口し（開口相），続いて咀嚼側（食べ物のある側）から対角線状に上方へ閉口し始め（閉口相），閉口とともに下顎は咬合嵌合位（閉口して上下の歯列が噛み合う位置）の方向に運動を変化させ食物をすりつぶす（咬合相）．
- 開口路と閉口路は一致せず，下顎の前額面の運動は，涙滴状の運動軌跡を描く．
- 咀嚼運動は随意運動であるとともに，一定のリズム（約2回弱/秒）で繰り返される半自動性の運動でもある．

memo

開口路
- 下顎が閉じた状態から開く時の経路．
- 方向：咀嚼側（食べ物のある側）に向かって斜め下方へ．
- 特徴：より内側（正中側）の経路をとる．

閉口路
- 開いた状態から下顎が閉じる時の経路．
- 方向：咀嚼側から対角線状に上方へ．
- 特徴：より外側の経路をとる．

開口路と閉口路が一致しない理由
1. 咀嚼の効率を高めるため．
2. 食物を効果的に臼歯部に運ぶため．
3. 顎関節の解剖学的構造による．

E　嚥下機能

1　期と相

- 嚥下運動を構成するための認知・運動パターンは，期phaseとして分類される．
- 食塊が口腔から移送される解剖学的位置にある状態は，相stageとして分類される．
- 嚥下障害では，認知・運動の神経出力のタイミング（期）と食塊の位置（相）とがずれている．

a．嚥下5期
- 嚥下は5期に分けられ，認知期，準備期，口腔期，咽頭期，食道期がある．
- 認知期では食物の認知をする．食物の色，形，においなどから情報を得る過程である．
- 準備期では食物を口に運び，口腔に取り込んだ後に咀嚼によって**食塊形成**する．
- 口腔期とは食塊が舌尖から咽頭まで送り込まれるまでの過程を指す．
- 咽頭期では嚥下反射が発生し，食塊を食道に移送する．
- 食道期では食道の蠕動運動によって食塊を胃へと移送する．

b．嚥下3相
- 嚥下は3相に分けられ，口腔相，咽頭相，食道相がある．
- 口腔相とは食塊が口腔から咽頭へ移送されるまでの過程を指す．
- 咽頭相とは食塊が咽頭から食道へ移送されるまでの過程を指す．
- 食道相とは食塊が食道から胃へと移送されるまでの過程を指す．

表5-4　嚥下に関与する神経機構

期	神経機構	概　要
認知期	大脳	思考や判断の中心的な役割を担う．情報を統合する
	嗅神経（CN Ⅰ）	食物のにおいを感じ取る
	視神経（CN Ⅱ）	食物の見た目を判断する
	動眼神経（CN Ⅲ），滑車神経，外転神経	眼球運動の調節に関与する
準備期	三叉神経（CN Ⅴ）	咀嚼運動（咬筋，側頭筋，内側翼突筋，外側翼突筋）に関連している．加えて，顔面や口腔内感覚（触圧覚，温痛覚）を支配している
	顔面神経（CN Ⅶ）	口唇を閉鎖して飲食物が漏れないようにする．唾液を分泌させる．味覚を感じる
口腔期	三叉神経（CN Ⅴ）	下顎を固定し，食塊を移送しやすい状態にする
	顔面神経（CN Ⅶ）	口唇を閉鎖して，飲食物が漏れないようにする
	舌下神経（CN Ⅻ）	舌の動きを支配している
咽頭期	舌咽神経（CN Ⅸ）	嚥下反射惹起に関与する．咽頭の感覚や軟口蓋の運動に関与する
	迷走神経（CN Ⅹ）	嚥下反射惹起に関与する．咽頭収縮，声帯運動，食道入口部開大に関与する
	舌下神経（CN Ⅻ）	舌口蓋の閉鎖および舌根運動に関与する
食道期	迷走神経（CN Ⅹ）	平滑筋部位の収縮は迷走神経背側運動核

CN：脳神経

2 嚥下に関与する神経機構（表5-4）

- 嚥下の各期では，次の神経機構が関与する．
- 認知期：大脳，嗅神経，視神経，動眼神経，滑車神経，外転神経．
- 準備期：三叉神経，顔面神経．
- 口腔期：三叉神経，顔面神経，舌下神経．
- 咽頭期：舌咽神経，迷走神経．
- 食道期：迷走神経．

3 嚥下と呼吸の関係

- 嚥下する際には，呼吸は停止する．
- 通常，嚥下は呼息の際に行われることが多い．また，嚥下終了後は呼息から再開することが多い．この呼息–嚥下–呼息パターンはタイミング的に最も誤嚥の起こりにくい安全な嚥下である．
- 高齢者になると，吸息中の嚥下および嚥下終了後の吸息が増える．とくに嚥下後に吸息が発生する対象者は誤嚥しやすいと考えられている．

column

生クリームの絞り袋

嚥下運動はこの絞り袋内でのクリームの移動と類似しています．たとえば，絞り袋の右手部分（口唇，舌）を強く握って圧力を発生させると，生クリーム（食塊）が下方へ移動します（図5-9）．しかし，上方での圧力の発生が弱いと生クリームは移動しません．また，下部の穴が小さくても生クリームは少量しか出すことができません．嚥下運動も同様で，運動における連続性が重要です．しかしながら，実際の嚥下運動は精緻なプログラムによって複数の組織が決まったパターンで連動して活動しているため，絞り袋のように単純な構造でないことが病態像を理解するうえで難点となります（図5-10）．

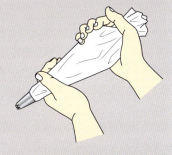

図5-10 嚥下運動と絞り袋の動きの類似性

学習到達度自己評価問題

以下の問題で正しいものに○，誤っているものに×を記しなさい．

1. 舌骨上筋群と外側翼突筋下頭は閉口筋である．
2. 表情筋のうち，口唇を閉鎖するのは頰筋である．
3. 舌を突出させる筋はオトガイ舌筋である．
4. 鼻咽腔閉鎖機能とは口蓋帆と咽頭を閉じる機能のことである．
5. 嚥下運動を形成する神経機構からの出力のことを期と呼ぶ．

➡ 臨床につながる運動学

1 顔面神経麻痺

　顔面神経は脳幹の橋にある顔面神経核から起こり，枝分かれし，20個以上の表情筋を支配する［p.66　C-1表情筋（顔面筋）］．これらの経路のいずれかが障害されると，顔面神経麻痺が起こる．障害される場所により，顔が曲がった状態（口輪筋などの下顎縁枝の麻痺），眼が閉じにくい状態（眼輪筋などの頬骨枝の麻痺）といった症状がみられる（**表5-1**）．

①**中枢性顔面神経麻痺**は大脳皮質から顔面神経核までの皮質延髄路（上位運動ニューロン）の損傷で生じる．主な原因疾患は脳血管疾患である．症状は顔面下部の麻痺が生じ，顔面上部の麻痺はないか，あっても軽度である．

②**末梢性顔面神経麻痺**は顔面神経核以降の下位運動ニューロンの損傷で生じる．主な原因疾患はウイルス感染，腫瘍，外傷などがある．症状は顔面半側に麻痺が生じる．突然発症する末梢性顔面神経麻痺のうち約6割は**Bell麻痺**である．

2 評価の要点

　末梢性顔面神経麻痺の評価として代表的なものに**柳原40点法**と**ENoG**（electroneurography）がある．

　柳原40点法とは，わが国で広く普及している顔面の部位別評価法である．健側と患側の差を評価し，ほぼ正常4点，部分麻痺2点，高度麻痺0点の3段階で判定し，合計スコア（40点満点）を求める．発症から1〜2ヵ月ほどの経時的な評価で，機能予後を判定できる点が最も優れている．

　ENoGは顔面神経障害の電気生理学的検査で，軸索変性を免れた顔面神経線維の割合を評価することから機能予後診断が可能となる．表情筋から誘発される複合筋活動電位を患側と健側で測定して，その振幅比を％で表した数値をENoGと呼ぶ．数値が高いほど予後は良好である．

6 頭部と脊柱の運動

一般目標
- 頭部と脊柱の機能解剖学的および運動学的特徴を理解する．

行動目標
1. 頭部と脊柱にある骨，靱帯，椎間板，関節の特徴を説明できる．
2. 頭部と脊柱にある筋の機能を説明できる．

調べておこう
1. 各関節の運動方向と可動域を調べよう．
2. 頭部と脊柱の骨について，各部位の名称を調べよう．
3. 頸椎，胸椎，腰椎の形状的な違いを調べよう．

A 機能解剖

- **脊柱**は体幹の基礎をなすもので，33～34個の椎骨が椎体間関節（椎体と椎間板からなる関節）と**椎間関節**（上下の関節突起からなる関節）によって連結される（**図6-1**）．
- 脊柱は前額面ではほぼ直線状であるが，矢状面では頸椎前弯，胸椎後弯，腰椎前弯，仙椎と尾椎の後弯の4つの**生理的弯曲**がある．
- 脊柱の機能は，頭部および体幹の支持と運動，脊柱管の中を通る脊髄の保護である．頭部および体幹では，**屈曲**（前屈），**伸展**（後屈），**回旋**，**側屈**の動きが生じる（**図6-2**）．

> **memo**
> 脊柱管の上方は大後頭孔を経て頭蓋腔に続き，下方は仙骨管裂孔で外に開く．脊柱管の中は脊髄が髄膜に包まれて入っている（第2腰椎より上方）．また，上下椎骨の間には椎間孔があり，脊髄神経が通る．

1 頭部と脊柱を構成する要素

a．椎　骨（図6-3）

- 椎骨は前後の椎体と椎弓に分けられ，その間にある空間を椎孔と呼ぶ．椎骨（椎孔）が連なってできた管を脊柱管と呼び，脊髄を収め，保護している．
- 頸椎は前弯，胸椎は後弯，腰椎は前弯を呈する．
- 頸椎は胸椎，腰椎に比べると形は小さいが椎孔は大きい．成人の頸椎では**鉤状（ルシュカ）突起**があり，小さな関節を形成する．
- 胸椎の棘突起は下方に傾斜（**図6-5参照**），腰椎の棘突起は短いが大きいという特徴がある．

6 頭部と脊柱の運動

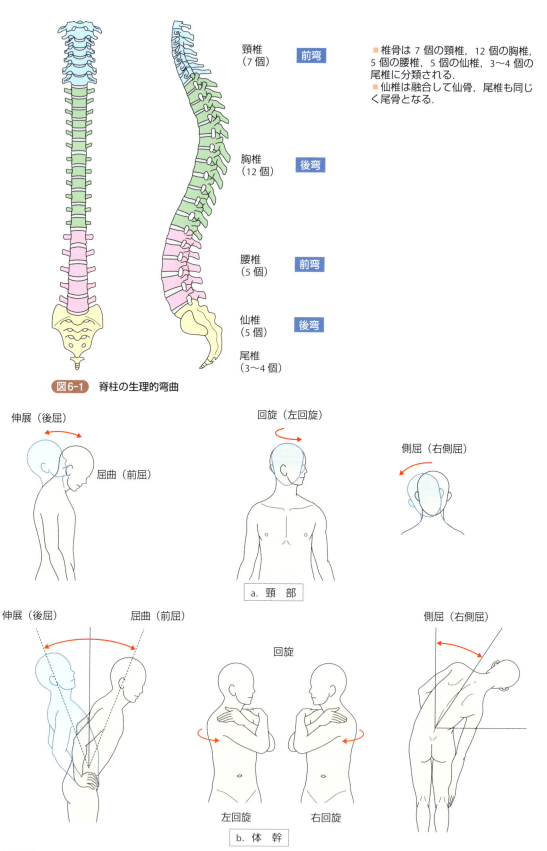

- 椎骨は 7 個の頸椎，12 個の胸椎，5 個の腰椎，5 個の仙椎，3〜4 個の尾椎に分類される．
- 仙椎は融合して仙骨，尾椎も同じく尾骨となる．

図6-1 脊柱の生理的弯曲

図6-2 頸部と体幹の運動

a. 環椎

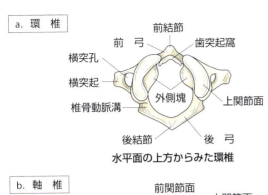
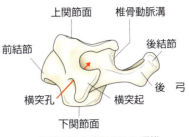

b. 軸椎

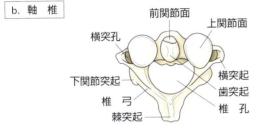
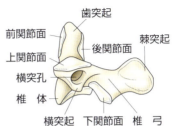

c. 頸椎

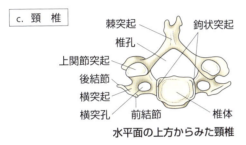
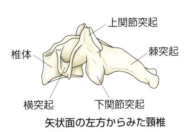

d. 胸椎

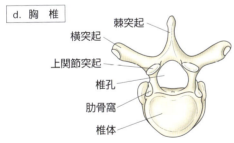
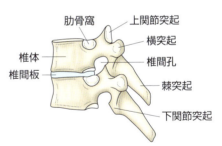

e. 腰椎

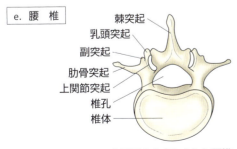
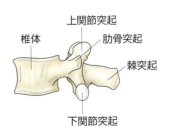

図6-3 環椎，軸椎，頸椎，胸椎，腰椎

①環　椎
- 左右の上関節窩と後頭骨にある左右の後頭顆で**環椎後頭関節**を形成する．形状分類としては顆状関節または楕円関節となる．
- 椎孔は環椎横靱帯で前後に二分され，前方に軸椎歯突起，後方に脊髄が通る．

②軸　椎
- 環椎と軸椎で**正中環軸関節**を形成する．形状分類としては車軸関節となる．
- その外側には環椎の下関節窩と軸椎の上関節窩で**外側環軸関節**が左右に形成される．形状分類としては平面関節となる．

memo
第7頸椎以外の頸椎棘突起先端は2つに分かれて項靱帯を挟む．胸椎では椎体の後外側から椎弓に伸びる椎弓根があり，その外側に横突起がある．胸椎の外側後方に上・下肋骨窩があり，肋骨との関節面をもつ．

memo
椎体の後外側から椎弓に伸びる椎弓根があり，椎弓根の後外側に横突起がある．頸椎では，後結節が本来の横突起であり，前結節は肋骨が癒合したものである．腰椎の横突起は長く，肋骨突起といい，肋骨が癒合したもので，本来の横突起は副突起と乳頭突起である．椎体は下位ほど大きくなり，強度が増加し，第5腰椎は脊椎のなかで最も大きい．上下の（下位・上位）椎弓根の間で椎間孔を形成し，脊髄神経が通る．

memo
頸椎横突起の基部には横突孔がある．全頸椎の横突孔を椎骨静脈が，第6頸椎より上の横突孔を椎骨動脈が通る（大脳動脈輪をつくり脳に血液を送る）．

memo
第1頸椎は椎体と棘突起がなく，広い椎孔を有した環状であるため，環椎ともいわれる．第2頸椎は軸椎ともいわれ，椎体の前上面から歯突起が環椎の椎孔へ突出している．第7頸椎は頸部屈曲すると頸部後方で第7頸椎の棘突起を体表からよく触れるので隆椎という．

b. 椎間板（図6-4）
- 上下の椎体は線維軟骨である**椎間板**で連結している．椎間板どうしは軟骨結合しており，関節の形状分類としては平面関節となる．
- 椎体と椎間板はシャーピー線維で結合されている．椎間板は周囲の線維輪と中央やや前方にある髄核からなる．
- 線維輪のコラーゲン線維が斜めに交差していることから過度な回旋運動を制限している．
- 髄核はゼラチン様物質で，その80%は水分からなり脊柱にクッション性を与

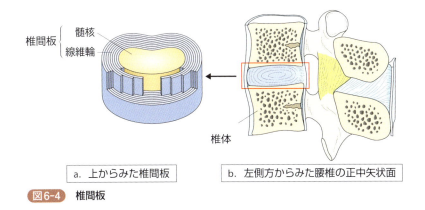

a. 上からみた椎間板　　b. 左側方からみた腰椎の正中矢状面

図6-4 椎間板

える．また，髄核は脊柱の屈曲で後方へ，伸展で前方へ，側屈で対側に椎間板内を移動する．これに伴い，椎間板は髄核の移動方向の反対側が圧縮された楔状を呈する．
- 椎間板の機能は，上下の椎体の連結だけでなく，運動によって生じる圧縮力・牽引力・剪断力などの機械的負荷の緩衝作用，脊柱の柔軟な動きの実現や過度な回旋運動の制限をする役割をもつ．
- 立位や座位での椎間板には体幹の重量以上の力が発生して，姿勢の違いで大きく変化する．垂直荷重の3/4を髄核が，1/4を線維輪が負担している．

memo
椎間板は20歳代から変性が始まり，血管が存在しないため，組織の修復能力が低い．

> **column**
> **姿勢の変化による椎間板内圧の変動**
> 体幹前屈位や身体の前方で荷物をもったときに椎間板内圧は高くなります．床からの荷物の持ち上げでは膝屈曲位よりも伸展位のほうがより大きな背筋群の筋活動が必要となるため椎間板内圧が高まります．また，直立座位よりも前屈位で椎間板内圧が高まります．これらは椎間板内圧の上昇によるさらなる椎間板変性を最小限とするうえで有用な機能です．

c. 靱帯
①脊柱の靱帯（図6-5）
- **前縦靱帯**は脊柱伸展を制限する唯一の靱帯で，脊柱側屈も制限する．
- **後縦靱帯**は脊柱屈曲を制限する靱帯の1つである．腰椎部での強度は比較的強く，胸・腰椎の屈曲や側屈を制限する．
- **項靱帯**は頸部の屈曲を制限する靱帯の1つであり，僧帽筋などの筋の付着部でもある．
- **棘上・棘間靱帯**は胸椎部よりも腰椎部で幅が広く厚いが強度は低い．脊柱の屈曲と回旋を制限している．
- **黄色靱帯**は脊柱の屈曲を制限する靱帯の1つである．
- **黄色靱帯**は，弾性線維が多く，生体のなかで最も純粋な弾性組織である．ただし，加齢によって線維組織が増大していく．

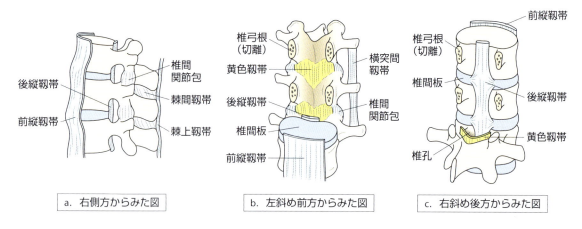

図6-5　脊柱の靱帯

- すべての椎骨には，椎体の前面に前縦靱帯，後面（脊柱管前壁）に後縦靱帯がある．
- 後頭骨と第7頸椎の棘突起までには項靱帯，第7頸椎の棘突起から仙骨後面までには棘上靱帯があり椎体全体を連結している．
- 上下の椎体を連結する靱帯として，椎弓間（椎弓前面）には黄色靱帯，上下の棘突起間には棘間靱帯，上下の横突起間には横突起間靱帯がある．

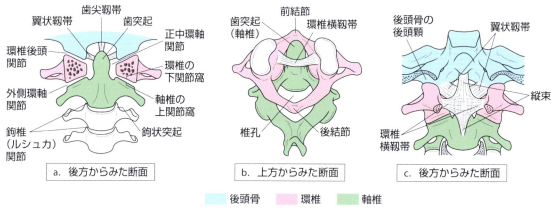

図6-6　頸部の靱帯と関節

- 横突間靱帯は胸椎で強度が高く，脊柱の対側への側屈や屈曲を制限する．

②**頸椎上部の靱帯（図6-6）**
- 翼状靱帯は軸椎の歯突起から後頭骨を連結し，軸椎と環椎の過度な回旋を制限する．
- 歯尖靱帯は，軸椎の歯突起先端から後頭骨大（後頭）孔前縁に付着し，後頭骨と軸椎を連結する．
- 環椎十字靱帯は軸椎の歯突起後面から出て，両側の環椎外側塊につく環椎横靱帯と後頭骨と軸椎を連結する縦束のことであり，歯突起を固定している．

③**腰部の靱帯**
- 腸腰靱帯は第4,5腰椎の横突起から仙・腸骨に付着，これらを結合する強靱な靱帯であり，仙腸関節を補強する靱帯の一部である．

📎memo

前・後環椎後頭膜は靱帯様の機能を有し,蓋膜は面状の靱帯で後頭骨の斜台に始まり,環椎後頭関節の後ろに位置し,環椎十字靱帯の後方を下行し,後縦靱帯に続いている(図6-7).

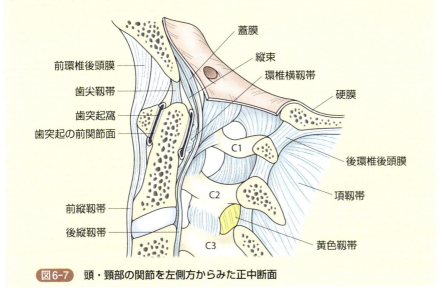

図6-7 頭・頸部の関節を左側方からみた正中断面

📎memo

前縦靱帯は線維性組織で構成され,後頭骨から仙骨までの椎体と椎間板の前面を覆い,胸部から腰部に行くほど靱帯の幅が広くなり,強度を増しているが,椎間板の部分では狭く,椎体の部分で広くなっている(図6-5).

d. 環椎後頭関節(図6-6)
- 後頭骨の後頭顆と環椎の上関節窩で連結する滑膜関節であり,左右に存在する.形状分類では後頭顆が凸で上関節窩が凹の顆状関節または楕円関節である.

e. 正中環軸関節(図6-6)
- 軸椎の歯突起の前関節面と環椎の前弓後面の歯突起窩で形成され,形状分類としては車軸関節で,歯突起の後関節面を**環椎横靱帯**で支える.
- 環椎横靱帯が頸部屈曲時の環椎の前方への滑りを防ぎ,その後方では脊髄が椎孔の約1/3の空間を通っている.

f. 外側環軸関節(図6-6)
- 環椎の下関節窩と軸椎の上関節窩で連結された関節で椎間関節の一種で,形状分類としては平面関節である.

g. 鉤椎関節(図6-6)
- 鉤状突起と椎体の下面にある鉤状突起に対する面で関節包を有する滑膜関節である.
- 鉤状突起は前後に伸びた形状であるため,頸椎の椎体と椎間板の連結は前後の

滑りが生じやすく，側方への滑りと回旋は制限される．鈎状突起に高さがある上位頸椎ほどこの特徴が作用する．
- 加齢による鈎状突起の変形は神経根障害の原因ともなる．

h. 椎間関節 （図6-8）
- 下位椎骨の上関節突起と上位椎骨の下関節突起で形成される関節包を有した滑膜関節で形状分類としては平面関節である．
- 頸椎における椎間関節の関節面は，頸部の回旋に有利な構造となっている．また，関節包は頸椎の過屈曲を制限している．
- 胸椎における椎間関節の上関節突起は凸，下関節突起は凹だが，弯曲が少ないため，形状分類としては平面関節である．関節面は，脊柱の側屈に有利な構造となっている．
- 腰椎における椎間関節の上関節突起は凹，下関節突起は凸だが，弯曲が少ないため，形状分類としては平面関節である．関節面は脊柱の屈曲伸展と上半身の姿勢保持に有利な構造となっている．

i. 椎体間関節
- 上下椎体と椎間板で構成される関節である．各椎体と椎間板の関節の形状分類は平面関節である．
- 椎体どうしの運動として，椎体間の**瞬間回転中心**を軸に運動が起こる．

j. 仙腸関節
- 関節の形状分類としては半関節で，上後腸骨棘のすぐ前方にあり，仙骨と腸骨の耳状面どうしでできる関節で可動性はきわめて小さい．

> **memo**
> 瞬間回転中心 instantaneous center of rotation とは，2本のリンクによって連結されている物体が，リンクの規制によって行っている回転の中心のことである．ある瞬間にはある点を中心として回転運動をしているものとみなすことができるが，通常，この点は固定したものではなく時々刻々変化し，瞬間中心 instantaneous center ともいう．

> **memo**
> 耳状面とは，腸骨と仙骨が接する部分にある耳のような形の関節面のことである．

> **memo**
> 仙腸関節では，小児期は滑膜関節のすべての特徴を有しているが，成人期になると不動結合に変容し，互いの関節面がささくれ立った状態となるため，垂直剪断力に対する抵抗力は強くなる．前・後仙腸靭帯，骨間仙腸靭帯，仙結節靭帯，腸腰靭帯で補強されている．

B 骨運動学

- 脊柱の各部の可動性は小さいが，全体としてみると非常に大きな運動が可能である．
- 屈曲は上部頸椎で10〜15°，下部頸椎で45〜50°で頸部全体では60°，胸椎で30〜45°，腰椎で40〜50°であるが生理的弯曲のため，体幹全体では45°の可動性を有する．
- 伸展は上部頸椎で15〜25°，下部頸椎で25〜30°で頸部全体では50°，胸椎で20〜25°，腰椎で15〜20°であるが，生理的弯曲のため，体幹全体では30°の可動性を有する．
- 屈曲105°，伸展80°で，脊柱全体では屈曲・伸展合計で185°も可動性を有する．

a. 頸椎

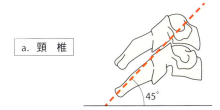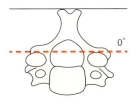

- 上関節突起の関節面は水平面に対して約45°前上外方向に，下関節突起の関節面は後下内方向に傾斜する．

b. 胸椎

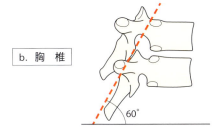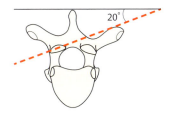

- 関節面は，水平面に対して約60°，前額面に対して約20°傾斜する．
- 関節面は前額面に近く，前額面上の運動が行いやすいため，脊柱の側屈に有利な構造となっている．

c. 腰椎

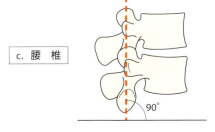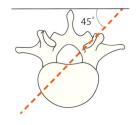

右側方の矢状面からみた椎間関節（点線の円部分）　　水平面でみた椎間関節

- 関節面は水平面に対して約90°，前額面に対して約45°傾斜する．
- 関節面は，矢状面に近く，矢状面上の運動が行いやすいため，脊柱の屈曲伸展に有利な構造となっている．
- また，腰椎の椎間関節は，上位で矢状面，下位で前額面に近い傾斜を有し，下位腰椎で上半身を有利に支える構造となっている．

図6-8 頸椎，胸椎，腰椎の椎間関節の傾斜
椎間関節は点線の楕円部分を指す．

- 側屈は上部頸椎で15°，下部頸椎で30°で頸部全体では50°，胸椎で25〜30°，腰椎で20°で，体幹全体では50°と一側で100°の可動性を有する．
- 回旋は上部頸椎で25〜45°，下部頸椎で20〜35°で頸部全体では70°，胸椎で30〜35°，腰椎で5〜7°で体幹全体では40°と一側で110°の可動性を有する．

a. 環椎後頭関節
- 屈曲10°と伸展15°，側屈10°と対側への回旋0〜5°を行う．

b. 正中環軸関節
- 回旋25〜40°，わずかな屈曲0〜5°，伸展0〜10°，側屈5°を行う．

c. 外側環軸関節
- 正中環軸関節の運動を支持している．

d. 鉤椎関節
- 頸部の屈曲，伸展とわずかな側屈と回旋を行う．

e. 椎間関節
- 頸椎の屈曲，伸展，側屈，回旋を行う．
- 頸部の伸展で上・下椎骨の椎弓の最終面から出る棘突起が接近し，伸展運動が制限されるが，頸椎の棘突起は短く，水平面に近いため，頸部伸展の可動域は比較的大きい．
- 胸椎では側屈，回旋とある程度の屈曲と伸展を行うが，胸郭としての運動となるため可動域は小さい．
- 腰椎では屈曲，伸展，側屈とわずかな回旋を行う．

f. 椎体間関節
- 各椎体間の瞬間回転中心を軸に屈曲，伸展，側屈，回旋運動が起こる．

g. 仙腸関節
- 可動性はきわめて小さい（p.84　6章 A-1j 仙腸関節）．

C　関節運動学

1　頭・頸部，脊柱の関節副運動

a. 環椎後頭関節（C_0/C_1）
- 屈曲では後頭顆が環椎上関節窩を前方に転がり，後方に滑る．伸展では逆に転がり，滑る．
- 側屈では後頭顆が環椎上関節窩を側屈と対側に滑る．
- 回旋では回旋側の後頭顆が環椎の上関節窩を後方に滑り，回旋対側の後頭顆は環椎の上関節窩を前方に滑る．両側の後頭顆が回旋側に若干滑る．

b. 正中環軸関節（C_1/C_2）
- 屈曲では歯突起窩が歯突起の前関節面でわずかに下方に滑り，歯突起窩と歯突起の関節面の上方がわずかに離開し，伸展では逆に上方に滑り，離開は下方でみられる．
- 回旋では歯突起窩は歯突起の前関節面を回旋方向に軸回旋する．

c. 外側環軸関節（C_1/C_2）
- 屈曲では環椎の下関節窩は軸椎の上関節窩を前方に転がり，伸展では逆に後方に転がる．

- 回旋では回旋側の環椎の下関節窩が軸椎の上関節窩上を後方に滑り，回旋対側の環椎の下関節窩が軸椎の上関節窩を前方に滑る．

d．鉤椎関節
- 屈曲では上位頸椎が前方に，伸展では逆に後方に滑る．
- 側屈では側屈同側の鉤椎関節が狭小し，側屈対側の鉤椎関節がわずかに離開する．

e．椎間関節（C_2/C_3以降）

①屈曲・伸展
- 屈曲では上位椎骨にある下関節突起が下位椎骨にある上関節突起の前上方に，伸展では逆に後下方に滑る．

②側　屈
- 頸椎の側屈では上位頸椎の下関節突起が下位頸椎にある上関節突起に対して同側では後下方，対側では前上方に滑る．
- 胸椎の側屈では上位胸椎の同側の下関節突起が下位胸椎にある上関節突起に対して同側では下方かつ対側に滑り，対側では上方かつ対側に滑る．
- 腰椎の側屈では上位腰椎の同側の下関節突起が下位腰椎にある上関節突起に対して同側では下方かつ前方に滑り，対側では上方かつ後方に滑る．

③回　旋
- 頸椎の回旋では上位頸椎の下関節突起が下位頸椎にある上関節突起に対して同側では後下方，対側では前上方に滑る．
- 胸椎の回旋では上位胸椎の下関節突起が下位胸椎にある上関節突起に対して同側では対側かつ下方，対側では対側かつ上方に滑る．
- 腰椎の回旋では上位腰椎の下関節突起が下位腰椎にある上関節突起に対して同側では後上方，対側では前下方に滑る．
- 上肢の運動に伴って，胸椎は運動側対側に回旋する．

> **memo**
> 腰椎の関節面は垂直に近い構造ながら，矢状面で10～15度の傾斜があります．この傾斜により，前後方向への滑りが可能になる．また，側屈運動は純粋な側方への動きだけではなく，解剖学的な構造上，軽度の回旋を伴う（カップリングモーション）．この回旋要素が加わることで，関節面に沿って前後方向への滑りが生じる．

D　運動に作用する筋

- 頭・頸部，脊柱の運動に作用する筋を表6-1，6-2，6-3に示す．

1　頭・頸部の運動（表6-1，6-2，図6-9）

a．頸部の屈曲
- 頭・頸部前面の筋群が活動する．
- 胸鎖乳突筋は環椎後頭関節と上部頸椎が固定されていれば屈曲に作用する．

b．頸部の伸展
- 頭・頸部後面の筋群が活動する．
- 胸鎖乳突筋は環椎後頭関節と上部頸椎が固定されていなければ伸展に作用する．また，胸鎖乳突筋が片側に作用する場合，同側側屈と対側回旋に作用し，伸展の補助筋としても作用する．

表6-1 頭・頸部の運動に関与する頭・頸部前面の筋

筋名		起始	停止	作用	神経支配
椎前筋群	頭長筋	第3～6頸椎の横突起の前結節	後頭骨の底部	両側：屈曲 一側：側屈（同側） 　　　回旋（同側）	頸神経（C1～5）
	頸長筋	上斜部：第3～6頸椎の横突起の前結節	上斜部：環椎の前結節	両側：屈曲 一側：側屈（同側）	頸神経前枝（C2～6）
		垂直部：第5頸椎～第3胸椎の椎体	垂直部：第2～4頸椎の椎体		
		下斜部：第1～3胸椎の椎体	下斜部：第5～7頸椎の横突起		
	前頭直筋	第1頸椎の外側塊	後頭骨の底部	両側：屈曲 一側：屈曲 　　　側屈（同側）	頸神経叢［C1（2）］
	外側頭直筋	第1頸椎の横突起	後頭骨の頸静脈突起	両側：屈曲 一側：側屈（同側） 　　　屈曲	頸神経前枝（C1～2）
舌骨上筋群	顎二腹筋	乳様突起内方の乳突切痕	下顎骨の内側面（中間腱がある）	顎を下げる（下顎骨を固定すると舌骨を引き下げ、舌骨を固定すると下顎骨を引き下げ開口する）	前腹：下顎神経の顎舌骨筋神経 後腹：顔面神経の顎二腹筋枝
	茎突舌骨筋	茎状突起	舌骨小角	舌骨を後上方へ引く	顔面神経
	顎舌骨筋	下顎骨の顎舌骨筋線	舌骨体	口腔底をつくる（舌骨を引き上げ、舌骨を固定すれば下顎骨を引き下げる）	下顎神経
	オトガイ舌骨筋	オトガイ棘	舌骨体	舌骨を前上方に上げる（舌骨を固定すると下顎骨を引き下げる）	舌下神経（C1）
舌骨下筋群	胸骨舌骨筋	胸骨柄	舌骨体	舌骨を下方へ引く	頸神経ワナ（C1～4）
	胸骨甲状筋	胸骨柄	甲状軟骨	喉頭（甲状軟骨）を下方へ引く	頸神経ワナ（C1～4）
	肩甲舌骨筋	肩甲骨上縁	舌骨体	舌骨を下方へ引く	頸神経ワナ（C1～4）
	甲状舌骨筋	甲状軟骨	舌骨の大角	舌骨を下げる［舌骨を固定すれば、喉頭（甲状軟骨）を挙上する］	頸神経（C1～2）
斜角筋群	前斜角筋	第3～6頸椎の横突起	第1肋骨の前斜角筋結節	第1肋骨の挙上 肋骨を固定すれば、 両側：屈曲 一側：側屈（同側）	頸神経前枝［C（5），6～7］
	中斜角筋	第2～7頸椎の横突起	第1肋骨の上面	第1肋骨の挙上 肋骨を固定すれば、 両側：屈曲 一側：側屈（同側）	頸神経前枝（C2～7）
	後斜角筋	第4～6頸椎の横突起	第2肋骨	第1～2肋骨の挙上 肋骨を固定すれば、 両側：屈曲 一側：側屈（同側）	頸神経前枝［C（5），6～7］
胸鎖乳突筋	胸骨頭	胸骨柄の上縁および全面	乳様突起，後頭骨の上項線	両側：屈曲/伸展 （環椎後頭関節と上部頸椎が固定されていれば屈曲に作用し、固定されていないときは伸展に作用） 一側：伸展 　　　側屈（同側） 　　　回旋（対側）	副神経，頸神経叢筋枝（C2～3）
	鎖骨頭	鎖骨の内側1/3両頭は合して強大な筋膜をつくり、後上方へ向う			

表6-2 頭・頸部の運動に関与する頭・頸部後面の筋

筋 名		起 始	停 止	作 用	神経支配
大後頭直筋		第2頸椎の棘突起	下項線中央1/3	両側：伸展 一側：回旋（同側）	後頭下神経（C1の後枝）
小後頭直筋		第1頸椎の後結節	下項線内側方1/3	伸展	後頭下神経（C1の後枝）
上頭斜筋		第1頸椎の横突起前部	下項線	両側：伸展 一側：側屈（同側）	後頭下神経（C1の後枝）
下頭斜筋		第2頸椎の棘突起	第1頸椎の横突起	両側：伸展 一側：回旋（対側）	後頭下神経（C1の後枝）
頭板状筋		項靱帯，第3頸椎〜第3胸椎の棘突起	側頭骨の乳様突起，後頭骨上項線外側部	両側：伸展 一側：伸展 回旋（同側）	脊髄（頸）神経後枝（C2〜5）
頸板状筋		第3〜5胸椎の棘突起	第1〜2頸椎の横突起	両側：伸展 一側：伸展 回旋（同側）	脊髄（頸）神経後枝（C2〜5）
（頭・頸部の）脊柱起立筋	頸腸肋筋	第1〜7肋骨	第4〜6部頸椎の横突起	両側：伸展 一側：側屈（同側）	脊髄神経後枝（C4〜Th3）
	頭最長筋	第1〜3胸椎と第3〜7頸椎の横突起と関節突起	乳様突起	両側：伸展 一側：伸展 側屈（同側） 回旋（同側）	脊髄（頸）神経後枝（C3〜8）
	頸最長筋	第1〜6胸椎の横突起	第2〜7頸椎の横突起	両側：伸展 一側：伸展 側屈（同側）	脊髄神経後枝（C3〜Th3）
	頭棘筋	上位胸椎と下位頸椎の棘突起	後頭骨	伸展	脊髄神経後枝（C3〜Th1）
	頸棘筋	第6〜7頸椎と第1〜2胸椎の棘突起	第4〜2頸椎の棘突起	伸展	脊髄（頸）神経後枝（C3〜8）
（頭・頸部の）横突棘筋	頭半棘筋	第6〜1胸椎と第7〜4頸椎の棘突起	上・下項線間の後頭骨部	両側：伸展 一側：伸展 回旋（対側）	脊髄神経後枝（C1〜Th6）
	頸半棘筋	第6〜1胸椎の横突起	第5〜2頸椎の棘突起	伸展	脊髄（頸）神経後枝（C2〜8）
	多裂筋*	仙骨，仙腸靱帯，腰椎の乳頭突起，胸椎の横突起，頸椎の関節突起	第5腰椎から第2頸椎の隣接する椎体の棘突起	両側：伸展 一側：回旋（対側）	脊髄神経後枝（C3〜S3）
		多裂筋は部位に応じて，頸・胸・腰多裂筋に分かれ，頸多裂筋が関与			
	頸回旋筋	頸椎の下関節突起	隣接する椎骨の椎弓あるいは棘突起根部	回旋（対側）	脊髄（頸）神経後枝（C3〜8）
頸棘間筋		隣接する棘突起間を結ぶ		伸展	脊髄（頸）神経後枝（C3〜8）
頸後・頸前横突間筋		第2頸椎〜第1胸椎の横突起	第1〜7頸椎の隣接する横突起	側屈	脊髄（頸）神経後枝・前枝（C3〜8）
僧帽筋（上部線維）		外後頭隆起，項靱帯	鎖骨	両側：伸展 一側：伸展 側屈	副神経・頸神経叢（C2〜4）
肩甲挙筋		第1〜4頸椎の横突起結節	肩甲骨上角，内側縁	肩甲骨を固定すれば， 両側：伸展 一側：回旋（同側）	肩甲背神経，脊髄（頸）神経（C2〜5）

*多裂筋は部位に応じて，頸・胸・腰多裂筋に分かれている．頸多裂筋は主に頭部・頸部の精密な制御に関与し，胸・腰多裂筋は体幹の安定性と大きな運動制御に関与する．表6-3も同じ．

表6-3 体幹の運動に関与する体幹の筋

筋 名		起 始	停 止	作 用	神経支配
腹直筋		恥骨,恥骨結合	第5〜7肋軟骨,剣状突起	屈曲	肋間神経(Th7〜12)
錐体筋		恥骨,恥骨結合	白線(腹筋腱膜)	屈曲	第12肋間神経(Th12)
外腹斜筋		第5〜12肋骨	腹直筋鞘と白線,腸骨稜	両側:屈曲 一側:回旋(対側) 　　　側屈(同側)	肋間神経(Th5〜12)
内腹斜筋		胸腰筋膜,腸骨稜,鼠径靱帯	第10〜12肋骨,腹直筋鞘と白線	両側:屈曲 一側:回旋(同側) 　　　側屈(同側)	肋間神経(Th8〜12) 腸骨鼠径神経 腸骨下腹神経
腹横筋		第7〜12肋骨,胸腰筋膜,腸骨稜,鼠径靱帯	腹直筋鞘	内・外腹斜筋とともに腹圧を上昇させる	肋間神経(Th7〜12) 腸骨鼠径神経 腸骨下腹神経 陰部大腿神経
腰方形筋		腸骨稜,胸腰筋膜	第12肋骨,腰椎の横突起	両側:第12肋骨引き下げ 一側:側屈(同側)	腰神経叢(Th12〜L3)
(胸・腰部の)脊柱起立筋	腰腸肋筋	腸骨稜	第5〜12肋骨角	両側:伸展 一側:側屈(同側)	脊髄(腰)神経後枝(L1〜5)
	胸腸肋筋	下部6肋骨の肋骨角の内側面	上部6肋骨角	両側:伸展 一側:側屈(同側)	脊髄(胸)神経後枝(Th1〜12)
	胸最長筋	腸骨稜,第1腰椎〜第4仙椎の棘突起,第1〜2腰椎の乳様突起,第7〜12胸椎の棘突起	腰椎の肋骨突起・副突起,下部11肋骨角,第1〜12胸椎の横突起	両側:伸展 一側:側屈(同側)	脊髄神経後枝(Th1〜L1)
	胸棘筋	第2〜1腰椎と第12〜11胸椎の棘突起	第9〜2胸椎の棘突起	伸展	脊髄(胸)神経後枝(Th1〜12)
(胸・腰部の)横突棘筋	胸半棘筋	第12〜6胸椎の横突起	第6〜1胸椎と第7〜6頸椎の棘突起	伸展	脊髄(胸)神経後枝(Th1〜12)
	多裂筋*	仙骨,仙腸靱帯,腰椎の乳頭突起,胸椎の横突起,頸椎の関節突起	第5腰椎から第2頸椎の隣接する椎体の棘突起	両側:伸展 一側:回旋(対側)	脊髄神経後枝(C3〜S3)
		多裂筋は部位に応じて,頸・胸・腰多裂筋に分かれ,胸・腰多裂筋が関与			
	胸回旋筋	胸椎の横突起	隣接する椎骨の棘突起根部	回旋(対側)	脊髄(胸)神経後枝(Th1〜12)
	腰回旋筋	腰椎の乳頭突起	隣接する椎骨の棘突起根部	回旋(対側)	脊髄(腰)神経後枝(L1〜5)
胸・腰棘間筋		隣接する棘突起間を結ぶ		伸展	脊髄神経後枝(Th1〜L5)
腰外側・腰内側・胸横突間筋		隣接する横突起間を結ぶ		側屈(同側)	脊髄神経後枝・前枝(Th1〜L5)

c. 頸部の側屈と回旋

- 側屈では椎前筋群,斜角筋群,胸鎖乳突筋,上頭斜筋,頸腸肋筋,頭最長筋,頸最長筋,頸後・頸前横突間筋,僧帽筋(上部線維),肩甲挙筋が活動する.
- 回旋では頭長筋,胸鎖乳突筋,大後頭直筋,小後頭直筋,下頭斜筋,頭板状筋,頸板状筋,頭最長筋,(頭・頸部の)横突棘筋が活動する.

2 脊柱の運動(表6-3,図6-10〜13)

a. 脊柱の屈曲

- 体幹前面の筋群が活動する.

D 運動に作用する筋　091

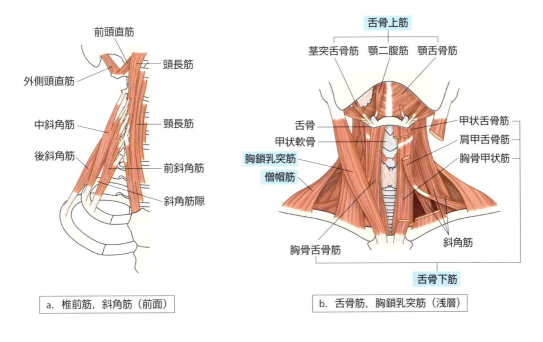

a. 椎前筋, 斜角筋（前面）

b. 舌骨筋, 胸鎖乳突筋（浅層）

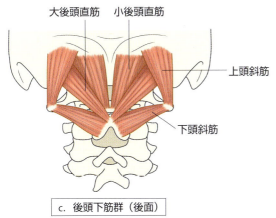

c. 後頭下筋群（後面）

図6-9　頭・頸部の筋

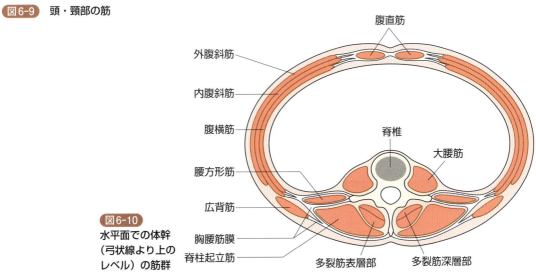

図6-10　水平面での体幹（弓状線より上のレベル）の筋群

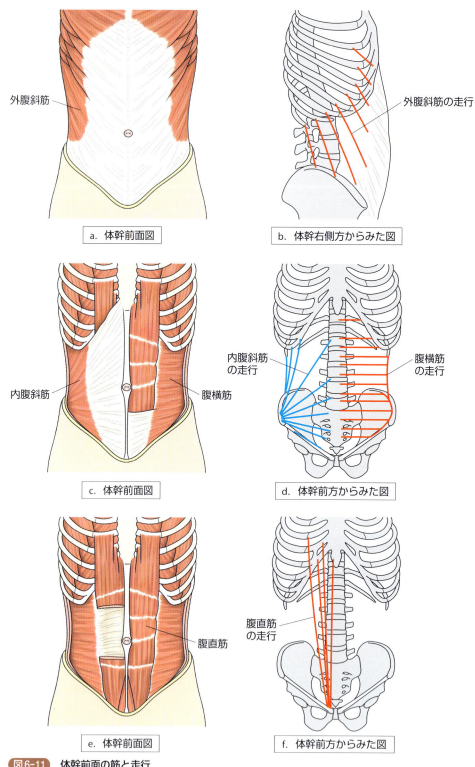

図6-11　体幹前面の筋と走行

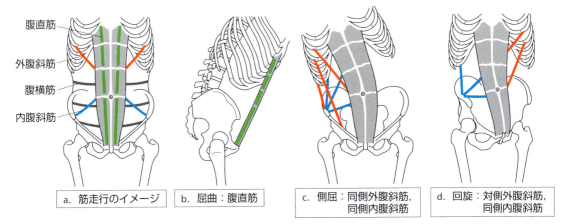

図6-12 体幹の動きと作用筋

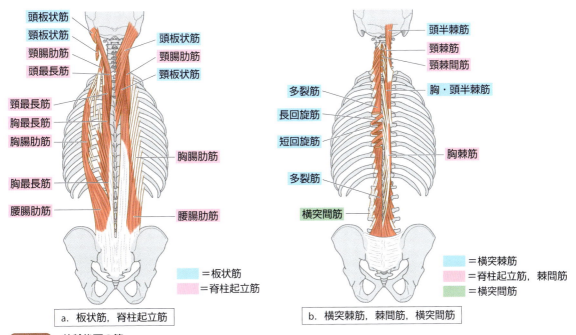

図6-13 体幹後面の筋

b. 脊柱の伸展
- 体幹後面の筋群が活動する．

c. 脊柱の側屈と回旋
- 側屈では主に腹斜筋群，腰方形筋，脊柱起立筋が活動する．
- 回旋では同側の内腹斜筋と対側の外腹斜筋，多裂筋，回旋筋が活動する．

学習到達度自己評価問題

以下の問題で正しいものに○，誤っているものに×を記しなさい．
1. 環椎後頭関節の形状分類は，球関節である．
2. 環軸関節の形状分類は，楕円関節である．
3. 胸椎と腰椎の椎間関節では腰椎の椎間関節のほうが前額面に近い関節面となる．
4. 体幹屈曲で椎間板の髄核は前方に移動する．
5. 右内腹斜筋と左外腹斜筋が収縮すると体幹を右回旋する．

臨床につながる運動学

1 腰痛と脊柱の関係性

椎間板（p.80　A-1-b）が後側方に偏位した椎間板ヘルニアでは，脊髄神経への刺激によって，下肢の筋力低下だけでなく，腰痛を引き起こすことがある．加齢により椎孔の狭小化が生じて脊柱管狭窄症を呈することがある（p.77〜81　A-1-a, b）．過度な腰椎前弯や体幹伸展運動は椎間関節（p.84　A-1-h）へのストレスによる腰痛を引き起こすことがある．高齢者に多い椎体の圧迫骨折や青少年期の過度なスポーツによる関節突起間の連続性が絶たれた脊椎分離症などでは各椎体の安定性が低下するため，腰痛を引き起こすことがある．椎間板が変性すると瞬間回転中心が正常から逸脱することで腰部が不安性となり腰痛を引き起こすことがある．慢性腰痛では腹横筋，内腹斜筋，多裂筋（p.93, 94　図6-11, 6-13参照）といった体幹深層に位置する筋の活動性が低下していることが多く，表層の局所的な筋活動で代償することで，筋・筋膜性腰痛を呈していることも多い．

2 脊柱変形

脊柱変形の指標としてSchwab分類が用いられ，そこで使用する脊椎骨盤パラメーターを図6-14に示す．

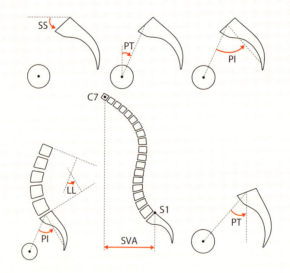

図6-14
脊柱変形の指標
- SVA：C7椎体中央からの垂線とS1椎体の後上隅角の距離．
- LL　：L1上縁とS1上縁のなす角．
- PI　：大腿骨頭中心とS1上縁の中心に引いた線とS1上縁からの垂線のなす角度．
- PT　：大腿骨頭の中心とS1上縁の中心に引いた線と重量垂線がなす角度．
- SS　：S1上縁と水平線のなす角度．

[Schwab FJ, et al: Radiographical spinopelvic parameters and disability in the setting of adult spinal deformity: a prospective multicenter anlysis. Spine 38(13), 803-812, 2013より引用]

7 胸郭と呼吸運動

一般目標
1. 呼吸機能障害の治療を行うための基盤の1つとなる，呼吸に伴う胸腹部の運動学的特徴を理解する．
2. 理学療法評価を正確に行うために，呼吸運動に関与している筋肉について理解する．

行動目標
1. 自然呼吸の換気力学を説明できる．
2. 胸郭と腹部の構造を想起できる．
3. 呼吸に伴う胸部と腹部の運動を説明できる．
4. 呼吸運動に関与している筋肉について説明できる

調べておこう
1. 息を「吸う」と「吐く」に分けて胸郭と腹部の運動を調べよう．
2. 肋椎関節の関節軸と胸郭運動の関係を調べよう．
3. 吸気および呼気に作用する筋の起始・停止，神経支配を確認してみよう．

A 呼吸とは

1 内呼吸と外呼吸

- 生体や細胞が活動を維持するためには，酸素を取り込み二酸化炭素を排出し続けなければならない．このプロセス全体を呼吸という．
- 肺で空気から酸素を取り込み，二酸化炭素を体外に排出することを外呼吸と呼び，細胞における酸素の取り込みと二酸化炭素の排出を内呼吸と呼ぶ．
- 呼吸による胸郭や腹部の運動にかかわるのは外呼吸である．

2 換気力学

- 外呼吸では，吸気と呼気が行われる．
- 吸気では，吸気筋の働きで胸郭を拡張することで肺胞内圧が陰圧側に傾き，大気圧よりも肺胞内圧が小さくなるため，圧勾配により肺へ空気が取り込まれる．
- 安静呼吸における呼気では，拡張された胸郭および肺の弾性収縮力（縮もうとする力）により肺圧が陽圧側に傾き，大気圧よりも肺胞内圧が大きくなるため，

> **memo**
> 肺はゴム風船のように縮む性質がある．胸郭は弾性を有し，肺を格納する入れ物の役割をもつ．胸郭の容積が増えることにより胸腔内圧の減少，肺胞内圧の陰圧化が生じ肺に空気が取り込まれて拡張する．

> **memo**
> 通常行っている自然呼吸では肺胞内が陰圧になることで吸気が行われる．一方で陽圧式人工呼吸では，人工呼吸器から気管チューブを経由して送気されることで肺胞が膨らむ．結果として吸気時の肺胞内圧は陽圧になる．

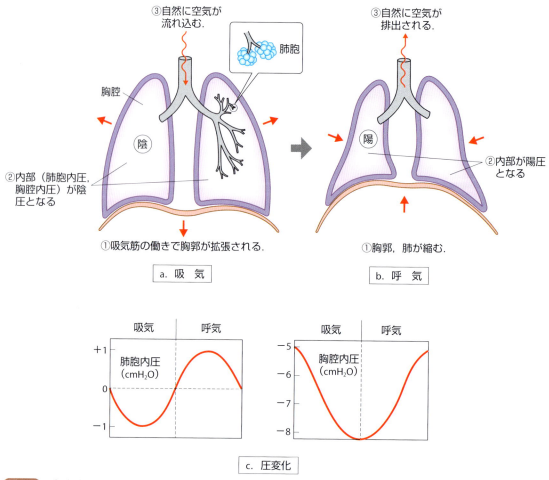

図7-1 自然呼吸における圧変化

体外へ空気が排出される．このとき呼気筋は働かない（図7-1）．
- 努力呼気では，さらに呼気筋が働き胸郭内を縮小させることで，肺胞内圧はより大きくなる．

B 機能解剖

1 胸郭と腹部の構造

- 胸郭 rib cage，横隔膜 diaphragm，腹部 abdomen は胸壁 chest wall と呼ばれ，内部臓器の防護壁であると同時に換気のポンプの役割をもつ（図7-2）．
- 胸郭は12個の胸椎，12対の肋骨，胸骨およびこれらに付着する筋と筋膜から構成され，横隔膜により腹部と分けられている（図7-3）．なお，直接呼吸運動に関与しないが鎖骨を胸郭に含める場合もある．

B 機能解剖 097

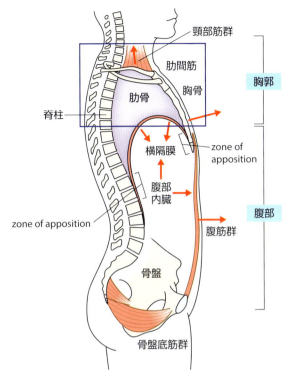

図7-2 腹部と胸部 chest wall

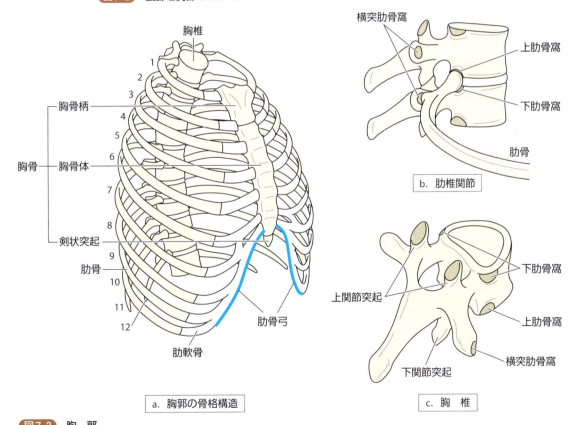

図7-3 胸郭
b, cより2つの椎骨と上・下肋骨窩が肋椎関節を構成していることがある.

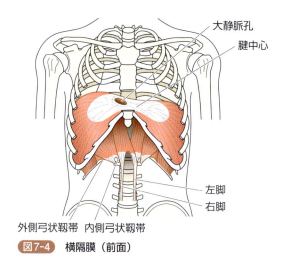

図7-4　横隔膜（前面）

a. 胸椎
- 胸椎は左右12対，合計24本の肋骨と接続している．
- 椎体上縁と下縁の後外側部には軟骨で覆われた肋骨窩があり，後述する肋椎関節における関節面である（図7-3）．

b. 肋骨
- 肋骨は扁平長骨であり，12個の胸椎と関節で連結している．
- 第1～6肋骨は，第6肋骨に肋軟骨で結合する第7肋骨とともにアーチ状の胸郭をつくり，前方で胸骨と関節で結合している．
- 第8～10肋骨は肋骨弓を介して，胸骨と連結する．
- 第11，12肋骨は胸椎のみに連結するため浮遊肋と呼ばれる．
- 機能の違いから，第1～6肋骨は上位肋骨（上位胸郭），第7～10肋骨は下位肋骨（下位胸郭）に分類される．
- 各肋骨の後方先端は肋骨頭となり，2つの関節面で上下2つの胸椎と肋椎関節をつくる．

c. 胸骨
- 胸骨は扁平骨であり，胸骨柄，胸骨体，剣状突起で構成され，鎖骨および肋骨と関節を形成する（図8-1参照）．

d. 横隔膜
- 横隔膜は代表的な吸気筋であり，安静吸気における換気の2/3～3/4を担う．胸郭と腹部の間に位置する（図7-2）．
- 上方に凸のドーム状をしており，筋性部と強靱な線維組織である腱中心からなる（図7-4）．
- 肋骨部が胸壁と平行に向かい合う部（横隔膜が呼吸時に稼動する範囲）をzone of apposition（ZOA）と呼び，呼吸機能の重要な指標となる（図7-5）．
- 中央部には3つの開口部があり，腹大動脈，下大静脈，食道が通る．

e. 腹部
- 横隔膜の下部には腹部が位置しており，腹膜腔内には腹部臓器が存在する．

memo
肋骨の構造は後述する胸郭運動を理解するうえで重要な役割をもつ．とくに第1～6の上位肋骨と第7～12の下位肋骨の構造の違いを理解しておこう．

memo
胸壁構造は呼吸器疾患の影響により変化することがある．たとえば，重症の慢性閉塞性肺疾患（COPD）では肺過膨張するため，横隔膜が平坦化してドーム形状が失われ，肋骨は水平位となる．

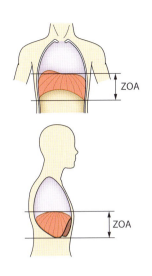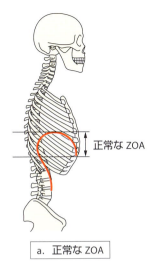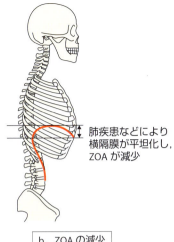

a. 正常な ZOA
■ 吸気時には下がり，呼気時には上がる，といった横隔膜の上下運動が十分に行えることで，正常な呼吸ができる．

b. ZOA の減少
■ 呼吸時に横隔膜が十分に機能しない．代償として頸部や胸部の筋肉が過剰に使われるようになり，結果として筋肉や姿勢障害につながる．

図7-5　zone of apposition（ZOA）
zone of apposition（ZOA）は，横隔膜と胸郭内面に接した部分を指す．

- 横隔膜直下の右側には肝臓があるため，横隔膜の上端は右のほうが左に比べて高い．
- 吸気時には横隔膜が下降し，腹部が内方へ圧迫されるため腹膜腔内の圧力が増大する．

2 胸郭の関節構造

a. 肋椎関節
- 肋椎関節は胸椎と肋骨がなす関節であり，肋骨頭関節と肋横突関節で構成される（図7-6）．
- 肋骨頭関節は肋骨頭と胸椎体の肋骨窩との間の関節で，半関節に分類される．
- 第2～10肋骨頭では同番号の胸椎の上肋骨窩と隣接上位椎の下肋骨窩と結合し，第1，11，12肋骨頭では同番号の単一の胸椎肋骨窩と結合する．
- 肋横突関節は肋骨結節と同番号の胸椎横突起との間の関節である．

b. 胸肋結合
- 胸骨・肋骨領域には3種類の関節と結合がある．
- 胸肋関節は第2～7肋軟骨と胸骨の間にある半関節である．第1肋骨と胸骨は軟骨結合である．
- 肋軟骨間関節は，第5と第6，第6と第7，第7と第8，第8と第9，第9と第10の肋軟骨がそれぞれ隣り合う軟骨同士で，半関節である．
- 胸骨柄体軟骨結合は，胸骨の3つの部分（胸骨柄・胸骨体・剣状突起）の間の結合を指し，これらの結合は半関節である．

> **memo**
> 半関節は，関節腔はあるものの，滑膜がない関節のことです．肋軟骨間関節ではこの構造により，胸郭の柔軟な動きが可能になっている．

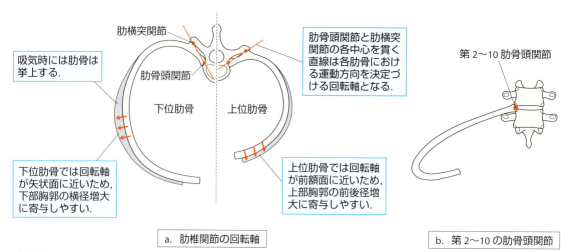

図7-6 胸郭の関節構造
a. 濃い色の肋骨は挙上位である.

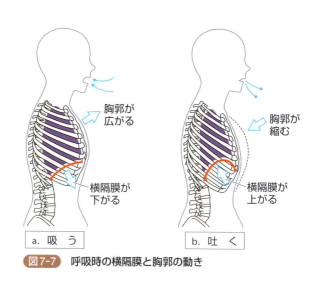

図7-7 呼吸時の横隔膜と胸郭の動き

- 呼吸時の胸郭と横隔膜の動きをまとめると，上図のようになる（図7-7）．

C 胸郭と腹部の運動

a. 上下方向への運動

- 吸気時における胸郭の上下方向への拡大は，第1，2肋骨の挙上と，主として横隔膜の筋線維が収縮して腱中心が下降することによるピストン様の動きにより生じる．
- 腱中心の下降は縦隔要素の緊張や腹部臓器の容積によって制限されて停止する．
- 腱中心の下降停止後にさらに横隔膜筋線維が収縮すると，腱中心は固定されるため，下位肋骨の挙上を引き起こす（図7-8）．

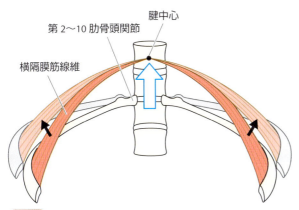

図7-8 腱中心の固定による肋骨挙上
①腱中心は縦隔の緊張，腹部臓器によりそれ以上下降できず，位置が固定される．②白い矢印が腱中心を押し上げて横隔膜作用のテコの支点となる．③腱中心固定時に横隔膜収縮が起きた場合，腱中心には動かず，下位肋骨の挙上が起こる（黒矢印）．

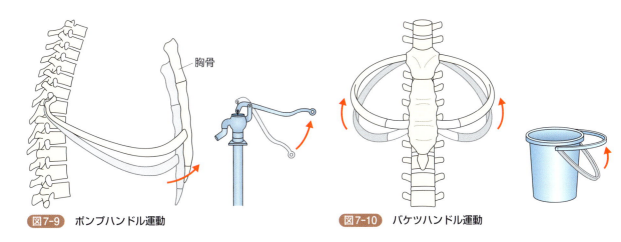

図7-9 ポンプハンドル運動

図7-10 バケツハンドル運動

b. 前後方向への運動

- 上位肋骨では肋椎関節における回転軸が前額面に近くなるため，吸気で肋骨が挙上することにより前後径の拡大が起こる．
- さらに，肋骨は肋肋結合を介して胸骨を前上方へ挙上させる．
- 矢状面からこれらの運動をとらえると，肋椎関節における回転軸で肋骨が蝶番様に回転し，胸骨を前上方へ押し上げるように動くためポンプハンドル運動 pump-handle-motion と呼ぶ（図7-9）．

c. 左右方向への運動

- 第7肋骨以下の下位肋骨では肋椎関節の回転軸が矢状面と近くなるため，吸気時の肋骨挙上に伴い体軸より外方へ遠ざかることで胸郭の左右径が拡張する．
- このときの肋骨の運動は胸椎と胸骨を支点としてバケツの取っ手を上げるように動くためバケツハンドル運動 bucket-handle-motion と呼ぶ（図7-10）．
- 下位肋骨は，胸骨に直接連結する上位肋骨よりも運動の自由度が高いため，胸郭内体積の拡大を大きく引き起こし効果的に換気量を増加させることができる．

> **memo**
> 下位肋骨の挙上には腱中心が固定されたうえで横隔膜が収縮することが大きく関与するため、腱中心の下降制限が重要となる。十分な下降制限には腹部臓器を腹筋群で強力に支える必要があり、これらの共同作用は吸気における胸郭の拡張に貢献している。

d. 水平面での運動

- 第11、12肋骨は水平面上で吸気時に外側へ拡がるキャリパー運動が主となる。
- 胸郭と腹部の運動は3つの面で理解することが重要である。
- 矢状面では胸椎、第1肋骨、胸骨、肋軟骨、第10肋骨で形成される5辺形の運動、前額面では胸郭の左右方向と横隔膜の運動、水平面では上位と下位肋骨の拡張運動が行われ、各運動の相違を整理すると理解しやすくなる。

D 吸気筋と呼気筋

- 呼吸に関与する筋を表7-1に示す。

1 吸気筋

a. 安静呼吸における吸気筋

- 主要な吸気筋は、横隔膜 diaphragm と、外肋間筋 external intercostal である（表7-1）。
- 横隔膜は膜状の横紋筋で、上方（胸腔）に向かってドーム状に盛り上がっている（図7-4）。収縮すると下方（腹側）へ牽引されるため、胸腔内圧がより陰圧となり肺が拡張する。
- 外肋間筋は上位肋骨の近位部に起始部が、下位肋骨の遠位部に停止部があるため、収縮により肋骨が挙上し、胸郭の左右径と前後径が大きくなる（図7-11, 7-12）。

> **memo**
> 肺胞は自ら体積を変化させる能力がないので、肺の換気は、すべて筋収縮による胸郭内容積の変化により行われる。肺（肺胞）には縮む方向に力が働いており、胸腔内圧は常に陰圧である（$-2\,cmH_2O \sim -7\,cmH_2O$）。

b. 努力呼吸における吸気筋（吸気補助筋群）

- 運動時や換気が亢進した場合、または深吸気を行った際に、吸気補助筋が活動する。これには、胸鎖乳突筋、斜角筋群のほか、大胸筋、小胸筋、広背筋、僧帽筋、脊柱起立筋、腰方形筋などがある。
- 胸鎖乳突筋、斜角筋群は起始が上部肋骨、停止が頭蓋または頚椎であり、収縮時には上部胸郭（肋骨）を上方に引き上げて拡張させる（図7-13）。

2 呼気筋

a. 安静呼吸における呼気筋

- 通常、安静呼気は横隔膜、外肋間筋の弛緩により受動的に行われており、呼気筋はほとんど活動しない。

表7-1 呼吸に関与する筋

筋名		起始	停止	作用	神経支配
横隔膜		胸郭下口の全周で，腰椎部，肋骨部，胸骨部の3部からなる．	腱中心	吸気にて円蓋を下げて胸腔を広げる	横隔神経（C3〜5）
	腰椎部	〔内側脚〕第1〜4腰椎体〔外側脚〕内側弓状靱帯と外側弓状靱帯	腱中心		
	肋骨部	第7〜12肋骨（肋骨弓部）の内面	腱中心		
	胸骨部	剣状突起．一部は腹横筋腱膜の内面	腱中心		
外肋間筋		上位肋骨下縁	下位肋骨上縁	肋骨を引き上げて胸郭を広げる（吸気）	肋間神経（T1〜11）
内肋間筋		下位肋骨上縁と内面	上位肋骨における肋骨溝の下縁および内面	肋骨を引き下げて胸郭を狭める（呼気）	肋間神経（T1〜11）
腹直筋		第5〜7肋軟骨，剣状突起の前面	恥骨結節，恥骨結合の前面・恥骨の上縁	脊柱の屈曲 骨盤の後傾 努力呼気での補助	肋間神経，腸骨下腹神経（T7〜12）
外腹斜筋		第5〜12肋骨の外面	腱膜は腹直筋鞘の前葉に入って白線に終わる．鼠径靱帯，恥骨稜．最後部：腸骨稜外唇	体幹の屈曲 体幹の反対側への回旋 骨盤の挙上 努力呼気での補助	肋間神経，腸骨下腹神経（T5〜L1）
内腹斜筋		腸骨稜全部の中間線および鼠径靱帯の外側部 胸腰筋膜の深葉を介して腰椎の肋骨突起	腱膜は2枚に分かれて腹直筋鞘の前後両葉に入り白線に終わる．鼠径靱帯，恥骨稜．最後部：第10〜12肋骨の下縁	体幹の屈曲 体幹の同側への回旋 骨盤の挙上 努力呼気での補助	肋間神経，腸骨下腹神経，腸骨鼠径神経（T5〜L1）
腹横筋		第6〜12肋骨の内面，胸腰筋膜の深葉を介して腰椎の肋骨突起 腸骨稜前部の内唇，鼠径靱帯の外側部	腱膜が，弓状線から上では腹直筋鞘後葉に，下では前葉に入って白線に終わる．	腹圧を高める 努力呼気での補助	肋間神経，腸骨下腹神経，腸骨鼠径神経，陰部大腿神経（T7〜L2）

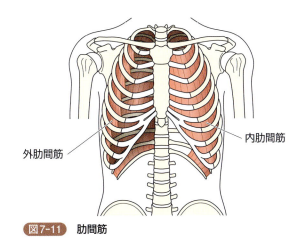

図7-11 肋間筋

b. 努力呼吸における呼気筋

- 運動時やより深い，あるいは急速な呼吸，咳，ろうそく消しなどでは呼気筋が動員される．
- 呼気筋には①内肋間筋，腹筋群（②腹直筋，③外腹斜筋，④内腹斜筋，⑤腹横

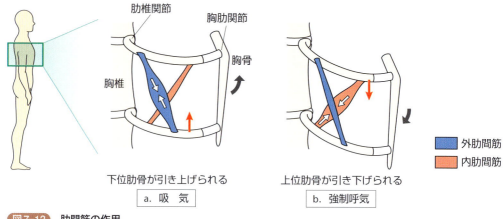

図7-12 肋間筋の作用
a. 吸気　下位肋骨が引き上げられる
b. 強制呼気　上位肋骨が引き下げられる

外肋間筋
内肋間筋

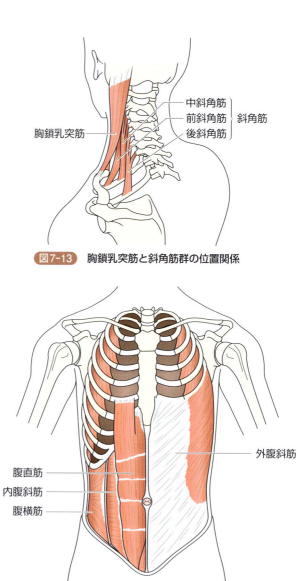

図7-13 胸鎖乳突筋と斜角筋群の位置関係

図7-14 腹筋群

筋）がある（図7-14）．

- 腹筋群の収縮には，腹圧を高め，横隔膜をさらに挙上させる働きがある．

> **column**
> **呼吸がしやすい姿勢**
> 人間は激しい運動の後，膝に肘をついた前傾姿勢にて休憩をとることがあります．この姿勢は，通常の座位に比べて，胸鎖乳突筋や大胸筋，外腹斜筋など呼吸筋の活動を高めることが知られています．また，上肢が膝で固定されるため，大胸筋や小胸筋などの吸気補助筋も呼吸運動に参加しやすくなります．そのため，横隔膜の呼吸仕事量は減り，結果として負担の少ない呼吸ができます．さらにこの姿勢は体幹筋の酸素消費を節約できる効果もあると考えられています．

学習到達度自己評価問題

以下の問題で正しいものに○，誤っているものに×を記しなさい．
1. 安静時における呼気では，吸気で拡大した胸郭が胸郭と肺の弾性収縮力により受動的に縮小する．
2. バケツハンドル運動は胸椎と腹部の前後方向への運動を指す．
3. 吸気筋には，横隔膜と外肋間筋とがある．
4. 吸気時に横隔膜は上昇する．
5. 強制呼気では腹筋群が活動する．

⇒ 臨床につながる運動学

正常な呼吸における胸郭と腹部の運動や呼吸筋の活動を理解することは，呼吸器疾患による異常な呼吸を理解することにつながる．正常呼吸から逸脱した運動は奇異性呼吸運動と呼ばれて複数の種類が存在するが，以下に2つを例にあげ説明する．

1 シーソー seesaw 呼吸

胸腔内圧の低下（陰圧が強くなる）（p.95　A-2換気力学）により胸郭前壁が耐えきれなくなり陥没する現象である．頸椎損傷や脳性麻痺で胸郭を構成する筋（p.102　D 吸気筋と呼気筋）が低緊張になる場合や，上気道閉塞によって横隔膜の異常な下降が起こったときに生じる．呼気時には横隔膜の弛緩とともに陥没した胸郭が元に戻るため呼気が阻害される．このように胸腹部がシーソーのように逆に運動することからシーソー呼吸と呼ばれる．

2 フーバー徴候 Hoover's sign （図7-15）

吸気時に肋間組織が内方へ陥没する症状を指し，慢性閉塞性肺疾患（COPD）でよくみられる．重度のCOPDでは肺が過膨張するため，横隔膜の頂点が低くなり平坦な形状となる（p.98　B-1-d横隔膜）．この状態で吸気時に横隔膜が収縮すると，腱中心の下降量が少なくなるだけでなく，肋骨・胸骨の筋付着部を体軸方向に引き込む（p.100 C-a上下方向への運動）．これにより胸郭内容積は減少し，吸気は阻害される．

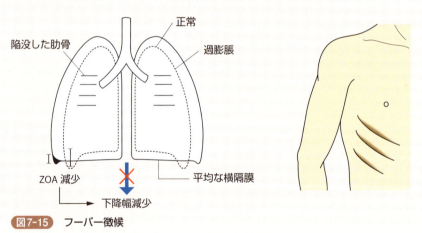

図7-15　フーバー徴候

8 肩複合体の運動

一般目標
1. 肩複合体の解剖学的・構造的な特徴を理解する．
2. 肩複合体の評価・治療の提案ができるようになるために，運動学的な特徴を理解する．

行動目標
1. 肩複合体を構成する骨の形状やアライメントの特徴を説明できる．
2. 肩複合体を構成する関節を列記できる．
3. 肩複合体にかかわる筋の作用を説明できる．
4. 肩複合体を構成する関節の動きと靱帯の作用を説明できる．
5. 肩甲上腕リズムを説明できる．
6. 肩複合体を構成する関節の関節副運動を説明できる．

調べておこう
1. 肩複合体の構造と機能を調べよう．
2. 肩複合体の解剖学的名称を確認しよう．
3. 肩複合体の運動範囲を調べよう．
4. 肩複合体に作用する筋の起始・停止，神経支配を確認しよう．

A 機能解剖

1 肩複合体のアライメント

- 肩複合体は，胸骨，鎖骨，肩甲骨，上腕骨，胸郭（肋骨）から構成されている（図8-1）．
- 胸骨は，胸骨柄と胸骨体，剣状突起からなる．胸骨柄に鎖骨との関節面である鎖骨切痕があり，鎖骨関節面の間には頸切痕がある．
- 鎖骨は，近位端に胸骨関節面，遠位端に肩甲骨の肩峰関節面をもつ．安静上肢下垂位のとき，鎖骨の遠位端がやや上方で，前額面に対し約20°後方にある（図8-2）．
- 肩甲骨は，胸郭背面で上端（上角）が第2肋骨［第1胸椎と第2胸椎棘突起間］，下端（下角）が第7肋骨（第7胸椎と第8胸椎棘突起間）］に位置し，内側縁は脊柱から約6 cm離れている．肩関節疾患や脳血管疾患の評価・治療では，脊

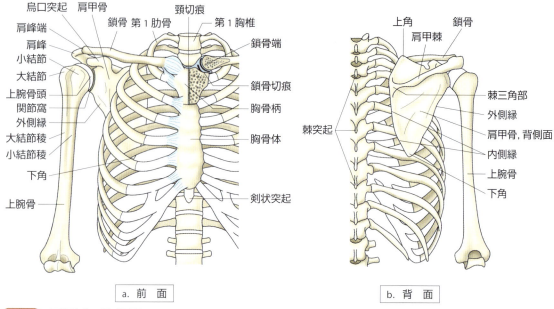

図8-1 肩複合体の構成要素

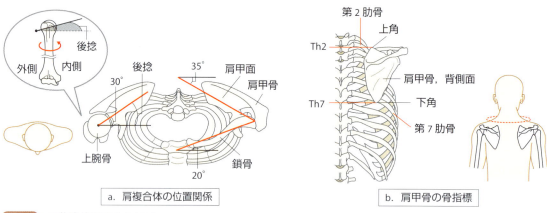

図8-2 肩複合体のアライメント

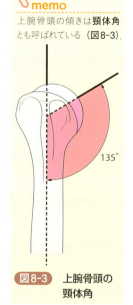

memo
上腕骨頭の傾きは**頸体角**とも呼ばれている（図8-3）．

図8-3 上腕骨頭の頸体角

柱と内側縁の距離と上下の対称性を確認するとよい（図8-2）．
- 上腕骨は，前額面上で上腕骨体長軸に対し135°上方に傾く（図8-3）．また肘の内外側を通過する軸に対し，約30°後方へ捻転（後捻 retroversion）している（図8-2）．

2 肩複合体を構成する関節

- 肩複合体は解剖学的な関節と機能学的な関節に分けられる．解剖学的関節は，滑膜組織や関節包が存在し，関節構造をもつ関節で，①胸鎖関節，②肩鎖関節，③肩甲上腕関節の3つである．一方，滑膜組織や関節包をもたない機能的関節は擬似関節とも呼ばれ，④肩峰下関節（第2肩関節），⑤肩甲胸郭関節の2つで構成されている（図8-4）．

①胸鎖関節
- 胸骨柄上外側部の鎖骨端と，鎖骨の近位端からなる．
- 鞍関節に分類されるが，関節円板をもち機能的には球関節となる．

②肩鎖関節
- 鎖骨の遠位端と肩甲骨の肩峰からなる．
- 平面関節に分類され，不完全な関節円板をもつ．

③肩甲上腕関節
- 肩甲骨の関節窩と上腕骨頭からなり，両者は直接対面している．
- 球関節に分類される．

④肩峰下関節
- 烏口肩峰アーチと上腕骨頭からなる．
- 烏口肩峰アーチは，肩峰および烏口突起と，双方にまたがる烏口肩峰靱帯からなる．

⑤肩甲胸郭関節
- 肩甲骨前面と胸郭肋骨面の接触面を指す．

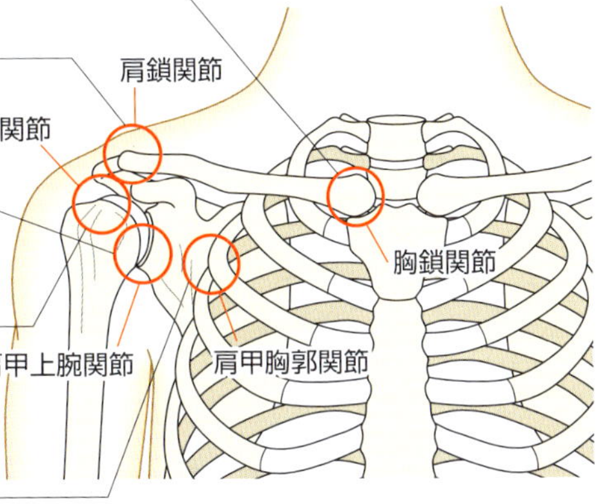

図8-4 肩関節複合体を構成する関節

a. 関節構造をもつ関節

①**胸鎖関節** sternoclavicular joint
- 胸骨柄上外側部の鎖骨端と，鎖骨近位端との間で構成される．
- 体幹と上肢を連結する唯一の関節である．したがって，ある程度の可動性をもつと同時に，体幹と結合する安定性をもつ．

②**肩鎖関節** acromioclavicular joint
- 鎖骨の遠位端と肩峰との間で構成される．

③**肩甲上腕関節** glenohumeral joint
- 肩甲骨の関節窩と上腕骨頭で構成される狭義の肩関節を指す．
- 肩甲骨の関節窩には窪みを深くするため関節唇がある．関節唇は線維性軟骨で，上腕骨頭との適合性を高めている．
- 関節窩の面は上腕骨頭の1/3しかなく，上腕骨頭の縦径は関節窩の1.9倍，横径は2.3倍であり，安定性よりも可動性を優位にした関節構造となっている．

b. 関節構造をもたない関節

①**肩峰下関節**（第2肩関節）subacromial joint
- 烏口肩峰アーチと上腕骨頭の間で構成される擬似関節である．
- 肩峰の下には肩峰下滑液包があり，腱板を保護する役割をもつ．

②**肩甲胸郭関節** scapulothoracic joint
- 肩甲骨前面と胸郭肋骨面の間の接触面を指す擬似関節である．この擬似関節の運動は，肩複合体の大きな可動性を確保するためきわめて重要な役割を果たしている．

memo
鞍関節は自由度2の関節で，胸鎖関節以外では母指手根中手関節（CM関節）がある（p.34 3章図3-3参照）．

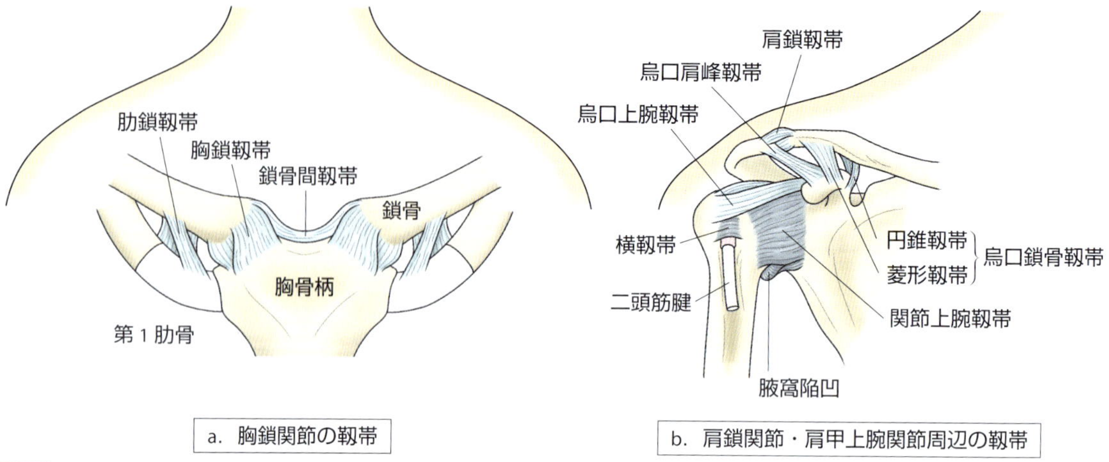

図8-5 肩複合体の靱帯
a. 胸鎖関節の靱帯
b. 肩鎖関節・肩甲上腕関節周辺の靱帯

3 肩複合体の靱帯

a. 胸鎖関節の靱帯（図8-5a）

①前胸鎖靱帯と後胸鎖靱帯
- 胸骨柄の前面および後面と鎖骨の胸骨端との間に付着する．
- 胸鎖関節の補強と鎖骨を制動する役割をもつ．
- 前胸鎖靱帯は，鎖骨の伸展を制動し，後胸鎖靱帯は鎖骨の屈曲を制動する．

②肋鎖靱帯
- 鎖骨近位端にある肋骨結節と第1肋骨および肋軟骨との間に付着する．
- 鎖骨の挙上と後方回旋の制動を行う．

③鎖骨間靱帯
- 左右の鎖骨近位端を結ぶ靱帯で，頸切痕にある．

b. 肩鎖関節の靱帯（図8-5b）

①肩鎖靱帯
- 鎖骨の遠位端と肩峰を連結し，肩峰に対し鎖骨の上昇を制動し水平方向に補強する．
- 肩甲骨上方回旋に伴い肩鎖靱帯の後方部が緊張し，下方回旋に伴い前方部が緊張する．

②烏口鎖骨靱帯
- 烏口突起と鎖骨遠位端の下面との間に付着する菱形靱帯と円錐靱帯を指す．
- 烏口鎖骨靱帯は肩甲骨を吊り下げ，鎖骨の上昇を制動する．
- 肩甲骨が下方回旋すると菱形靱帯が緊張し，上方回旋すると円錐靱帯が緊張する．

c. 肩甲上腕関節の靱帯（図8-5b）

①関節上腕靱帯
- 肩甲上腕関節の関節包の前面と下壁の肥厚している所にあたり，上関節上腕靱

> **memo**
> 肩甲上腕関節下部の関節包は**腋窩陥凹**と呼ばれ，上肢下垂位ではゆるみがあり，肩関節外転時に緊張し上腕骨頭をハンモックのように支持する役割をもつ．

A 機能解剖　111

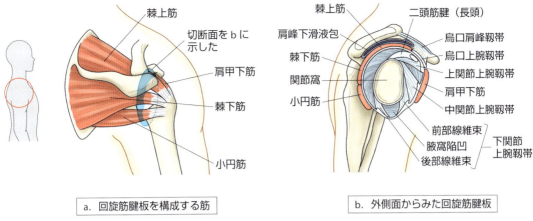

a. 回旋筋腱板を構成する筋
b. 外側面からみた回旋筋腱板

図8-6　回旋筋腱板

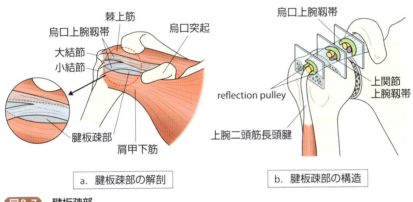

a. 腱板疎部の解剖
b. 腱板疎部の構造

図8-7　腱板疎部

帯，中関節上腕靱帯，下関節上腕靱帯の3つからなる．

②烏口上腕靱帯
- 烏口突起から上腕骨大結節，小結節の間に付着する．
- 肩関節内転，伸展，水平伸展で緊張し，外転，屈曲，水平屈曲で弛緩する．
- 上肢下垂位で肩関節外旋すると強く緊張する．

③烏口肩峰靱帯
- 烏口突起と肩峰との間に付着する．
- 肩関節の挙上に伴う上腕骨頭の上昇防止と，棘上筋の作用を円滑にし，作用方向を求心位に向ける滑車の役割をもつ．

4 回旋筋腱板（図8-6）
- 肩甲上腕関節を囲むように走行する棘上筋，棘下筋，小円筋，肩甲下筋が回旋筋腱板を構成している．これは上腕骨頭を肩甲骨関節窩に適合させ，関節の支持と補強の役割をもつ重要な筋群である．
- 棘上筋腱と肩甲下筋腱の間にある隙間を腱板疎部と呼ぶ（図8-7）．腱板疎部

memo
肩関節を挙上する際に，肩峰-烏口肩峰靱帯-烏口突起で形成される．烏口肩峰アーチの下を上腕骨大結節が通過する．烏口肩峰靱帯を切除すると上腕骨頭の上前方への不安定性を引き起こす．

は，烏口上腕靱帯，上関節上腕靱帯で構成され上腕二頭筋長頭腱が走行している．腱板の緊張や歪みを緩衝し，肩関節を安定させる役割を担っている．

B 骨運動学

1 胸鎖関節の運動 （図8-8a）

- 胸鎖関節の運動には，鎖骨の，①挙上・下制，②屈曲（前方牽引）・伸展（後退），③後方回旋（軸回旋）がある．
- 胸鎖関節の関節可動域は，挙上0〜45°，下制0〜10°，屈曲・伸展0〜30°，後方回旋0〜50°である．
- 胸鎖関節における運動の制限因子は，下制は第1肋骨が，屈曲・伸展は前・後胸鎖靱帯である．

2 肩鎖関節の運動 （図8-8b）

- 肩鎖関節の運動には，肩甲骨の，①上方回旋・下方回旋，②水平屈曲・水平伸展，③前傾・後傾がある．
- 肩鎖関節の関節可動域は胸鎖関節と比較すると狭く，上方回旋0〜30°，水平屈曲・水平伸展0〜30°である．
- 肩鎖関節における運動の制限因子は，烏口鎖骨靱帯の緊張である．

3 肩甲上腕関節の運動 （図8-8c）

- 肩甲上腕関節の運動には，①屈曲・伸展，②外転・内転，③外旋・内旋，④水平屈曲・水平伸展がある．
- 肩甲上腕関節の関節可動域は，屈曲0〜180°，伸展0〜50°，外転0〜180°，内転0°であり，内外旋は上肢の位置によって変化する．上肢を下垂した状態（1st position*）では外旋60°，内旋80°となり，肩関節90°外転位の状態（2nd position*）では外旋90°，内旋70°である．
- 水平屈曲・水平伸展は水平面上の動きで，水平屈曲は肩関節屈曲と内転，水平伸展は肩関節伸展と外転の複合運動であり，関節可動域は水平屈曲が0〜135°，水平伸展が0〜30°である．

4 肩甲上腕リズム （図8-9）

- 上肢を挙上，外転するとき，肩甲上腕関節の屈曲，外転とともに肩甲骨（肩甲胸郭関節）の上方回旋を伴う．このときの両関節の角度変化の関係を肩甲上腕リズムという．
- 肩の外転3°のうち，肩甲上腕関節が2°外転，肩甲骨が1°上方回旋し，2：1の比率で外転が行われる．

* 1st position　上肢を下垂した状態を指す．

* 2nd position　肩関節90°外転位の状態である．

memo
これまで，上肢挙上において，肩甲骨の上方回旋が上腕骨に連動するまでにsetting phaseと呼ばれる静止期があるとされ，肩甲上腕関節と肩甲骨が連動して運動するのは外転30°以降，屈曲60°以降とされていた．しかしこの静止期にも肩甲骨の動きが確認され，上肢の挙上における肩甲骨運動の準備期とも考えられている．

C 関節運動学　113

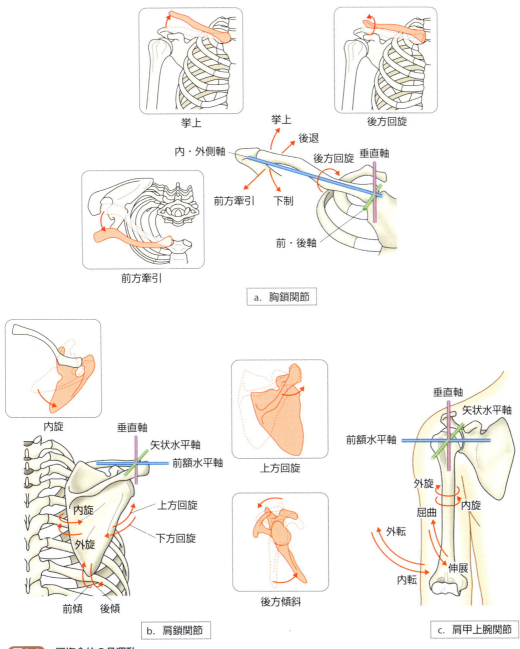

図8-8 肩複合体の骨運動

C 関節運動学

1 胸鎖関節運動時の関節副運動 (図8-10)

- 鎖骨近位端の関節面は，胸骨柄の関節面に対して，挙上・下制時に凸の法則で動き，鎖骨の運動方向へ転がりと反対方向へ滑りがみられる．

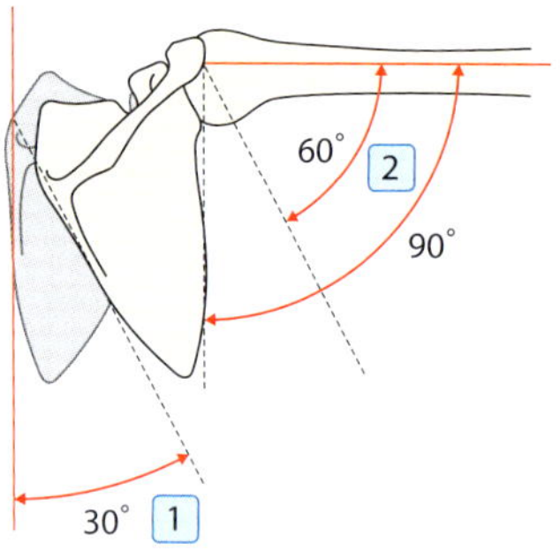

肩甲上腕関節：肩甲胸郭関節＝2：1

図8-9　肩甲上腕リズム

- 一方で，屈曲（前方牽引）・伸展（後退）時には凹の法則で動き，鎖骨の運動方向への転がりと滑りがみられる．

2 肩鎖関節運動時の関節副運動

- 肩甲骨の鎖骨関節面は鎖骨の外側端に対して，上方回旋時に肩甲骨の運動方向へ滑る．
- 水平屈曲・水平伸展の運動時も同様に肩甲骨の運動方向への滑りである．

3 肩甲上腕関節運動時の関節副運動（図8-11）

- 上腕骨頭は肩甲骨関節窩に対して凸の法則で動く．
- 肩関節屈曲時は，上腕骨頭は肩甲骨関節窩に対し上腕骨の運動方向への軸回旋（スピン）がみられる．
- 肩関節外転時は，上腕骨頭は肩甲骨関節窩に対し上腕骨の運動方向へ転がり，反対方向へ滑る．
- 肩関節外旋時は，1st positionで上腕骨頭は肩甲骨関節窩に対し上腕骨の運動方向へ転がり，反対方向へ滑る．2nd positionでは，上腕骨の運動方向への軸回旋（スピン）がみられる．

> **memo**
> 凸の法則とは，凸の関節面を動かす際，骨運動と反対方向に滑りが生じることを指す．一方，凹の法則とは，凹の関節面を動かす際，骨運動と同じ方向に滑りが生じることを指している．

D　運動に作用する筋

- 肩複合体の運動に作用する筋を表8-1，8-2に示す．

1 肩甲骨の運動と筋（表8-1，図8-12）

- 肩甲骨の運動は，挙上・下制，内転・外転，上方回旋・下方回旋がある（図8-13）．

a. 肩甲骨の挙上・下制

- 肩甲骨挙上に作用する筋は，僧帽筋上部線維（副神経支配），肩甲挙筋（肩甲

D 運動に作用する筋　115

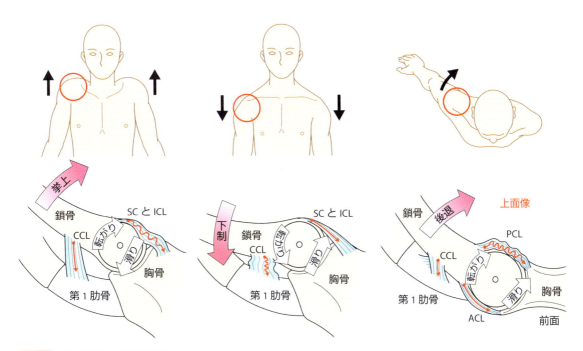

図8-10 胸鎖関節の関節副運動
CL：Capsular Ligament（関節包靱帯），ICL：Interclavicular Ligament（鎖骨間靱帯），CCL：Costoclavicular Ligament（肋鎖靱帯），ACL：Anterior Sternoclavicular Ligament（胸鎖関節前靱帯），PCL：Posterior Cruciate Ligament（後十字靱帯），SC：Sternoclavicular（胸鎖）

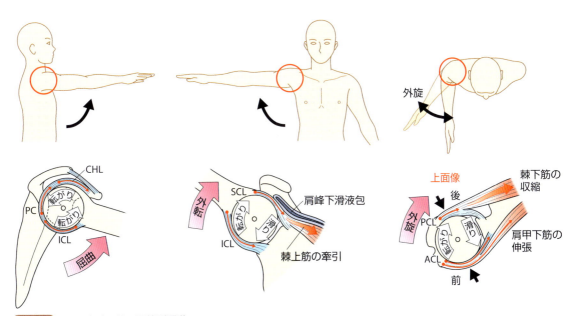

図8-11 肩甲上腕関節の関節副運動
CHL：Coracohumeral Ligament（烏口上腕靱帯），PC：Posterior Capsule（後関節包），ICL：Internal Capsular Ligament（内側関節包靱帯），SCL：Superior Costotransverse Ligament（上肋横突靱帯）

表8-1 肩甲骨の運動に作用する筋

筋 名	起 始	停 止	作 用	神経支配
鎖骨下筋	第1肋骨とその軟骨部	鎖骨	鎖骨の下制 肩甲骨下制	鎖骨下筋神経 (C5, 6)
小胸筋	第3〜5肋骨	肩甲骨烏口突起	肩甲骨下制 肩甲骨外転 肩甲骨下方回旋	内側・外側胸筋神経 (C5〜T1)
前鋸筋	第1〜9肋骨	肩甲骨内側縁	肩甲骨外転 上方回旋	長胸神経 (C5〜7)
僧帽筋	上部線維：外後頭隆起 　　　　　項靱帯 中部線維：第1〜6胸椎棘突起 下部線維：第7〜12胸椎棘突起	上部線維：鎖骨 中部線維：肩峰, 肩甲棘 下部線維：肩甲骨棘三角	上部線維：肩甲骨挙上 　　　　　肩甲骨上方回旋 中部線維：肩甲骨内転 下部線維：肩甲骨下制 　　　　　肩甲骨上方回旋	副神経 頸神経 (C2〜4)
肩甲挙筋	第1〜4頸椎横突起	肩甲骨上角	肩甲骨挙上	肩甲背神経 (C5)
大菱形筋	第1〜4胸椎棘突起	肩甲骨内側縁	肩甲骨内転 肩甲骨下方回旋	肩甲背神経 (C5)
小菱形筋	第6〜7頸椎棘突起	肩甲骨内側縁	肩甲骨内転 肩甲骨下方回旋	肩甲背神経 (C5)

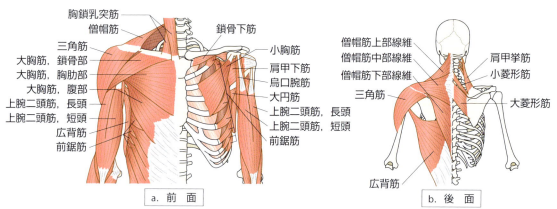

図8-12 肩複合体の主要な筋（表層）

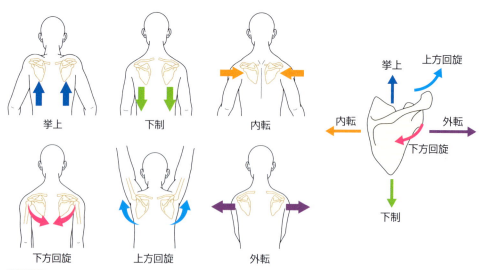

図8-13 肩甲骨の運動方向

背神経支配），大・小菱形筋（肩甲背神経支配）である．
- 肩甲骨下制に作用する筋は，鎖骨下筋（鎖骨下筋神経支配），小胸筋（内側胸筋神経支配），僧帽筋下部線維（副神経支配）である．
- 僧帽筋は機能的に上部線維，中部線維，下部線維に分けることができ，各々運動に作用する方向が異なる．

b．肩甲骨の内転・外転
- 肩甲骨の内転に作用する筋は，僧帽筋中部線維（副神経支配），大・小菱形筋である．
- 肩甲骨の外転に作用する筋は，前鋸筋（長胸神経支配），小胸筋である．

c．肩甲骨の上方回旋・下方回旋
- 肩甲骨の上方回旋に作用する筋は，僧帽筋上部線維，前鋸筋，僧帽筋下部線維である．
- 僧帽筋上部線維，下部線維と前鋸筋のフォースカップル作用により，それぞれ適切なタイミングでバランスよく作用することで，スムーズな上方回旋が起こり肩甲上腕関節の安定化を図る．
- 肩甲骨の下方回旋に作用する筋は，大・小菱形筋，小胸筋である．

② 肩甲上腕関節（表8-2，図8-14）

- 肩甲上腕関節の運動は，屈曲・伸展，内転・外転，内旋・外旋，水平屈曲・水平伸展がある（図8-8参照）．

a．肩甲上腕関節の屈曲・伸展
- 肩甲上腕関節の屈曲に作用する筋は，三角筋前部線維（腋窩神経支配），大胸筋鎖骨部（外側胸筋神経支配），上腕二頭筋短頭（筋皮神経支配），烏口腕筋（筋皮神経支配）である．
- 肩甲上腕関節の伸展に作用する筋は，三角筋後部線維（腋窩神経支配），広背筋（胸背神経支配），大円筋（肩甲下神経支配）である．
- 三角筋は機能的に前部線維，中部線維，後部線維に分けることができ，鎖骨外側1/3から起こる前部線維が屈曲にかかわり，肩甲棘から起こる後部線維が肩関節伸展にかかわる．
- 上腕二頭筋短頭は，烏口突起から起こり橈骨粗面に停止し，上腕骨前面に筋があり肩関節屈曲に作用する．

b．肩甲上腕関節の内転・外転
- 肩甲上腕関節の内転に作用する筋は，大胸筋，広背筋，大円筋，烏口腕筋である．
- 肩甲上腕関節の外転に作用する筋は，三角筋中部線維（腋窩神経支配），棘上筋（肩甲上神経支配），上腕二頭筋長頭である．
- 上腕二頭筋長頭は肩甲骨関節上結節から起こり，結節間溝を経由して橈骨粗面に停止し，上腕骨外側を筋が走行するため外転に作用する．

c．肩甲上腕関節の内旋・外旋
- 肩甲上腕関節の内旋に作用する筋は，肩甲下筋（肩甲下神経支配），大円筋，大胸筋，広背筋である．

memo
副神経はXI脳神経で，胸鎖乳突筋も支配している．

memo
フォースカップル作用は，2つ以上の筋が連動して動くことで適切な関節運動が行われること．

memo
肩甲骨の回旋におけるフォースカップル作用
肩甲骨の異なる部位に対して反対方向の力を加えることで，回転モーメントを生み出し，肩甲骨の滑らかな回旋運動を可能にします．
〈上方回旋の筋〉
上部：僧帽筋上部線維と前鋸筋上部線維
下部：前鋸筋下部線維
〈下方回旋の筋〉
上部：菱形筋
下部：僧帽筋下部線維
これら2つの力が対になって働くことで，肩甲骨の安定性を保ちながら回旋運動が可能．

memo
肩甲上腕関節伸展には上腕三頭筋も作用する．上腕三頭筋は肘関節伸展にも作用する．上腕三頭筋長頭は肩甲骨関節下結節に付着する二関節筋であり，肩関節伸展以外に肘関節伸展にも作用する．

表8-2 肩関節の運動に作用する筋

筋名	起始	停止	作用	神経支配
三角筋	前部線維：鎖骨 中部線維：肩峰 後部線維：肩甲棘	上腕骨三角筋粗面	前部線維：肩関節屈曲 中部線維：肩関節外転 後部線維：肩関節伸展	腋窩神経 （C5～6）
烏口腕筋	烏口突起	上腕骨内側面	肩関節水平屈曲 肩関節屈曲 肩関節内転	筋皮神経 （C6～7）
棘上筋	棘上窩	上腕骨大結節	肩関節外転	肩甲上神経 （C5）
棘下筋	棘下窩	上腕骨大結節	肩関節外旋	肩甲上神経 （C5）
小円筋	肩甲骨外側縁	上腕骨大結節	肩関節外旋	腋窩神経 （C5）
肩甲下筋	肩甲下窩	上腕骨小結節	肩関節内旋	肩甲下神経 （C5～7）
大円筋	肩甲骨下角	上腕骨小結節稜	肩関節伸展 肩関節内転 肩関節内旋	肩甲下神経 （C5～7）
大胸筋	鎖骨部：鎖骨内側1/2 胸肋部：胸骨，第2～6肋軟骨，腹直筋鞘	上腕骨大結節稜	鎖骨部：肩関節屈曲 　　　　　肩関節水平屈曲 胸肋部：肩関節内転 　　　　　肩関節水平屈曲	鎖骨部：外側胸筋神経 胸肋部：外側・内側胸筋神経 （C5～T1）
広背筋	下部胸椎棘突起，腰仙椎棘突起，腸骨稜，下部肋骨，肩甲骨下角	上腕骨小結節稜	肩関節伸展 肩関節内転 肩関節内旋	胸背神経 （C6～8）

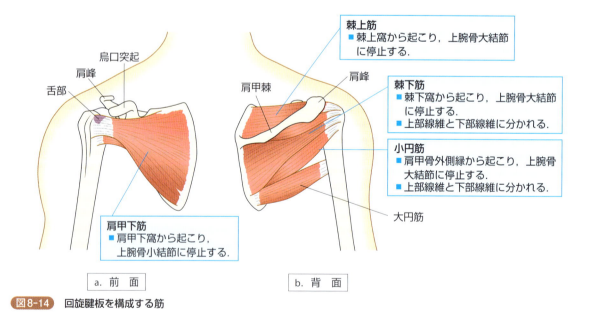

図8-14 回旋腱板を構成する筋

- 肩甲上腕関節の外旋に作用する筋は，棘下筋（肩甲上神経支配），小円筋（腋窩神経支配）である．

d. 肩甲上腕関節の水平屈曲・水平伸展

- 肩甲上腕関節の水平屈曲に作用する筋は，大胸筋，烏口腕筋，三角筋前部線維，肩甲下筋である．
- 肩甲上腕関節の水平伸展に作用する筋は，三角筋中部線維，三角筋後部線維，棘下筋，小円筋である．

column

肩関節の内・外旋って重要？

肩関節の内旋・外旋運動は，髪を洗う，髪を結ぶ，ズボンを腰部へと引き上げる，トイレでお尻を拭くなどさまざまな日常生活活動で必要不可欠な運動です．回旋筋腱板 rotator cuff を構成する筋の作用でもあり，インナーマッスルとして肩関節の動的安定性に関与しており，投球動作や水泳，バレーボールなどのスポーツ分野でも注目されています．リハビリテーションの評価では，肩関節の肢位を変化させた1st position, 2nd positionの内旋・外旋の運動範囲から肩関節の障害を理解するのに役立ちます．

学習到達度自己評価問題

以下の問題で正しいものに○，誤っているものに×を記しなさい．
1. 上腕骨頭は30°前捻しており，胸郭に張りつく肩甲骨の関節窩と合致する．
2. 胸鎖関節は関節円板があり，球関節と同様の運動が可能となる．
3. 肩甲上腕リズムは，肩甲上腕関節の外転と肩甲骨の上方回旋が，1：2の比率で行われることを指す．
4. 棘上筋，棘下筋，小円筋，大円筋，肩甲下筋は回旋筋腱板を構成する．
5. 肩甲骨上方回旋の主動作筋は，前鋸筋と僧帽筋上部線維・下部線維である．

臨床につながる運動学

1 ゼロポジション－臨床的意義（図8-15）

　ゼロポジションは，肩甲棘と上腕骨の長軸がほぼ一直線になる肢位である．この肢位では，肩周囲の筋緊張が均等になり，肩関節周囲の筋や靱帯，腱，軟部組織などにかかる負担が分散され，力が均等に発揮される．また，回旋筋腱板である棘上筋，棘下筋，小円筋，肩甲下筋の筋緊張のバランスがとれるため，肩関節が最も安定した状態でもある（p.111　A-4回旋筋腱板）．

　この姿勢は肩関節外転約130°挙上した姿勢（p.112　B-3肩甲上腕関節の運動）である．臨床場面では腱板断裂術後の固定肢位として使用されている．近年，投球動作において，ゼロポジション付近でボールをリリースすると肩関節の負担が少なく，力の伝達効率がよいといわれている．

2 肩峰下インピンジメント症候群（図8-16）

　健常な肩関節では，外転時に，肩峰下関節（第2肩関節）部（p.109　A-2-b関節構造をもたない関節）を水平に走行する棘上筋が収縮し，上腕骨頭を関節窩に押しつけ，固定したうえで三角筋が作用している．この棘上筋と三角筋のフォースカップル作用（p.117　D-1-c肩甲骨の上方回旋・下方回旋）により，上腕骨頭が肩峰に衝突することなく運動が行われる．

　肩峰下インピンジメント症候群は，発生頻度が高い肩の疼痛障害で上腕骨頭が棘上筋腱や肩峰下滑液包などを圧迫することで起こる．回旋筋腱板の機能不全や肩甲骨の可動域制限，上腕骨頭の上方偏位などによる異常な関節副運動が原因となる．

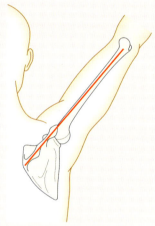

図8-15　ゼロポジション

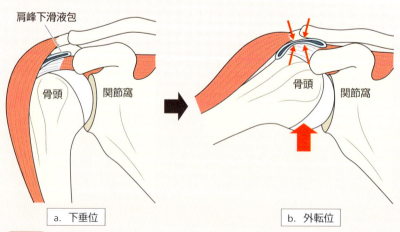

図8-16　肩峰下インピンジメント症候群と棘上筋・三角筋のフォースカップル作用

9 肘・前腕の運動

一般目標
1. 肘関節障害の予防と治療を行うために，肘関節の運動学的な特徴を理解する．
2. 生活上での前腕の機能的な用い方を提案できるために，前腕の運動学的な特徴を理解する．

行動目標
1. 橈骨と尺骨で構成される2つの関節を想起できる．
2. 肘関節を構成する3つの関節を列記できる．
3. 肘関節および前腕の筋の作用を説明できる．
4. 肘関節と前腕の動きと靱帯の作用とを関連づけて説明できる．
5. 肘関節および前腕の関節副運動について説明できる．

調べておこう
1. 肘関節の構造と機能を調べよう．
2. 肘関節と前腕の運動範囲を調べよう．
3. 肘関節と前腕に作用する筋の起始・停止，神経支配を確認してみよう．

A 機能解剖

1 肘を構成する関節

- 肘関節 elbow joint は，①**腕橈関節**，②**腕尺関節**，③**上橈尺関節**からなる複合関節である（図9-1，9-2）．
- ①腕橈関節，②腕尺関節，③上橈尺関節は，すべて同一関節腔にある．

a. 腕橈関節 humeroradial joint
- 上腕骨小頭と橈骨頭からなり，肘関節屈曲・伸展，前腕回内・回外に関与する．
- 関節しまりの肢位は肘関節屈曲90°，前腕回外5°であり，関節ゆるみの肢位は完全伸展位，完全回外位である．

b. 腕尺関節 humeroulnar joint
- 上腕骨滑車と尺骨の滑車切痕からなり，肘関節屈曲・伸展に関与する．
- 上腕骨滑車の長軸と上腕骨長軸は直角ではなく，鋭角に交わる（図9-3）．
- 関節しまりの肢位は伸展位，関節ゆるみの肢位は屈曲70°，回外10°である．

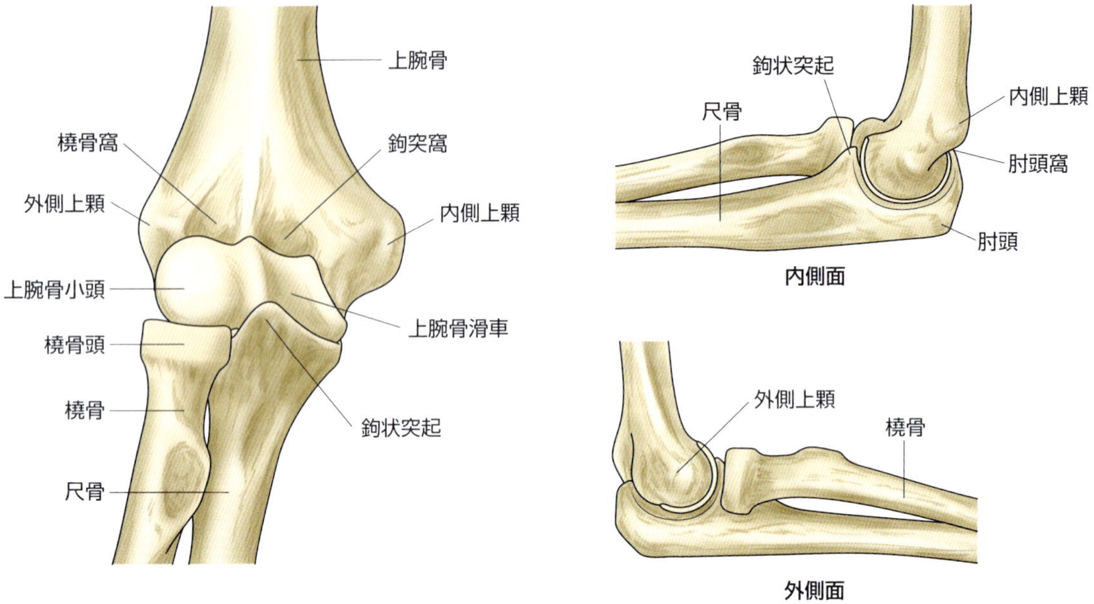

上腕骨
橈骨窩
鉤突窩
外側上顆
内側上顆
上腕骨小頭
上腕骨滑車
橈骨頭
橈骨
鉤状突起
尺骨
鉤状突起
尺骨
内側上顆
肘頭窩
肘頭
内側面
外側上顆
橈骨
外側面

図 9-1　右肘関節の構造

①腕橈関節
■ 上腕骨小頭が凸，橈骨頭が凹の関節面をつくる．
■ 関節の形状は球関節である．
②腕尺関節
■ 上腕骨滑車（糸巻き状）は凸，尺骨の滑車切痕は凹の関節面をつくる．
■ 関節の形状は蝶番関節，機能的にはラセン関節である．
③上橈尺関節
■ 橈骨頭の関節環状面が凸と尺骨の橈骨切痕が凹の関節面をつくる．
■ 関節の形状は車軸関節である．
④下橈尺関節
■ 尺骨の関節環状面が凸，橈骨の尺骨切痕が凹の関節面をつくる．
■ 関節の形状は車軸関節である．
上腕骨
尺骨
橈骨
骨間膜
掌側橈骨尺骨靱帯
背側橈骨尺骨靱帯
腹側面
背側面

図 9-2　右肘関節と前腕の関節

c.　上橈尺関節 superior（proximal）radioulnar joint

■ 橈骨と尺骨の近位部にあり，前腕の回内・回外に関与する．

■ 関節しまりの肢位は5° 回外位，安静肢位は70° 屈曲位，35° 回外位である．

2　前腕を構成する関節

■ 前腕の運動は，①上橈尺関節と②下橈尺関節で行われる（図9-2，9-6参照）．

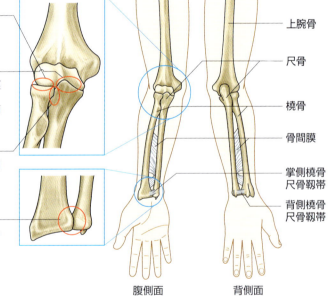

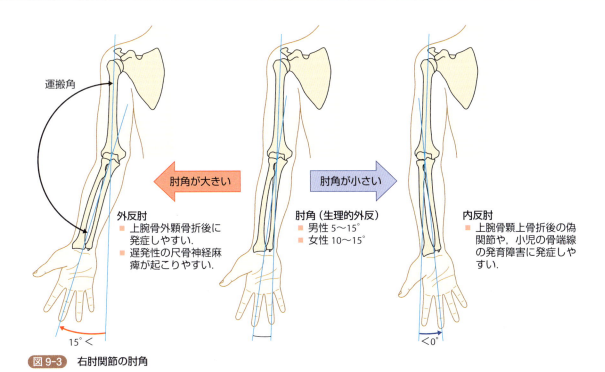

図9-3 右肘関節の肘角

a. 上橈尺関節
b. 下橈尺関節 inferior radioulnar joint
- 橈骨と尺骨の遠位部にあり，前腕回内・回外に作用する．
- 関節しまりの肢位は5°回外位，安静肢位は10°回外位である．

③ 肘関節，前腕の靱帯

a. 橈骨輪状靱帯（図9-4）
- 尺骨の橈骨切痕の前縁から起こり，その後縁に停止し，橈骨の関節環状面を取り巻く．
- 上橈尺関節を支持し，脱臼や過度な橈側偏位を防ぐ．

b. 骨間膜（図9-2）
- 橈骨骨幹と尺骨骨幹を連結する．
- 回内時に弛緩し，回外時に緊張する．

c. 内側側副靱帯および外側側副靱帯（図9-4）
- 肘関節包内には，内側および外側に側副靱帯があり，関節の安定性にかかわる．
- 内側側副靱帯は外反のストレスに対して，外側側副靱帯は内反のストレスに対して働き，過度な外反・内反を制限する．

d. 背側橈骨尺骨靱帯および掌側橈骨尺骨靱帯（図9-2）
- 橈骨の尺骨切痕と尺骨の関節環状面を連結する．
- 背側橈骨尺骨靱帯は回内，掌側橈骨尺骨靱帯は回外を制限する．

> memo
> 骨間膜は，筋の付着部としての役割がある．また，転倒して肘を伸ばした状態で外力が加わったときに衝撃を吸収し，ほかの部位に介達して外傷を防ぐことができる．

> memo
> 肘関節内では，橈骨に靱帯は付着していない．

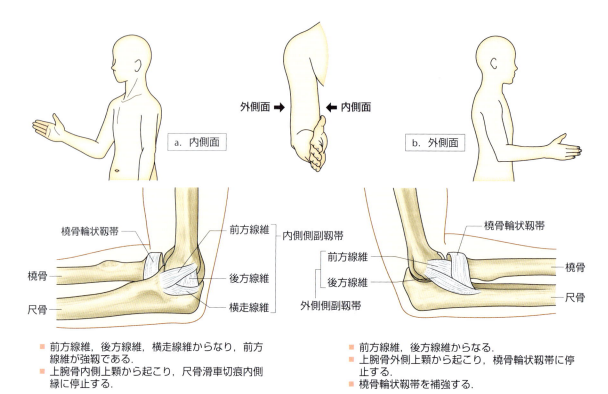

- 前方線維，後方線維，横走線維からなり，前方線維が強靱である．
- 上腕骨内側上顆から起こり，尺骨滑車切痕内側縁に停止する．

- 前方線維，後方線維からなる．
- 上腕骨外側上顆から起こり，橈骨輪状靱帯に停止する．
- 橈骨輪状靱帯を補強する．

図 9-4 右肘関節の靱帯

  column
プロ野球選手が肘を痛めるのはなぜ？
オーバースローの投球動作では，肘の内側側副靱帯（MCL）に外反ストレスがかかります．プロ野球の投手がよく肘を痛めるのはここが原因のひとつです．断裂したMCLを再建するために，長掌筋腱または足底筋腱など移植される「トミー・ジョン手術」はニュースなどで耳にすることも多いかと思います．

4 肘関節のアライメント

 memo
鞄をもつ機会の多い女性は男性に比べ，肘の伸展角度が 10～15°と大きい．これは，物をもって前腕を下垂すると，腕尺関節面が下方へ変位するため，尺骨の運動が大きくなり，同時に肘頭が肘頭窩に入るための距離が長くなるためである．

a．肘角（運搬角）
- 上肢を解剖学的肢位に位置させたときの上腕と前腕の軸は生理的に外反しており，これを**肘角** cubital angle といい（図9-3），鞄などを手にさげた際に現れることから運搬角 carrying angle とも呼ばれる．
- 標準的な肘角は男性 5～15°，女性 10～15°である．
- 標準的な肘角より大きい角度を**外反肘**，小さい角度は**内反肘**という．

b．ヒューター線とヒューター三角
- 肘関節を後方から観察した場合，①肘頭，②内側上顆，③外側上顆が一直線に並ぶ線を**ヒューター線** Hüter line という（図9-5a）．
- 肘関節屈曲位では，①肘頭，②内側上顆，③外側上顆が二等辺三角形を形成する．これを**ヒューター三角**という（図9-5b）．

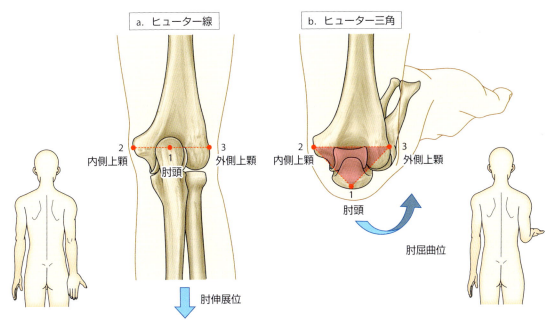

図 9-5 右肘の後方からみたヒューター線とヒューター三角

B 骨運動学

■ 肘関節と前腕の運動には，①肘関節の屈曲と伸展，②前腕の回内と回外がある．

1 肘関節の運動

■ 肘関節の屈伸運動は，腕尺関節と腕橈関節の関節面の動きによって起こる．
■ 関節可動域は屈曲 0 ～ 145°，伸展 0 ～ 5° である．
■ 屈曲の制限因子は，①上腕前部の軟部組織，②上腕三頭筋，③後方関節包である．
■ 伸展の制限因子は，①肘頭と肘頭窩の接触，②上腕二頭筋，③上腕筋，④前方関節包である．

2 前腕の回内と回外

■ 前腕の回内・回外は上橈尺関節と下橈尺関節の関節面の動きによる（図9-6）．
■ 関節可動域は，回内 0 ～ 90°，回外 0 ～ 90° である．
■ 回内の制限因子は，①橈骨骨体と尺骨の接触，②回外筋，骨間膜，背側橈骨尺骨靱帯の緊張である．
■ 回外の制限因子は，①円回内筋，②骨間膜，掌側橈骨尺骨靱帯である．

memo
肘関節伸展位では，回内・回外の角度が 90° よりも大きくみえるが，これは上腕骨の回旋が代償運動（トリック・モーション）として加わるためである．

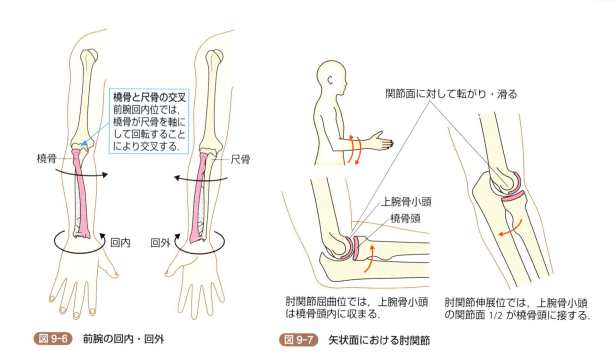

図9-6　前腕の回内・回外

図9-7　矢状面における肘関節

C　関節運動学

1　屈伸運動時の関節副運動

a. 腕橈関節
- 橈骨頭は上腕骨小頭に対して凹の法則で動く．
- 肘関節屈曲時には，橈骨頭が上腕骨小頭に対して前方に転がり・滑り，伸展時に後方に転がり・滑る（図9-7）．

b. 腕尺関節
- 尺骨の滑車切痕は上腕骨滑車に対して凹の法則で動く．
- 肘関節屈曲時には，滑車切痕が滑車関節面に対して前方に転がり・滑り，伸展時に後方に転がり・滑る（図9-7）．

2　回内・回外運動時の関節副運動

a. 上橈尺関節
- 橈骨頭は尺骨の橈骨切痕に対して凸の法則で動く．
- 橈骨頭は回内時に腹側に転がり背側に滑り，回外時は背側に転がり腹側に滑る．

b. 下橈尺関節
- 橈骨の尺骨切痕は尺骨頭に対して凹の法則で動く．
- 橈骨の尺骨切痕は回内時に腹側に転がり腹側に滑り，回外時は背側に転がり背側に滑る．

表 9-1 肘および前腕の運動に関与する筋

筋名	起始	停止	作用	神経支配
上腕二頭筋	長頭：肩甲骨の関節上結節と関節唇の一部 短頭：烏口突起	橈骨粗面．一部は上腕二頭筋腱膜となって前腕の筋膜に付着	肘関節屈曲 前腕回外 （長頭：肩関節外転，短頭：肩関節屈曲，内転）	筋皮神経 （C5, 6）
上腕筋	上腕骨前面の下半分	尺骨粗面	肘関節屈曲	筋皮神経，外側部は橈骨神経 （C5, 6）
腕橈骨筋	上腕骨外側縁の遠位	橈骨の茎状突起の上方	肘関節屈曲 前腕回内・回外	橈骨神経 [C(5), 6, 7, (8)]
肘筋	上腕骨外側上顆の後面	尺骨後縁，後面上部	肘関節伸展の補助	橈骨神経 [C(6), 7, 8]
上腕三頭筋	長頭：肩甲骨の関節下結節 内側頭：上腕骨の橈骨神経溝より下方の後面 外側頭：上腕骨の橈骨神経溝より上方の後面	尺骨の肘頭	肘関節伸展 （肩関節伸展）	橈骨神経 （C6～8）
回外筋	上腕骨外側上顆と尺骨の回外筋稜	橈骨上部の外側	前腕回外 肘関節伸展	橈骨神経 [C(5), 6, 7, (8)]
円回内筋	上腕骨内側上顆および尺骨の鉤状突起の内側	橈骨の中央外側にある回内筋粗面	前腕回内 肘関節屈曲	正中神経 （C6, 7）
方形回内筋	尺骨の下部前面	橈骨の下部前面	前腕回内	正中神経 （C6～8, Th1）

D 運動に作用する筋

- 肘関節および前腕の運動に作用する筋を**表9-1**に示した．

1 肘関節

- 肘関節の屈筋には，①**上腕二頭筋**（筋皮神経支配），②**上腕筋**（筋皮神経，一部橈骨神経支配），③**腕橈骨筋**（橈骨神経支配）がある．
- 肘関節の伸筋には，①**上腕三頭筋**（橈骨神経支配）と②**肘筋**（橈骨神経支配）がある．

a. 肘関節の屈曲（図9-8）

- ①上腕二頭筋 biceps brachii は最も強い肘関節屈筋で，長頭と短頭の2つの筋頭がある．
- ②上腕筋 brachialis は上腕骨前面の下半分から起こり，尺骨粗面に停止する．
- ③腕橈骨筋 brachioradialis は前腕回内・回外中間位での肘関節屈曲に作用する．

b. 肘関節の伸展

- ①上腕三頭筋 triceps brachii は，長頭，外側頭，内側頭の3つの筋頭をもち，肘関節伸展に作用する（図9-9）．
- 上腕三頭筋の長頭は肩関節と肘関節をまたぐ二関節筋である．
- ②肘筋（橈骨神経支配）は，主に上腕三頭筋の働きを補助し，肘関節伸展に作

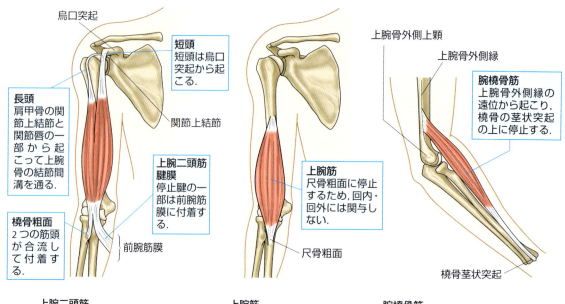

図 9-8 肘関節屈曲に作用する筋

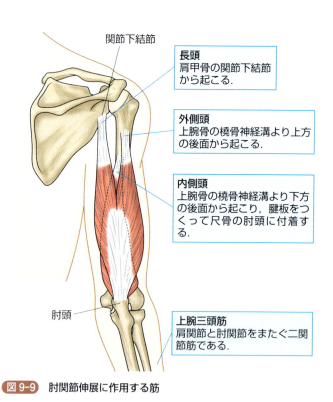

図 9-9 肘関節伸展に作用する筋

D　運動に作用する筋　129

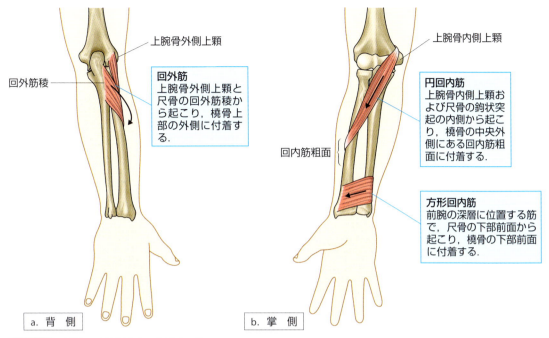

図 9-10　前腕の回外と回内に作用する筋

用する．

2 前　腕

a．回　外
- 前腕を回外する筋には①**上腕二頭筋**と②**回外筋**がある（図9-10）．
- ①上腕二頭筋は，前腕回外の作用がある．
- ②回外筋 supinator は前腕の回外に作用するとともに，肘関節伸展の作用がある．

b．回　内
- 前腕を回内する筋には，①**円回内筋**と②**方形回内筋**があり，これらは正中神経の支配を受ける．
- ①円回内筋 pronator teres は前腕の回内に作用するとともに，肘関節の屈曲の作用がある．
- ②方形回内筋 pronator quadratus は前腕の回内に作用する．

memo
回外筋と円回内筋は上腕骨と橈骨の間を連結する筋でもあり，それぞれ肘関節の伸展と屈曲の作用をもつ．

学習到達度自己評価問題
以下の問題で正しいものに○，誤っているものに×を記しなさい．
1. 腕橈関節は球関節であり，肘関節屈曲・伸展，前腕回内・回外に関与する．
2. 肘角の正常値は男性5〜15°，女性10〜15°である．
3. 肘関節屈曲の制限因子は，上腕前部の軟部組織，上腕二頭筋，後方関節包である．
4. 前腕の回外筋には上腕二頭筋と橈骨神経支配の回外筋がある．
5. 上橈尺関節では，橈骨頭が尺骨の橈骨切痕に対して凹の法則で動く．

➡ 臨床につながる運動学

1 肘・前腕の障害（例）

a. 上腕骨外側上顆炎——日常で生じる炎症と運動制限（図9-11）

上腕骨外側上顆炎（テニス肘）は，日常生活動作やスポーツなど，手指伸筋群の使いすぎが原因で発症する．上腕骨外側上顆に付着する伸筋群の腱で炎症が起こるため，伸筋群の作用である手関節背屈や，同じく外側上顆に付着する肘筋による肘関節伸展（p.127 D-1肘関節）にて，疼痛が生じる．

b. 側副靱帯損傷——肘屈曲・伸展以外の運動が制限される

肘関節は蝶番関節に属し，単軸で屈曲・伸展運動する．ただし，この蝶番機能はややゆるく，運動軸は矢状面より外側へcubital angel（生理的外反，carry angle）がある（p.124 A-4肘関節のアライメント）．この外反によるストレスは主に内側側副靱帯が制限している．ボールの横投げやテニスラケットのフォアハンドで，側副靱帯が損傷すると肘関節の外反は大きくなりやすい．

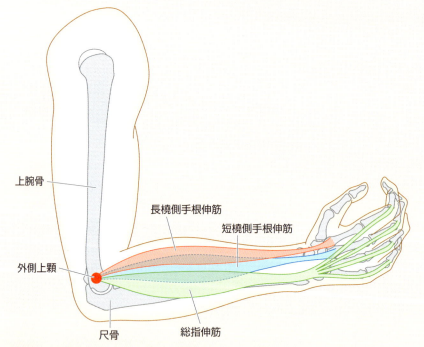

図 9-11　上腕骨外側上顆炎が発生する構造的特性と過負荷の影響
複数の筋が上腕骨外側上顆を起始部として付着しているため，手指と手関節の反復運度で過剰な負荷を受けやすく，起始部での微少な損傷や炎症が引き起こされる．

10 手・手部の運動

一般目標
- 手根と手指の構造とその機能を理解する．

行動目標
1. 手関節と手指の筋を列記できる．
2. 手関節と手指の関節の構造を説明できる．
3. 手関節と手指の骨運動ならびに関節副運動を説明できる．
4. 手内筋の作用について説明できる．

調べておこう
1. 手根骨の役割について調べよう．
2. 手関節運動を行う主要筋について調べよう．
3. 手指の運動にかかわる筋の起始，停止，神経支配について調べよう．

A 機能解剖

1 手関節

- 手関節は2つの前腕骨と8個の手根骨により構成されており，橈骨手根関節，手根中央関節からなる複合関節である（図10-1）．手根部には手根骨と横手根靱帯とで囲まれた空間（手根管）がある．

a. 橈骨手根関節 radiocarpal joint
- 楕円関節であり，橈骨の遠位端と近位手根列（舟状骨，月状骨，三角骨）で構成される．
- 尺骨と手根骨は直接関節をつくらない．
- 尺骨と手根骨の間には関節円板（三角線維軟骨）があり，尺骨と橈骨を結合し，尺骨と手根骨間の衝撃を吸収する役割がある．
- 関節しまりの肢位は尺屈位での伸展であり，関節ゆるみの肢位は中間位より軽度尺屈である．

b. 手根中央関節 midcarpal joint （図10-2）
- 豆状骨を除く近位と遠位の手根骨間の関節であり，変形した蝶番関節あるいは半関節である．
- 尺側部は近位手根列と有頭骨，有鉤骨の間で変形した顆状関節，橈側部は舟状

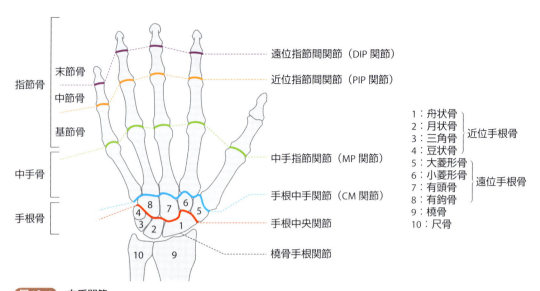

図10-1　右手関節
右手を手掌面からみた場合

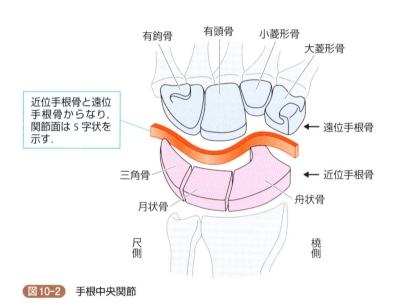

図10-2　手根中央関節

骨と大・小菱形骨の間で変形した平面関節となっている．

c. 手根管

- 手根骨部の横断面をみると，橈側に小さな管と尺側に大きな管がある．尺側の大きな管が手根管である（図10-3）．
- 橈側の小さな管には橈側手根屈筋腱が通り，手根管を通過するものは正中神経，長母指屈筋腱，各4本の浅指屈筋腱と深指屈筋腱であり，滑液性の腱鞘に包まれている．

A 機能解剖 133

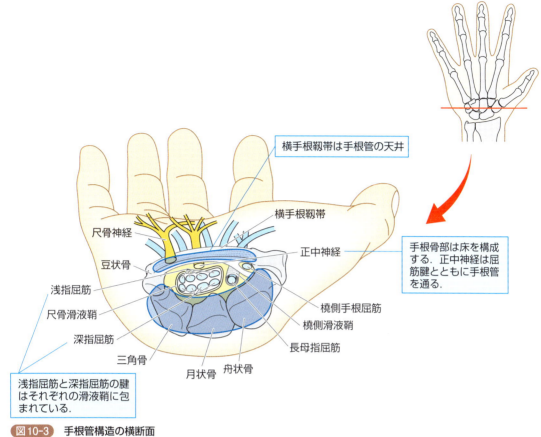

図10-3 手根管構造の横断面

2 手指の関節

a. 手根中手関節 carpometacarpal joint（CM関節）
- 第1指（母指）のCM関節は大菱形中手関節 trapeziometacarpal joint とも呼ばれ，鞍関節である．
- 母指だけは第1中手骨と大菱形骨の間に独立した関節包をもつ．
- 第2〜5指のCM関節は鞍関節が変形して平面化している．
- 第2, 3指のCM関節はほとんど可動性が認められず，わずかな滑り運動のみ起こる．
- 手関節の閉まりの肢位は，背屈（伸展）と尺屈である．
- 関節ゆるみの肢位は内転・外転と屈曲・伸展の中間位である．

b. 中手指節関節 metacarpophalangeal joint（MP関節）
- MP関節は，屈伸と同時に橈・尺屈およびわずかの回旋を許容する顆状関節である．ただし，伸筋腱や靱帯によって可動性は制限されるため，機能的には蝶番関節に近い．
- 掌側板，側副靱帯が付着し，関節の安定性を保っている（図10-4）．
- 手指の関節しまりの肢位は完全屈曲位であり，関節ゆるみの肢位は軽度屈曲位

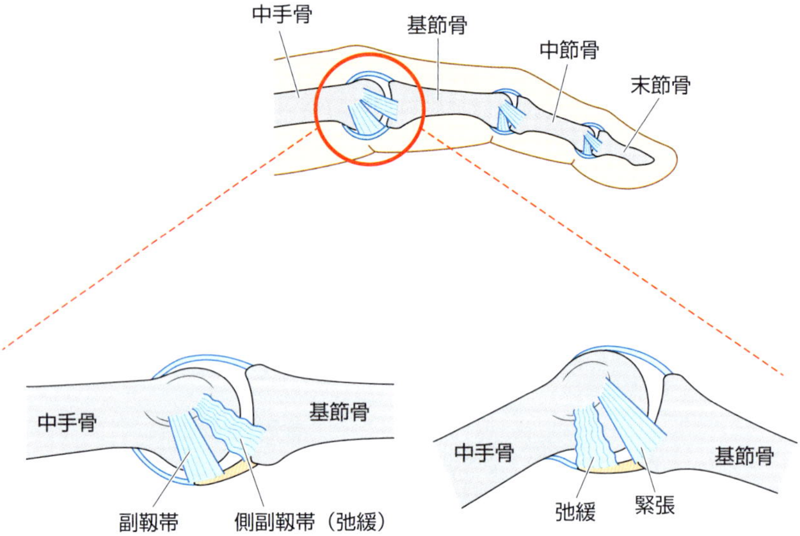

図10-4 MP関節の構造
側副靱帯は基節骨に付着．遠位は線維軟骨，中手骨につく．近位は膜状である．

である．一方で，母指の関節しまりの肢位は完全伸展位であり，関節ゆるみの肢位は軽度屈曲位である．

c. 近位指節間関節 proximal interphalangeal joint（PIP関節）
- 基節骨と中節骨で構成される蝶番関節である．
- 橈・尺屈はほとんど不可能である．
- PIP関節の側副靱帯は四角形で関節を両側から保護しており，側副靱帯と掌側板により関節の安定性は保たれている．
- 関節しまりの肢位は完全伸展位であり，関節ゆるみの肢位は軽度屈曲位である．

d. 遠位指節間関節 distal interphalangeal joint（DIP関節）
- PIP関節と同様の蝶番関節である．
- DIP関節の側副靱帯はPIP関節と同じ組織構造である．
- 関節しまりの肢位は完全伸展位であり，関節ゆるみの肢位は軽度屈曲位である．

3 手・手指の靱帯

- 手関節にある靱帯は前腕遠位と手関節を接続している．
- 手関節の靱帯は手根骨の間を走行し，遠位手根列から中手骨骨底に結束する（図10-5）．
- 背側橈骨手根靱帯は橈骨手根関節の後面を支持する．
- 掌側橈骨手根靱帯は，①橈骨舟状有頭骨靱帯，②橈骨月状骨靱帯，③橈骨舟状月状骨靱帯からなり，手関節伸展最終域で緊張する．
- 尺側側副靱帯は手関節の尺側に位置し，内側手関節包を肥厚する．
- MP関節の側副靱帯は，伸展位ではゆるんでいるが，屈曲位では緊張する（図10-4）．

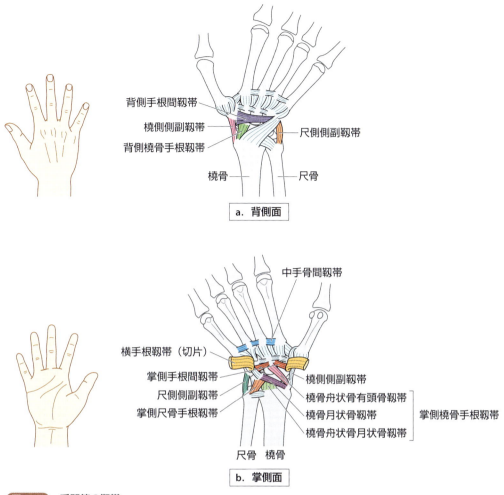

図10-5 手関節の靱帯

- PIP関節は側副靱帯によって，内転と外転が強く制限されている（図10-4）．

4 手のアーチ

- 遠位部にある手根骨と中手骨は1つの縦のアーチと2つの横アーチ，1つの斜めアーチに配列される（図10-6）．
- 手のアーチは手の強度を保ち，機能的な肢位をつくり出す．
- 近位横アーチは遠位手根骨列に固定される．
- 遠位横アーチは中手骨骨頭において作用し，近位横アーチよりも可動性がある．
- 斜めアーチは母指とほかの第2～5指によってつくられるアーチである．母指との対立のアーチともいえる．

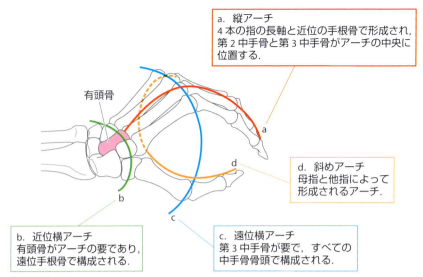

a. 縦アーチ
4本の指の長軸と近位の手根骨で形成され，第2中手骨と第3中手骨がアーチの中央に位置する．

d. 斜めアーチ
母指と他指によって形成されるアーチ．

b. 近位横アーチ
有頭骨がアーチの要であり，遠位手根骨で構成される．

c. 遠位横アーチ
第3中手骨が要で，すべての中手骨骨頭で構成される．

図10-6 正中外側からみた手の3つのアーチ

> **column**
>
> **手のアーチの機能**
>
> 私たちが物に手掌を合わせるときは，遠位横アーチや斜めアーチの凹面を変化させることによって行います．たとえば，母指と第4〜5指の可動性は，手掌を平面にすることを可能にし，平らな物を乗せたり，手掌全体で押すなどができます．そして，コップのような形状の物を手でもつときには，母指と他指の対立によって生じる斜めアーチが重要になります．野球のボールのような球体に手掌と手指を添わせてぴったりと把持できるのは，すべてのアーチが十分に機能しているからです．
>
> また，手内筋はこれらの手のアーチの形成を援助しています．手内筋の麻痺，骨損傷または疾病による二次的関節変形が生じると，アーチの崩壊とともに手の機能の能力障害が引き起こされます．

B 骨運動学

1 手関節の運動

- 手関節の運動は2軸性で，掌屈（屈曲）と背屈（伸展），橈屈（外転）と尺屈（内転），それらを組み合わせることによる分回し運動 circumduction が可能である（図10-7）．

a. 掌屈，背屈

- 掌屈は約85°（他動的には90°以上），背屈は約70°の可動域がある．
- 掌屈では橈骨手根関節が50°，手根中央関節が35°の可動域があり，一方で背屈では橈骨手根関節が35°，手根中央関節が50°の可動域がある．
- 掌屈位，背屈位での橈屈や尺屈は，靱帯の緊張で制限される．

B 骨運動学 137

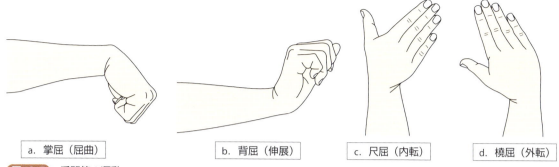

図10-7 手関節の運動

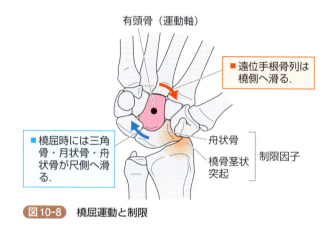

図10-8 橈屈運動と制限

b. 橈屈，尺屈
- 橈屈の可動域は25°で，そのうちの50%は橈骨手根関節が可動している．
- 尺屈の可動域は55°で，そのうちの60%は橈骨手根関節が可動している．
- 橈屈は橈骨茎状突起と舟状骨がぶつかることで骨性に可動域が制限される（図10-8）．

 column

手関節の自然な動き──ダーツスローモーション
手関節の運動は，掌屈，背屈，橈屈，尺屈の4つの動きで評価されますが，何も考えずに自然に手関節を掌屈・背屈すると，背屈時に橈屈，掌屈時には尺屈がみられます．この動きはダーツの矢を投げるときの動きと同じですので，ダーツスローモーション darts throw motion（DTM）と呼ばれ，リハビリテーションの臨床の場で，実用的な手関節の運動の視点として着目されています．この運動には，手関節の運動に関与する筋の走行が関連しています．

2 手指の運動

a. 手根中手関節（CM関節）
- 第2～5指のCM関節は，関節構造としては鞍関節である．第2，3指はほとんど可動性はないが，第4，5指は可動性があり，手の横アーチの増減に関与して

> **memo**
> 母指の内転運動は母指内転筋によって行われ，外転運動は長・短母指外転筋によって行われる．手指の内転運動は掌側骨間筋により行われ，外転運動は背側骨間筋によって行われる．ただし，小指の外転運動に関しては小指外転筋によって行われる．

いる（図10-9）．
- 母指のCM関節は，示指のCM関節に対して外転40°，屈曲50°，回内80°を示す．
- 母指は円錐を描くような分回し運動ができる．
- 母指のCM関節は，ほかの指に対して対立運動を行う．母指が対立運動をすることにより，ほかの指と共働して物を握る，つまむ，つかむなどの動作が可能となる（図10-10）．

b. 中手指節関節（MP関節）
- 第2～5指のMP関節は顆状関節であるが，機能的には蝶番関節と類似している．
- 屈曲は90°である．伸展は自動的にはわずかだが，他動的には45°まで可能である．
- 第2～5指のMP関節は，伸展位で内外転ができるが屈曲位では側副靱帯の緊張によりできない．
- 外転運動は，第2, 4指は45°，第5指は50°である．
- 母指のMP関節の屈曲は60°，伸展は10°の可動域がある．内・外転はできない．

c. 指節間関節 interphalangeal joint（IP関節）
- 指節間関節は近位部が凸面，遠位部が凹面の蝶番関節である．
- 関節面の形態や側副靱帯により屈曲・伸展以外の運動は生じない．
- 第2～5指の屈曲はPIP関節では100°，DIP関節では80°である．
- 母指のIP関節では屈曲が80°，伸展は10°の可動域がある．
- 指の可動域は個人差が大きく，とくに他動的な伸展運動では過伸展が起こることもある．

d. 手指の内転・外転運動
- 指の内転・外転運動は中指の中央線を基準とし，その中央線より離れる運動を外転運動，その中央線に近づく運動を内転運動という．そのため，中指は橈側への運動も尺側への運動も中央線から離れることになり，いずれも外転運動となる．
- 第2～5指の内転・外転運動はMP関節において行われる．

C 関節運動学

1 手関節

- 掌屈や背屈は，①橈骨手根関節と，②手根中央関節で行われ，橈屈や尺屈は，①橈骨手根関節の運動を主体として生じる．

a. 掌屈，背屈
①橈骨手根関節
- 橈骨手根関節では，橈骨は舟状骨と月状骨のみに直接連結している．
- 三角線維軟骨と接している橈骨の遠位関節面は凹状であり，手根骨の近位関節面は凸状である．

C 関節運動学　139

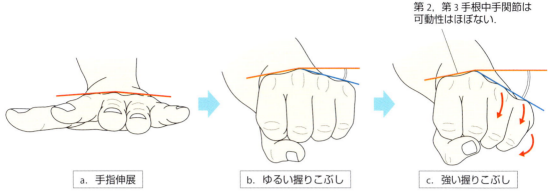

図10-9　**第2〜5指のCM関節の可動性**
b, cに示したとおり，第4・5手根中手関節は可動性がある．握りこぶしをつくるときや強く物を把持する際の物体への手掌の適合を強化することができる．

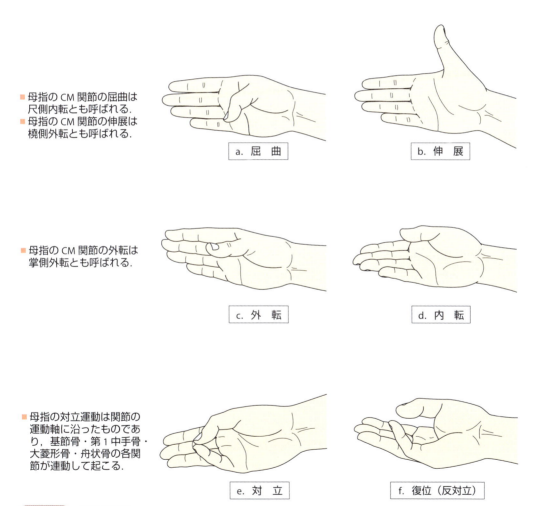

- 母指のCM関節の屈曲は尺側内転とも呼ばれる．
- 母指のCM関節の伸展は橈側外転とも呼ばれる．

- 母指のCM関節の外転は掌側外転とも呼ばれる．

- 母指の対立運動は関節の運動軸に沿ったものであり，基節骨・第1中手骨・大菱形骨・舟状骨の各関節が連動して起こる．

図10-10　**母指の運動**

- 掌屈位からの背屈運動では，中間位まで月状骨と舟状骨は橈骨の手根関節面に対し，凸の法則に従い上方へ転がりつつ，下方へ滑る．

> memo
>
> 三角線維軟骨は，手根骨を支える役割がある．
> 手関節の安定性を保つ構造はほかにもあり，三角線維軟骨，橈尺靱帯などを含め，三角線維軟骨複合体（TFCC，triangular fibrocartilage complex）と呼ばれる．
> TFCC障害は手関節尺側部の疼痛や不安定感を主訴とする．外傷性（Palmer Type 1）と変性性（Type 2）に分類され，前者は転倒や捻りで，後者は加齢や繰り返しの負荷で生じる．診断はMRIや関節造影で行い，軽症の治療は保存療法，重症例では手術が選択される．

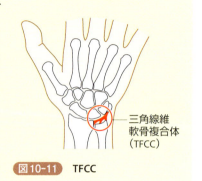

図10-11　TFCC

②手根中央関節
- 掌屈位からの背屈運動では，中間位まで有頭骨と有鉤骨は近位列の手根骨に対して，凸の法則に従い上方へ転がりつつ，下方へ滑る．
- 中間位からの背屈運動では，舟状骨と遠位列の手根骨との間は，関節しまりの肢位になり，全体が三角骨と月状骨に対し，凸の法則に従い上方へ転がりつつ，下方へ滑る．
- 背屈時に大菱形骨と小菱形骨は舟状骨に対して，凹の法則に従いわずかに上方へ転がり，滑る．
- 掌屈運動ではこれらの逆運動が生じる．

b. 橈屈，尺屈
①橈骨手根関節
- 橈屈運動に伴い，舟状骨と月状骨が橈骨の手根関節面に対して凸の法則に従って橈側へ転がりつつ，尺側に滑る．舟状骨は橈骨茎状突起に接触するように移動する．
- 橈屈では三角骨は関節円板から引き離されるように遠位に移動する．
- 尺屈運動では逆の運動が生じる．

②手根中央関節
- 橈屈運動時は，手根骨全体が有頭骨を中心にして尺側方向へ回旋するように滑る．
- 尺屈運動時は，大菱形骨と小菱形骨が関節間隙を広げながら遠位へ移動する．

2 中手指節関節（MP関節）

a. 屈曲，伸展
- 屈曲時には，基節骨底が中手骨頭の関節面を凹の法則に従い掌側へ転がり，滑る．屈曲に伴い各基節骨はわずかに外旋する．
- 伸展時は逆の運動が生じる．

b. 外転，内転
- 外転時には，中手骨頭の関節面を凹の法則に従って，第1，2基節骨は橈側へ，第4，5基節骨は尺側へ転がり，滑る．外転に伴い第1，2基節骨は内旋し，第4，5基節骨は外旋する．

③ 指節間関節（IP関節）

a. 屈曲，伸展
- 屈曲時に関節窩である各指節骨底が凹の法則に従い関節頭を掌側に転がり，滑る．
- 伸展時は逆の運動が生じる．

> **memo**
> 背屈運動は橈骨の手根関節面が下方に傾斜しているため，橈骨手根関節の動きは制限され手根中央関節での動きが大きくなる．

D　運動に作用する筋

① 手関節の筋・腱

- 手・手部の運動に作用する筋を表10-1，10-2，10-3に示す．
- 最も重要な筋は**長橈側手根伸筋** extensor carpi radialis longus（muscle），**短橈側手根伸筋** extensor carpi radialis brevis，**尺側手根伸筋** extensor carpi ulnaris，**橈側手根屈筋** flexor carpi radialis，**長掌筋** palmaris longus，**尺側手根屈筋** flexor carpi ulnarisの6つである（表10-1，図10-12）．
- これらの筋は，手根骨には停止しない．ただし，尺側手根屈筋は，いったんは豆状骨に停止するものの，筋の力は豆状手靭帯に伝わり，第5中手骨底にいたる．
- 上記6筋による中手骨からの力が靭帯を介して遠位手根骨に伝わり，さらに近位手根骨に伝わって運動が行われる．

a. 手関節の掌屈・背屈
- 手関節の屈筋（掌屈筋）は，橈側手根屈筋，長掌筋，尺側手根屈筋である．
- 手関節の伸筋（背屈筋）は，長橈側手根伸筋，短橈側手根伸筋，尺側手根伸筋である．
- 手関節掌屈の動筋はいずれも上腕骨内側上顆周辺から起始する．
- 手関節背屈の動筋はいずれも上腕骨外側上顆周辺から起始する．

b. 手関節の橈屈・尺屈
- 手関節橈屈の動筋は長橈側手根伸筋，短橈側手根伸筋である．
- 手関節尺屈の動筋は尺側手根伸筋，尺側手根屈筋である．

c. 腱　鞘
- 腱鞘 tendon sheathとは，腱の滑走を円滑にする機構のことであり，靭帯性腱鞘 ligamentous sheathと滑膜性腱鞘 synovial sheathの2種類がある．
- 靭帯性腱鞘は手指の屈筋腱周囲にだけ認められる線維性組織で，筋が短縮して指が屈曲したとき，腱が指骨から浮き上がる現象（bowstring現象）を抑制する．
- 滑膜性腱鞘は2層の滑膜からなり，中に滑液が分泌されている．滑液は腱を栄養して摩擦を軽減し，滑走を助ける．

表10-1 手関節の運動に関与する筋

筋名	機能	起始	停止	神経支配
長橈側手根伸筋	手関節背屈, 橈屈	上腕骨外側上顆遠位	第2中手骨底背側	橈骨神経（C6, 7）
短橈側手根伸筋	手関節背屈, 橈屈	上腕骨外側上顆	第3中手骨底	橈骨神経（C5～C8）
尺側手根伸筋	手関節背屈, 尺屈	上腕骨頭：上腕骨外側上顆 尺骨頭：尺骨上部後面	第5中手骨底	橈骨神経（C6～C8）
橈側手根屈筋	手関節掌屈, 橈屈	上腕骨内側上顆	第2, 3中手骨底	正中神経（C6, 7）
長掌筋	手関節掌屈	上腕骨内側上顆	手掌腱膜	正中神経（C7～Th1）
尺側手根屈筋	手関節掌屈, 尺屈	上腕骨頭：上腕骨内側上顆 尺骨頭：肘頭	豆状骨, 第5中手骨底 有鈎骨鈎	尺骨神経（C7～Th1）

表10-2 手の運動に関与する筋（内在筋）

筋名		機能	起始	停止	神経支配
母指球筋	短母指外転筋	母指掌側外転	舟状骨	第1基節骨底	正中神経（C6, 7）
	母指対立筋	手根中手関節対立	大菱形骨, 屈筋支帯	第1中手骨橈側縁	正中神経（C6, 7）
	短母指屈筋	母指MP屈曲, 内転	屈筋支帯, 大菱形骨, 有頭骨	第1基節骨底	正中神経（C6, 7） 尺骨神経（C6～Th1）
	母指内転筋	母指内転	横頭：第3中手骨底 斜頭：有頭骨, 第2, 3中手骨底	両頭合わせて, 第1基節骨底	尺骨神経（C8～Th1）
小指球筋	短掌筋	手掌腱膜を緊張	手掌腱膜	掌皮の小指縁	尺骨神経（C7～Th1）
	小指外転筋	小指外転	豆状骨, 屈筋支帯	第5基節骨底	尺骨神経（C7～Th1）
	小指対立筋	小指を母指のほうへ引く	有鈎骨鈎, 屈筋支帯	第5中手骨尺側縁	尺骨神経（C7～Th1）
	短小指屈筋	小指MP屈曲	有鈎骨鈎, 屈筋支帯	第5基節骨底	尺骨神経（C7～Th1）
虫様筋		第2～5指MP屈曲, PIP・DIP伸展	各指深指屈筋腱	第2～5指のと指背腱膜	第1, 2正中神経（C6, 7） 第3, 4尺骨神経（C8～Th1）
骨間筋	掌側骨間筋	第2, 4, 5指MP内転・屈曲, PIP・DIP伸展	第2, 4, 5中手骨側面	第2指尺側, 第4, 5指橈側の基節骨折と指背腱膜	尺骨神経（C8～Th1）
	背側骨間筋	第2, 4指MP外転・屈曲, 第3指内・外転, 屈曲, 第2～4指PIP・DIP伸展	第1～5中手骨の相対する面	第2指橈側, 第3指両側, 第4指尺側の基節骨底と指背腱膜	尺骨神経（C8～Th1）

表10-3 手の運動に関与する筋（外在筋）

筋名	機能	起始	停止	神経支配
指伸筋	第2～5指伸展, 手関節背屈	上腕骨外側上顆	第2～5指の指背腱膜を介して中節骨底, 末節骨底背側	橈骨神経（C6～C8）
示指伸筋	第2指伸展	尺骨後下部, 前腕骨間膜	第2指指背腱膜	橈骨神経（C6～C8）
小指伸筋	第5指伸展	指伸筋下部から分離	第5指指背腱膜	橈骨神経（C6～C8）
浅指屈筋	第2～5指PIP屈曲	上腕尺骨頭：内側上顆, 尺骨鈎状突起 橈骨頭：橈骨上前部	第2～5指中節骨底	正中神経（C7～Th1）
深指屈筋	第2～5指DIP屈曲	尺骨前面, 前腕骨間膜	第2～5指末節骨底	正中神経 尺骨神経（C7～Th1）
長母指屈筋	母指IP屈曲, MP屈曲	橈骨前面, 前腕骨間膜	第1末節骨底	正中神経（C6～C8）
長母指伸筋	母指IP伸展, MP伸展	尺骨後面, 前腕骨間膜	第1末節骨底	橈骨神経（C6～C8）
短母指伸筋	母指MP伸展, 母指外転	前腕骨間膜, 橈骨背面	第1基節骨底	橈骨神経（C6～C8）
長母指外転筋	手関節橈屈, 母指外転	尺骨, 橈骨外側面, 前腕骨間膜	第1中手骨底外側	橈骨神経（C6～C8）

D 運動に作用する筋　143

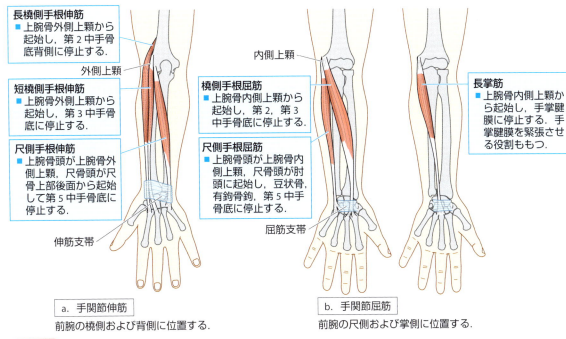

図10-12　手関節の運動に関与する筋

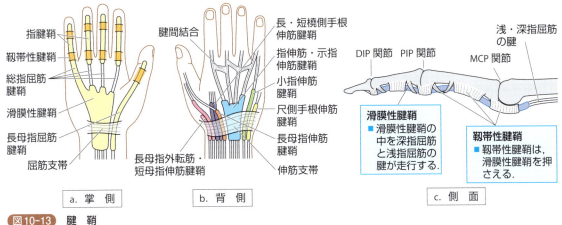

図10-13　腱鞘

- 掌側では屈筋支帯を総指屈筋腱鞘，長母指屈筋腱鞘が通り，第2〜5指の腱鞘は指腱鞘という（図10-13）．
- 背側では伸筋支帯の下に6区画があり，①長母指外転筋・短母指伸筋，②長・短橈側手根伸筋，③長母指伸筋，④指伸筋・示指伸筋，⑤小指伸筋，⑥尺側手根伸筋の滑膜性腱鞘がある．

2 手内筋（内在筋）

- 手内筋とは手の中に起始と停止をもつ筋である．
- 手内筋は，①母指球筋 thenar muscles，②小指球筋 hypothenar muscles，③虫様筋 lumbricales，④骨間筋 interossei の4つのグループに分かれる（表10-2）．

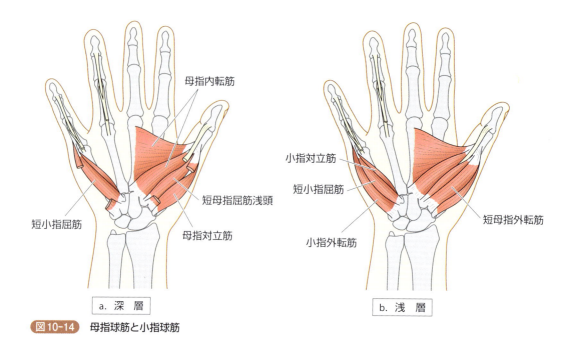

図10-14 母指球筋と小指球筋

> **memo**
> 母指内転筋には大きな横頭と小さな斜頭があり，その間を尺骨神経深枝と深掌動・静脈弓が通る．母指内転筋斜頭oblique head of the adductor pollicisは第2，3中手骨基部と周辺の靱帯に起始をもち，母指の内転運動を行い，骨間筋と同じく尺骨神経に支配されている．

APB：abductor pollicis brevis
OP：opponens pollicis
FPB：flexor pollicis brevis
AP：adductor pollicis
PB：palmaris brevis
ADM：abductordigit iminimi
ODM：opponens digitiminimi
FDMB：flexor digiti minimi-brevis

> **memo**
> 短掌筋は手内筋ではあるが指の運動には関与していない．この筋の主な機能は，尺骨神経や尺骨動脈を保護することである．

a. **母指球筋，小指球筋**（図10-14）

- 母指球筋には，**短母指外転筋**（APB*），**母指対立筋**（OP*），**短母指屈筋**（FPB*），**母指内転筋**（AP*）の4つの筋が属する．
- 小指球筋には，**短掌筋**（PB*），**小指外転筋**（ADM*），**小指対立筋**（ODM*），**短小指屈筋**（FDMB*）の4つの筋が属する．

b. **虫様筋**（図10-15）

- 第1～4虫様筋の4つがある．第1，2虫様筋は1本の深指屈筋腱に起始をもち，正中神経の支配を受ける．第3，4虫様筋は隣接する2本の深指屈筋腱に起始し，尺骨神経支配である．
- 作用としては，第2～5指のMP関節の屈曲と，PIP関節・DIP関節の伸展である．PIP関節とDIP関節の伸展作用においては，MP関節の肢位は関係ない．

c. **骨間筋**（図10-16，10-17）

- **背側骨間筋**と**掌側骨間筋**に分けられ，尺骨神経の支配を受ける．
- 背側骨間筋は第1～4背側骨間筋の4つがあり，指の外転運動を行う．
- 掌側骨間筋は第1～3掌側骨間筋の3つであるが，母指内転筋の斜頭は掌側骨間筋と類似した点があり，これを加えると4つになる．いずれも手指の内転運動を行う．
- 骨間筋の腱はすべてMP関節軸の掌側を通り，このときに骨間筋腱膜を経て指背腱膜と融合して，PIP関節とDIP関節の伸展を調節している．

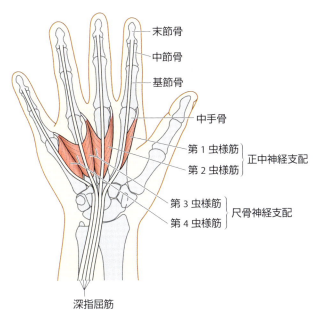

図 10-15　虫様筋
深指屈筋に起始して，第2〜5基節骨橈側および指背腱膜に停止する．
基節骨底付近で骨間筋腱と融合し，PIP関節軸の背側を通り，指背腱膜と合流する．

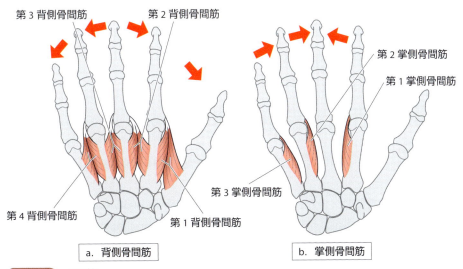

図 10-16　骨間筋
a．第1〜5中手骨に起始し，第2〜4指の基節骨底に停止．尺骨神経支配．
b．第2，第4，第5中手骨に起始し，第2，第4，第5基節骨底と指背腱膜に停止．尺骨神経支配．

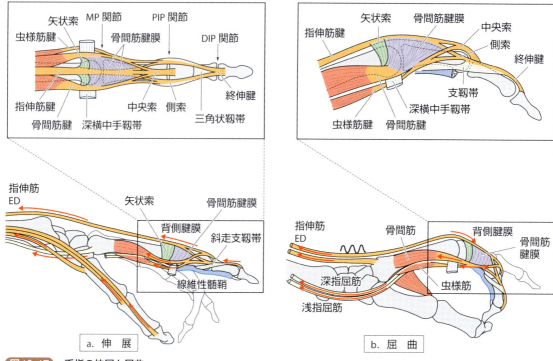

図10-17 手指の伸展と屈曲

a. 伸展：指伸筋は中央索に移行して中節骨底に付着する（PIP関節の伸展に作用）．基節骨遠位付近で両側に分かれた側索は終止腱として再度合流して末節骨底に停止する（DIP関節の伸展に作用）．虫様筋と骨間筋が指背腱膜に融合することで手指伸展の力の伝達が末節骨にいたるまで効率的に行える．

b. 屈曲：手指を屈曲すると，骨間筋腱膜が遠位に移動し，基節骨を覆う形となり，指背腱膜に停止している手内筋は，MP関節軸に対して屈曲の力が働きやすくなる．浅指屈筋と深指屈筋を覆う腱鞘が，腱の浮き上がりを防止して指の屈曲の力の伝達の効率を高めている．

③ 手外筋（外在筋）

- 手外筋とは，上腕または前腕から起始して指骨に停止する筋で，指の運動に関係する筋である．
- 手外筋には手指の伸展，屈曲，母指の運動に関与する筋がある（表10-3）．

a. 手指の伸展

- 手指の伸筋群は，各指の伸展を行う**指伸筋** extensor digitorum，示指の**示指伸筋** extensor indicis，小指の**小指伸筋** extensor digiti minimiである．4本の指伸筋腱は，手背部で腱間結合により横に連結されている（図10-13）．
- 指伸筋はMP関節，PIP関節，DIP関節の3つの関節すべてを伸展させる．指伸筋は指背腱膜を経て第2〜5中節骨底および末節骨底背側に停止する（図10-17）．
- MP関節を屈曲位に保持すれば指伸筋によってPIP・DIP関節を伸展させることができる．しかしMP関節を他動的に強い伸展位に保持した場合には指伸筋は働くことができず，PIP・DIP関節の伸展運動は骨間筋と虫様筋によってのみ可能となる．

memo
示指伸筋腱と小指伸筋腱は，それぞれ指に向かう総指伸筋腱の尺側にあり，腱間結合がない．示指と小指は固有の伸筋が作用するため単独に伸展が可能であるが，第3，4指は単独の伸展運動は不完全である．

memo
指伸筋の働きはMP関節，PIP関節，DIP関節の伸展だが，骨間筋と虫様筋とともに機能することによって，手指の関節を自在に動かすことが可能となる．

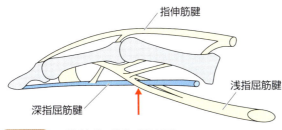

図10-18 手指筋群の構造（腱交叉）
浅指屈筋の腱断裂を深指屈筋が通過している（矢印）．

> **memo**
> 第2〜5指の伸展運動は，複数の筋腱とこれを支持，固定する複数の補助組織が複雑に形成される特殊な指伸筋腱機構 extensor mechanism の働きで行われる．関与する筋腱の線維が指背の皮下で交差して形成する薄い腱膜を指背腱膜という．

b．手指の屈曲

- 手指の屈筋群は**浅指屈筋** flexor digitorum superficialis と**深指屈筋** flexor digitorum profundus である．両筋とも前腕中央部で4腱に分離して手根管を通過する．
- 浅指屈筋は基節骨の掌側面で2分し深指屈筋腱を通す腱裂孔をつくり，再び結合して中節骨底につく．深指屈筋は末節骨底に終わる（図10-18）．

> **column**
> **マイクをもつと小指が立つのはなぜ？**
> 物を軽くもつとき，小指だけ立つことがありませんか．その原因は，物をもつときに使う筋（手指屈筋群）がさほど大きな力を必要としないとき，相対する作用をもつ伸筋群が屈筋の力を弱める働きがあるからです．このように個々の運動は屈筋と伸筋のバランスをとることで，機能的に働きます．

> **memo**
> 浅指屈筋と深指屈筋はどちらの筋も1つの筋腹から4腱に分かれるが，各腱に作用する筋線維は機能的に分離しているので，4指全体の屈曲や1指ずつの独立した屈曲も可能である．2つの筋の機能を個別に確認するには，**図10-19**のように検査する．

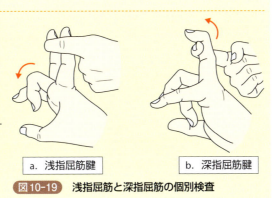

a．浅指屈筋腱　　b．深指屈筋腱
図10-19 浅指屈筋と深指屈筋の個別検査

c. 母指の運動

- 関与する外在筋は，**長母指屈筋** flexor pollicis longus，**長母指伸筋** extensor pollicis longus，**短母指伸筋** extensor pollicis brevis，**長母指外転筋** abductor pollicis longus である．内在筋は，**母指内転筋**（AP），**短母指屈筋**（FPB），**母指対立筋**（OP），**短母指外転筋**（FPB）である．
- 長母指屈筋は，母指指節間関節を屈曲する．手根管内橈側を走り，短母指屈筋腱の浅頭と深頭の間を通る．
- 長母指伸筋は独立した筋腹をもち，その筋腹は総指伸筋より深層に位置する．

学習到達度自己評価問題

以下の問題で正しいものに○，誤っているものに×を記しなさい．
1. 橈屈の関節可動域の最終域における制限は骨性である．
2. 橈側手根屈筋は，手根骨に停止をもつ筋である．
3. 第2～第5指のMP関節の側副靱帯は，屈曲位で緊張する．
4. 虫様筋の作用は，MP関節伸展，PIP関節屈曲，DIP関節屈曲である．
5. 浅指屈筋腱は深指屈筋腱の間を割って末節骨底に停止する．

臨床につながる運動学

1 手指変形・拘縮

スワンネック変形とボタン穴変形は，手指の伸展機構（p.146 D-3-a手指の伸展）の均衡が崩れることにより起こる（**図10-20**）．

2 手根管症候群

ヒトの手根管の構造はラットなどの四足動物と異なり，手背屈で内圧が高まり，中間位で最も圧力が低いことが知られている．手根管症候群は正中神経支配領域の異常知覚と母指球筋麻痺が生じる疾患である．手根管は，正中神経のほか，橈側手根屈筋腱，長母指屈筋腱，浅指屈筋腱，深指屈筋腱が通る．発症原因には正中神経を圧迫する手根管内圧上昇や，使いすぎによる腱鞘炎がある．

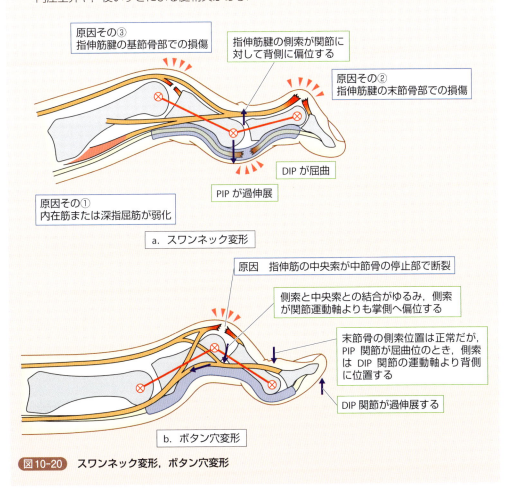

図10-20 スワンネック変形，ボタン穴変形

骨盤・股関節の運動

一般目標
- 骨盤・股関節の運動学的な特徴を理解する．

行動目標
1. 骨盤・股関節を構成する骨の特徴について説明できる．
2. 骨盤・股関節の筋，靱帯の作用について説明できる．
3. 股関節に加わる力について説明できる．

調べておこう
1. 骨盤・股関節の構造と機能について調べよう．
2. 骨盤・股関節に付着する筋の起始・停止，神経支配について調べよう．

A 機能解剖

1 骨盤を構成する関節

a. 骨盤 pelvis（図11-1）
- **骨盤**は寛骨，仙骨と恥骨結合および仙腸関節からなる．
- 寛骨は腸骨，恥骨，坐骨からなる．左右の寛骨は前方では恥骨結合，後方では仙骨と仙腸関節で連結し，骨靱帯性に強固な骨盤を形成する．
- 骨盤には，下肢や体幹筋の付着部を提供する役割，座位時に上半身の重さを支持する役割，立位時に上半身の重さを下肢へと伝達する役割，内臓を支持する役割がある．
- 男女の骨盤には違いがある．女性では男性より恥骨下角，骨盤上口や下口が広いなど全体的に広く浅い構造となっており，これらの特徴には出産を容易にする役割がある．

b. 腰仙連結部
- 仙骨は5つの仙椎（S1-S5）が癒合した三角形の骨である．上面では第5腰椎と関節を形成し（L5-S1），下面では尾骨と関節を形成する（腰仙連結部）．外側の耳状面では腸骨と仙腸関節を形成する．
- 第1仙骨は立位時に約40°前傾していて，この傾き（仙骨水平角）を有することで，上半身質量によるL5-S1椎間関節への前方剪断力と圧縮力が生じる．仙

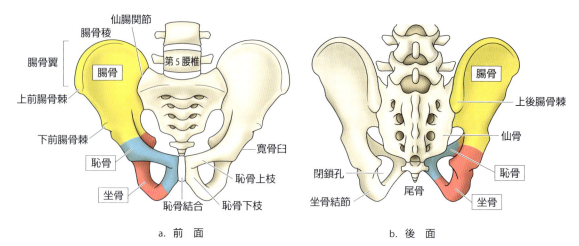

図11-1 骨盤，下部腰椎の構造
腸骨，恥骨，坐骨，仙骨と恥骨結合および仙腸関節が骨盤を構成する．

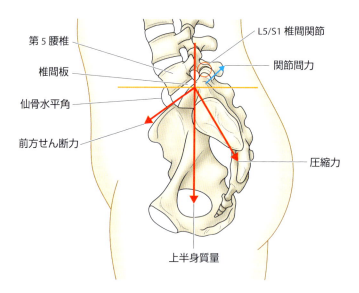

図11-2 腰仙連結部に加わる力
上半身の重さがL5/S1椎間関節への前方剪断力と圧縮力を生む．
関節包，靱帯，L5/S1椎間関節によって剪断力に抵抗する．

骨の前傾角度が増加すると，前方剪断力が増加する．
- 前方剪断力に抗する構造には，L5–S1の椎間板，椎間関節の関節包，前縦靱帯，腸腰靱帯がある．さらに，L5–S1の椎間関節の関節面は幅広く丈夫であり，前額面に近いため，骨性の安定性が高く，前方剪断力に抗する構造である（図11-2）．

椎体に加わる力と腰部疾患との関連

剪断力とは面に平行に働く力を，圧縮力とは2つの面を垂直に押す力を指す．L5-S1椎間関節への前方剪断力は，脊椎分離症や腰椎すべり症の発症にかかわっている．
過度な圧縮力は，椎間関節の発症に関わっている（図11-3）．

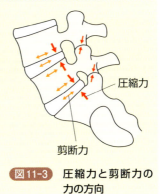

図11-3　圧縮力と剪断力の力の方向

c. 恥骨結合 pubic tubercle

- **恥骨結合**は，線維軟骨性の恥骨間円板と靱帯によって左右の恥骨を強固に結びつけており，不動関節に分類される．ただ，寛骨後方の仙腸関節で運動が生じるため，寛骨前方の恥骨結合においてもわずかに運動が生じる．

d. 仙腸関節 sacroiliac joint

- **仙腸関節**は，腸骨の間でくさびのように下肢からの床反力を体幹へ，上半身の質量を骨盤へと伝える．
- 仙腸関節は，分厚い靱帯が組み合わさって補強されている．これらの靱帯には前仙腸靱帯，腸腰靱帯，骨間靱帯，後仙腸靱帯，仙結節靱帯，仙棘靱帯などがある（図11-4）．

2 股関節 hip joint（図11-5，11-6）

a. 股関節の構造

- **股関節**は，大腿骨頭と骨盤の寛骨臼との間にある臼状関節である．形状的な特徴として，大きな可動性と高い安定性が保たれている．
- 寛骨臼の**関節面**は馬蹄形で月状面と呼ばれる．月状面は荷重部位であり，関節軟骨に覆われる．
- 寛骨臼の辺縁は関節唇に覆われていて，関節臼の深さが補われている．関節唇は股関節周囲を機械的に密封し，関節内を陰圧に保つ．これらの作用は股関節安定性にかかわる．
- 大腿骨は人体最長の骨で，その近位部は骨頭，頸部，転子部からなる．大腿骨頭は約2/3が球体で形成されているが，実際には完全な球ではなく，関節軟骨によって球状の関節面を形成している．骨頭中央やや後方に大腿骨骨頭窩があり，**大腿骨頭靱帯**が付着している．
- 大腿骨近位部の骨構造は，高密度の硬い緻密骨と海綿状で弾性のある海綿骨から構成される．
- 関節包は，頸部と並走する線維で主に構成され，大腿骨頸部の中央には頸部を円周状に覆う線維も存在する．この円周状の線維束は**輪帯**と呼ばれる．

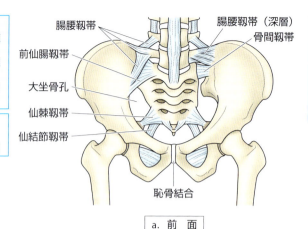

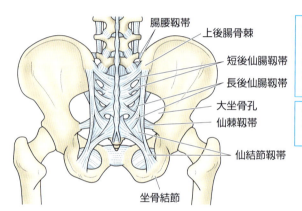

図11-4 仙腸関節の靭帯

下前腸骨棘と関節包から起始し，小転子のやや遠位に付着するiliocapsularisという小さな筋がある．iliocapsularisは前方関節包に付着するため股関節の安定性にかかわる可能性がある．ただし，その正確な機能は未だ不明で，今後の研究が期待される．

筋が完全に弛緩した状態で，他動的に生じる骨運動を伴わない関節面の動きを関節の遊びという．関節の遊びは，指関節で容易に確認ができる．

- 関節包の内側は滑膜に覆われ，外側は関節包靭帯で補強されている．関節包靭帯には，①腸骨大腿靭帯，②恥骨大腿靭帯，③坐骨大腿靭帯がある（表11-1）．さらに，前方の関節包は，小殿筋や大腿直筋，iliocapsularisによって補強されている．
- ①腸骨大腿靭帯は，主に股関節の過伸展，内転，外旋を制限する．
- ②恥骨大腿靭帯は，腸骨大腿靭帯の下方を走行し，主に股関節外転，伸展を制限する．
- ③坐骨大腿靭帯は，主に股関節の内旋を制限する．
- 股関節最大伸展，軽度内旋，外転の肢位は，関節包や関節包靭帯が同時に伸張され，関節の遊びが減少するしまりの肢位である．一方で，30°屈曲，30°外転，軽度外旋の肢位は関節の遊びが増加するゆるみの肢位と呼ばれる．

b．股関節のアライメント

- 股関節の位置の指標として，**スカルパ三角**とRoser-Nelaton線がある（図11-7）．
- 大腿骨頸部と骨幹部との角度を**頸体角**という（図11-8a）．頸体角は出生時には非常に大きいが，成長とともに減少し，成人では125〜130°となる．
- 大腿骨頭は骨幹部に対して前方にねじれている．このねじれの程度は大腿骨頸

A 機能解剖 155

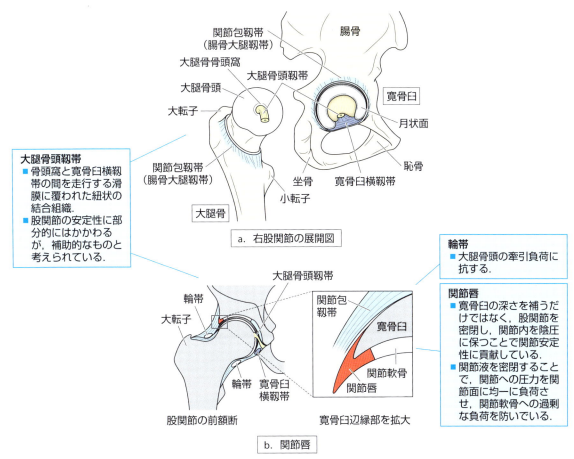

図11-5 股関節

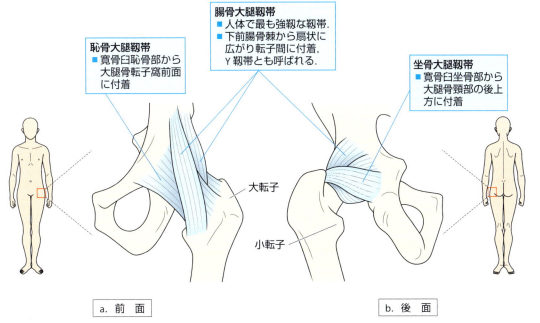

図11-6 股関節周囲の靭帯

表11-1 股関節の運動と靱帯の緊張

	屈曲	伸展	外転	内転	外旋	内旋
腸骨大腿靱帯（上）	−	＋	−	＋＋	＋	−
腸骨大腿靱帯（下）	−	＋＋	＋	＋	＋	−
恥骨大腿靱帯	−	＋	＋＋	−	＋	−
坐骨大腿靱帯	−	＋	＋	−	−	＋
大腿骨頭靱帯	−	−	−	＋	−	−

靱帯の緊張は ++，+，−の順に高い．

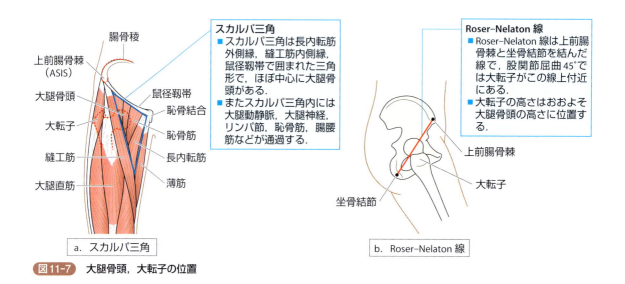

図11-7 大腿骨頭，大転子の位置

部と大腿骨顆部横軸とのなす角度で表され，**前捻角**と呼ばれる（図11-8b）．前捻角は出生時には非常に大きいが，成長とともに減少し，成人では約14°となる．

- 股関節の疾患の形態評価には単純X線像が用いられることが多い．寛骨臼形成不全症の程度は，Sharp角，center-edge（CE）角，acetabular-head index（AHI）で評価される（図11-8c）．

B 骨運動学と関節運動学

1 骨盤の運動

a．骨運動学

- 股関節，腰椎，骨盤の運動学的関係のことを**腰椎骨盤リズム** lumbopelvic rhythm という．腰椎骨盤リズムには，大腿骨頭上での骨盤と腰椎の動きが同じ方向である同方向性腰椎骨盤リズムと，それらの動きが反対方向に生じる対方向性腰椎骨盤リズムがある．

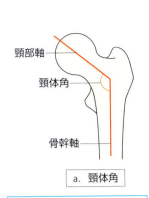
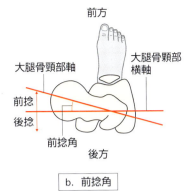
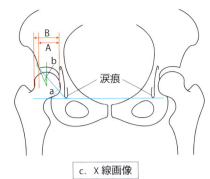

a. 頸体角　　b. 前捻角　　c. X線画像

頸体角
- 大腿骨頸部軸と骨幹部軸とのなす角度.
- 頸体角が過剰に大きい場合を外反股，過剰に小さい場合を内反股という.

前捻角
- 大腿骨頸部軸と大腿骨顆部横軸とのなす角度.

a：Sharp 角
- 左右涙痕下端の接線と涙痕下端と臼蓋嘴を結んだ線とのなす角.
- 寛骨臼形成不全症の程度を示す．男性 45°以上，女性 48°以上で寛骨臼形成不全症とする.

b：center-edge（CE）角
- 骨頭中心の垂線と臼蓋嘴を結ぶ線とのなす角.
- 寛骨臼に対する骨頭の亜脱臼の程度を示す．正常値は 25-35°

Acetabular-head index（AHI）
AHI = A/B*100（大腿骨頭内側縁から臼蓋嘴までの距離を大腿骨頭内側縁から外側縁までの距離で除した指標）．寛骨臼の骨頭被覆の程度を表す．正常値は 80〜85%.

図11-8 股関節形態の評価

- 同方向性腰椎骨盤リズムの例として，立位時に膝関節伸展位を保った状態で行う前屈運動があげられる．この運動時には，大腿骨頭上で，骨盤の前傾（股関節屈曲）と腰椎の屈曲が生じる．運動範囲やタイミングには個人差があるものの，一般的にはまず腰椎屈曲が起こり，続いて骨盤前傾が生じる．前屈位から直立位に戻る場合には，股関節伸展とそれに伴う骨盤後傾に続いて，腰椎伸展が生じる.
- 対方向性腰椎骨盤リズムの例として，端座位で行う骨盤前・後傾運動があげられる．骨盤前傾運動時には，腰椎は伸展し，後傾運動時には腰椎は屈曲する.
- 腰椎骨盤リズムは，回旋や側屈など矢状面以外の運動でもみられる.

column

良好な座位姿勢は骨盤から？

デスクワークでは腰椎後弯，頭部前方変位の不良な座位姿勢がよくみられます．頭部の位置を直そうとしても，腰椎が後弯していれば，頭部は必然的に前方に出てしまいます．つまり，腰椎を前弯させないと頭部位置を直せません．ただし，腰椎の運動は腰椎骨盤リズムの影響を受けるため，腰椎前弯のためには骨盤を前傾にさせないといけません．そのため，良好な座位姿勢には良好な骨盤のポジショニングが必要です．

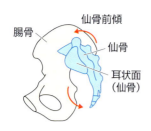

a. 腸骨に対する仙骨の前傾運動（うなずき運動）

うなずき運動
- 腸骨に対する仙骨の前傾，仙骨に対する腸骨の後傾またはその両方によって生じる．
- 仙腸関節には圧縮と剪断力が増加し，関節の安定性が増加する．

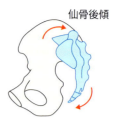

b. 腸骨に対する仙骨の後傾運動（起き上がり運動）

起き上がり運動
- 腸骨に対する仙骨の後傾，仙骨に対する腸骨の前傾またはその両方によって生じる．

図11-9 仙腸関節の運動

2 仙腸関節の運動

a. 骨運動学

- 仙腸関節は周囲の強固な靱帯によって安定性が高く，健常者ではごくわずかしか運動が生じない．回転運動は1〜4°，並進運動は1〜2 mm程度と報告されている．加齢により関節面が変化することで，仙腸関節の可動性は低下する．

memo

加齢に伴う仙腸関節の変化は，主に関節軟骨面の粗糙化から始まる．軟骨下骨の硬化が進み，骨棘が形成されていく．また，関節面は徐々に平坦化し，関節裂隙が狭小化する．関節周囲では靱帯の弾力性が低下し，石灰化や線維化が進行する．これらの変化により，関節の可動性は低下し，衝撃吸収能力は低下するため，負荷がかかると痛みを生じやすくなる．

memo

回転運動は，仙骨が寛骨に対して行う軸を中心とした回転的な動き．
1. 矢状面での前後方向の回転（屈曲/後傾，伸展/前傾）
2. 前額面での側方への回転（側屈）
3. 水平面での回転（回旋）

並進運動は，仙骨が寛骨に対して行う直線的な移動．
1. 上下方向の並進（上方/下方への移動）
2. 前後方向の並進（前方/後方への移動）
3. 内外側方向の並進（内側/外側への移動）

- 仙腸関節の運動には**うなずき（前傾）運動**と**起き上がり（後傾）運動**がある（図11-9）．
- うなずき運動は，腸骨に対して仙骨の上方が相対的に前傾する運動を指す．
- 起き上がり運動は，腸骨に対して仙骨の上方が相対的に後傾する運動を指す．

3 股関節の運動

a. 骨運動学

- 股関節は自由度3の関節で，①矢状面での屈曲と伸展，②前額面での外転と内転，③水平面での外旋と内旋の運動が可能である．さらに，それら3平面の運動の複合的な運動である分回し運動も可能である．

- 股関節の運動は骨盤に対する大腿骨の運動と，大腿骨に対する骨盤の運動がある．後者は，骨盤の運動に注目して矢状面では骨盤の前傾と後傾，前額面では骨盤の傾斜，水平面では骨盤の回旋と呼ばれることがある．

① 屈曲と伸展
- 股関節屈曲の可動域は膝関節屈曲位では125°，伸展位では二関節筋のハムストリングスの影響で，可動域が低下する．伸展の可動域は膝関節伸展位では15°，膝関節屈曲位では二関節筋の大腿直筋の影響で10°以下となる．

② 外転と内転
- 股関節外転の可動域は45°，内転の可動域は20°である．

③ 外旋と内旋
- 股関節外旋と内旋の可動域はそれぞれ45°である．

b．関節運動学
- 股関節は，大腿骨頭が寛骨臼に収まる構造と関節唇などの関節構成体の機能の働きにより，安定性が高い．そのため，股関節内での並進運動は2mm以下に抑えられている．この並進運動は，寛骨臼形成不全患者で増加する．

memo

二関節筋には，上腕二頭筋，上腕三頭筋長頭，ハムストリングス（大腿二頭筋長頭，半膜様筋，半腱様筋），腓腹筋，大腿直筋などがあげられる．

memo

股関節の基本肢位からの運動

屈曲-伸展
・可動域：屈曲120°，伸展20°
・関節包円運動：屈曲で後下方，伸展で前上方の関節包が弛緩
・主な制限因子：伸展では腸腰靱帯，屈曲では大腿後面筋群

外転-内転
・可動域：外転45°，内転20〜30°
・関節包円運動：外転で下方，内転で上方の関節包が弛緩
・主な制限因子：外転では恥坐靱帯，内転では外側靱帯

内旋-外旋
・可動域：内旋35°，外旋45°
・関節包円運動：内旋で前方，外旋で後方の関節包が弛緩
・主な制限因子：内旋では坐骨大腿靱帯，外旋では腸腰靱帯

股関節90°屈曲位での運動

外転-内転
・可動域は基本肢位と同程度
・関節包円運動のパターンが変化
・重力の影響が異なる

内旋-外旋
・可動域：内旋45°，外旋50°に増加
・関節包の緊張パターンが基本肢位と異なる
・靱帯の緊張状態が変化

C　運動に作用する筋

- 骨盤・股関節の運動に作用する筋を表11-2に示す.

1 股関節（表11-2, 図11-10）

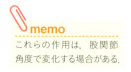
memo
これらの作用は，股関節角度で変化する場合がある．

- 解剖学的肢位での筋の作用は以下のとおりである．

a. 股関節の屈曲

- 主動作筋は，**大腿直筋**，**腸腰筋**，**長内転筋**，**大腿筋膜張筋**である．**恥骨筋**，**縫工筋**，**小殿筋**，**内転筋群**，**薄筋**，**腸関節包筋** iliocapsularis も屈曲作用を有する．
- **腸腰筋** iliopsoas は**腸骨筋** iliacus，**大腰筋** psoas major，**小腰筋**からなる．最終的には3つの筋が合流して，共同腱となり，大腿骨小転子に停止する．
- **大腿直筋** rectus femoris は，下前腸骨棘から起始する直頭と，寛骨臼上縁から起始する反回頭からなり，膝蓋骨を介して脛骨粗面に付着する．
- **大腿筋膜張筋** tensor fasciae latae は，股関節前外側の大腿筋膜の肥厚した部分である腸脛靱帯に付着する．腸脛靱帯は，さらに下方に伸び，脛骨上部のGerdy結節などに付着する．

b. 股関節の伸展

- 主動作筋は，**大殿筋**，**大内転筋**，**ハムストリングス**，**中殿筋**である．
- **大殿筋** gluteus maximus は，最も強力な股関節伸展作用を有する．起始は腸骨・仙骨・尾骨の後面や仙結節靱帯と広い．
- ハムストリングスは**大腿二頭筋** biceps femoris，**半膜様筋** semimembranosus，**半腱様筋** semitendinosus からなる．股関節と膝関節をまたぐ二関節筋（大腿二頭筋短頭を除く）で，膝関節屈曲にも作用する．

c. 股関節の外転

- 主動作筋は，**中殿筋**，**小殿筋**，**大腿直筋**，**大腿筋膜張筋**である．**腸腰筋**，**縫工筋**，**梨状筋**，**大殿筋の上部線維**も外転作用を有する．
- **中殿筋** gluteus medius は最も強力な股関節外転筋である．
- 大殿筋は線維によって股関節外転作用と内転作用が異なる．上部線維が外転作用，下部線維が内転作用を有する．
- 体重が70 kgの人が片脚立位中に，前額面上で骨盤・股関節を安定させるには，股関節外転筋が約120 kgの力を発揮する必要がある．
- この大きな股関節外転筋力を発揮できない場合には，特徴的な2つの徴候がみられやすい．1つは，非支持側の骨盤が下制する**トレンデレンブルグ徴候** Trendelenburg's sign であり，もう1つは，非支持側の骨盤の挙上や支持側への体幹側屈が生じる**デュシェンヌ現象**である．

表11-2 骨盤・股関節の筋

筋名	起始	停止	機能	神経支配
大腰筋	第1〜4腰椎体，横突起	大腿骨小転子	股関節屈曲・体幹屈曲	腰神経叢 (L2〜3)
腸骨筋	腸骨窩，仙骨翼	大腿骨小転子	股関節屈曲	大腿神経 (L2〜4)
大腿直筋	下前腸骨棘（直頭），寛骨臼上縁（反回頭）	膝蓋骨底，脛骨粗面	股関節屈曲・外転 膝関節伸展	大腿神経 (L2〜4)
縫工筋	上前腸骨棘	脛骨上部内側面（鵞足）	股関節屈曲・外転 膝関節屈曲・内旋	大腿神経 (L2〜3)
大殿筋	腸骨・仙骨・尾骨の後面，仙結節靱帯	腸脛靱帯，大腿骨殿筋粗面	股関節伸展・外旋 上部線維は外転，下部線維は内転	下殿神経 [L (4), 5, S1, (2)]
大腿二頭筋長頭	坐骨結節	腓骨頭，脛骨外側顆	股関節伸展・外旋・内転 膝関節屈曲・外旋	坐骨神経（脛骨神経） (L5〜S2)
半膜様筋	坐骨結節	脛骨内側顆，斜膝窩靱帯	股関節伸展・内旋・内転 膝関節屈曲・内旋	坐骨神経（脛骨神経） (L4〜S1)
半腱様筋	坐骨結節	脛骨上部内側面（鵞足）	股関節伸展・内旋・内転 膝関節屈曲・内旋	坐骨神経（脛骨神経） [L (4), 5, S1, (2)]
中殿筋	腸骨後面	大腿骨大転子	前部線維：股関節の外転・内旋・伸展 後部線維：股関節の外転・外旋・伸展	上殿神経 (L4〜S1)
小殿筋	腸骨後面	大腿骨大転子	前部線維：股関節の外転・内旋・屈曲 後部線維：股関節の外転・外旋・伸展	上殿神経 (L4〜S1)
大腿筋膜張筋	上前腸骨棘	腸脛靱帯を経て，脛骨外側顆（Gerdy結節）	股関節屈曲・外転 膝関節外旋・屈曲/伸展	上殿神経 (L4〜L5)
大内転筋	前頭：恥骨下枝，坐骨枝 後頭：坐骨結節	大腿骨後面（粗線） 内転筋結節	股関節内転・伸展	閉鎖神経 坐骨神経 [L3〜4(脛骨神経)]
長内転筋	恥骨体	大腿骨後面（粗線）	股関節内転・屈曲・内旋	閉鎖神経 (L2〜4)
短内転筋	恥骨体，恥骨下枝	大腿骨（粗線）上部	股関節内転・屈曲・内旋	閉鎖神経 (L2〜4)
恥骨筋	恥骨上枝	大腿骨後内側面（恥骨筋線）	股関節屈曲・内転・内旋	大腿神経，閉鎖神経（前枝） (L2〜3)
薄筋	恥骨体，恥骨下枝	脛骨上部内側面（鵞足）	股関節内転・屈曲 膝関節屈曲・内旋	閉鎖神経 (L2〜4)
梨状筋	腸骨，第2〜4仙骨前面	大腿骨大転子	股関節外旋・外転・伸展	仙骨神経叢 (S1, 2)
上双子筋	坐骨棘	内閉鎖筋の腱	股関節外旋	仙骨神経叢 (L4〜S1)
下双子筋	坐骨結節	内閉鎖筋の腱	股関節外旋	仙骨神経叢 (L4〜S1)
内閉鎖筋	閉鎖膜内面	大腿骨転子窩	股関節外旋・内転・伸展	仙骨神経叢 (L4〜S3)
大腿方形筋	坐骨結節	大腿骨転子間稜	股関節外旋・内転	仙骨神経叢 (L4〜S1)
外閉鎖筋	閉鎖膜外面	大腿骨転子窩	股関節外旋・内転・屈曲	閉鎖神経 (L3〜4)

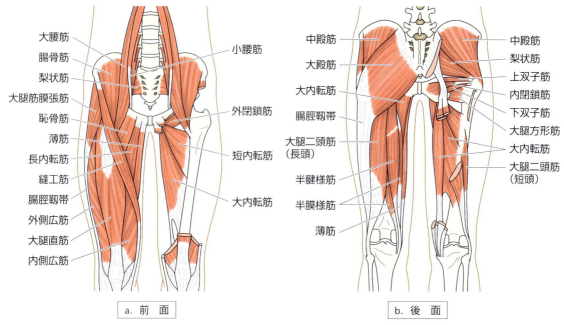

図11-10 股関節に作用する筋

> **column**
> **股関節に加わる力は体重より大きい？**
> 体重70 kgの人では右足で片脚立位中に，約120 kgの股関節外転筋力が発揮されています．このとき，大腿骨頭には外転筋力によって生成された力と体重による力が働きます．その合計値は，体重の約2.5倍にもなります．左手で杖をつくことで，大腿骨頭に加わる力は35％減少し，体重の約1.6倍になります．一方で左手に5 kgの荷物をもつと，大腿骨頭に加わる力は30％増加し，体重の約3倍になります．

d．股関節の内転
- 主動作筋は，**大内転筋，長内転筋，短内転筋，外閉鎖筋，大腿方形筋**である．**大腿二頭筋，大殿筋の下部線維，恥骨筋，薄筋，内閉鎖筋，半膜様筋，半腱様筋**も内転作用を有する．
- 大内転筋は内転筋総断面積の60％程度を有し，最も強力な股関節内転作用を有する．

e．股関節の外旋
- 主動作筋は，**大殿筋，中殿筋後部線維，短外旋筋**（梨状筋，内・外閉鎖筋，上・下双子筋，大腿方形筋）である．**大腿二頭筋，小殿筋**も外旋作用を有する．

f．股関節の内旋
- 主動作筋は，**小殿筋前部線維，中殿筋前部線維**である．
- これらの筋は屈曲角度増加により，股関節内旋作用のモーメントアームが増大する．

筋の作用は，関節角度によって変化する？

本章で紹介している筋の作用は，解剖学的肢位での特徴である．実際は，関節の回転軸と筋の位置関係で筋の作用が決まるため，異なる股関節角度ではこの位置関係が変化し，筋の作用が変わることがある．たとえば，梨状筋は解剖学的肢位では股関節回旋軸の後方を走行するため股関節外旋筋である（**図11-11a**）．一方で，股関節屈曲位では股関節回旋軸の前方を走行するため股関節内旋筋となる（**図11-11b**）．

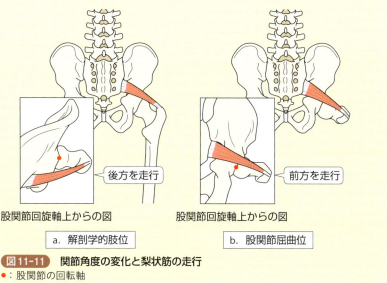

a．解剖学的肢位　　b．股関節屈曲位

図11-11 関節角度の変化と梨状筋の走行
● : 股関節の回転軸

学習到達度自己評価問題

以下の問題で正しいものに○，誤っているものに×を記しなさい．
1. 女性の骨盤は男性の骨盤より広い．
2. 水平面における大腿骨の捻れを頸体角と呼ぶ．
3. 坐骨大腿靱帯は，股関節内転時にとくに緊張する．
4. 歩行時片脚立脚側の股関節の負荷は，反対側に手で杖をもつと減少する．
5. 外閉鎖筋は仙骨神経叢支配の筋である．

➡ 臨床につながる運動学 (図11-12)

1 股関節の障害

　変形性股関節症は関節軟骨の変性・摩耗による関節の破壊や骨棘形成などを特徴とし，股関節痛や可動域制限を主訴とする．日常生活で股関節に加わる負荷が関節変形の進行，症状悪化の一要因であるため，股関節に加わる力を評価することがリハビリテーションでは重要である．

　大腿骨頭や股関節に加わる力は，トレンデレンブルグ徴候（p.160　C-1-c．股関節の外転）や非支持脚側への体幹の傾斜により増加する．また，トレンデレンブルグ徴候では骨盤が対側傾斜するが，この肢位では大腿骨頭への寛骨臼の被覆が減少してしまう（p.159　B-3-b 関節運動学），**(図11-12)**．これらのことから，股関節への力が増えるばかりか，その力が加わる部分（被覆部分）が減少するため，大腿骨頭の局所的な圧力（力÷接触面積）が増加してしまう可能性がある．

　評価としては，歩行時や片脚立位時に，トレンデレンブルグ徴候や非支持脚への体幹の傾斜を観察する．また動作の観察に加えて，上前腸骨棘や腸骨稜（p.152　**図11-1**）を触診すると骨盤のアライメントを確認しやすい．非支持側骨盤が支持側骨盤より下がるとトレンデレンブルグ徴候の陽性と判断される．

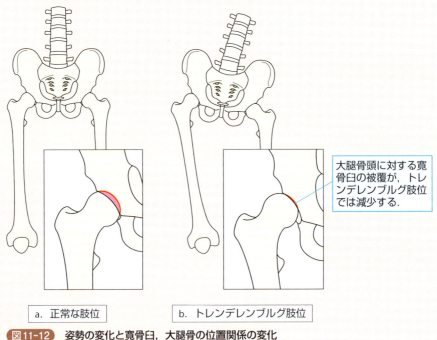

a. 正常な肢位　　b. トレンデレンブルグ肢位

大腿骨頭に対する寛骨臼の被覆が，トレンデレンブルグ肢位では減少する．

図11-12 姿勢の変化と寛骨臼，大腿骨の位置関係の変化

12 膝関節複合体の運動

一般目標
- 膝関節の外傷・障害の予防と治療を行うために，膝関節複合体の運動学的な特徴を理解する．

行動目標
1. 膝関節複合体の構造について想起できる．
2. 関節半月の機能と特徴について説明できる．
3. 膝関節の運動と靱帯の作用を関連づけて説明できる．
4. 膝関節の関節副運動について想起でき，説明できる．
5. 膝関節に作用する筋の作用を説明できる．

調べておこう
1. 膝関節の構造と機能を調べよう．
2. 膝関節の運動範囲を調べよう．
3. 膝関節に作用する筋の起始・停止・神経支配について調べよう．

A 機能解剖

1 膝関節複合体を構成する関節

- 膝関節 knee joint は，①**大腿脛骨関節**，②**膝蓋大腿関節**からなる複合体である（図12-1，12-2）．
- これらの関節面は，すべて同一の関節腔内に存在している．
- 膝関節は，人体のなかで最も大きな滑膜性関節である．

a. 大腿脛骨関節 femorotibial joint（FT関節）
- 大腿脛骨関節は大腿骨内側顆および外側顆と，脛骨内側顆および外側顆の間で関節をつくり，膝関節屈曲・伸展と下腿の外旋・内旋に関与する．
- 関節のしまり肢位は完全伸展・脛骨外旋位でゆるみ肢位は屈曲25°である．
- 大腿骨内側顆と外側顆の外観および関節面の形状は同一ではない．
- 外観は，大腿骨内側顆の形状は外側顆よりも小さく，両顆は後方に開いて突出しているが，内側顆のほうが外側顆よりも開いている．
- 関節面の形状は，外側顆と比較して内側顆のほうが幅が狭く，前後に長い．一方で，外側顆の前後の輪郭は内側顆よりもゆるい曲線を描く．

12 膝関節複合体の運動

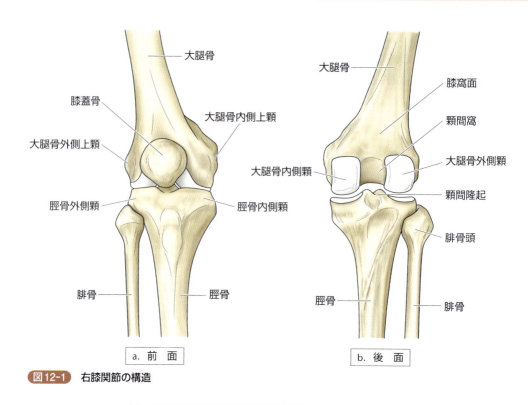

図12-1 右膝関節の構造

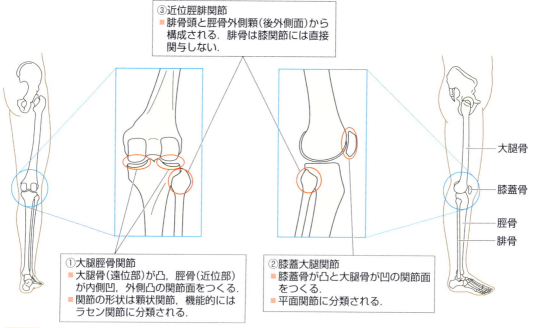

図12-2 右膝関節（後面，外側面）

- 大腿脛骨関節には，円滑な運動を助ける働きをもつ関節半月と呼ばれる軟骨組織がある．脛骨の内側および外側の上関節面に存在し，それぞれ**内側半月** medial meniscus と**外側半月** lateral meniscus という（図12-3）．
- 関節半月は**線維軟骨**で，脛骨高原部の50％以上を覆っている．

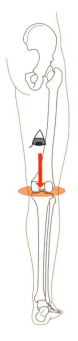
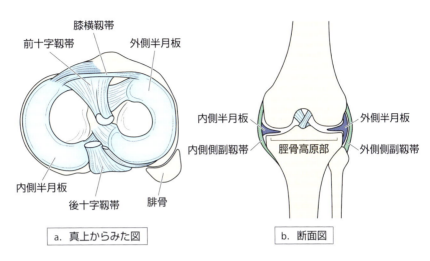

- 内側半月板は，内側側副靱帯および半膜様筋と結合している．
- 外側半月板は膝窩筋と結合しているが，外側側副靱帯とは結合していない．
- 半月板の断面は外側が厚く，内側が薄い凹状（くさび状）の構造である．
- 膝横靱帯が前方で半月板を連結している．

図12-3 関節半月板

- 関節半月板の機能としては，**衝撃吸収（緩衝作用）**，**膝関節の滑液潤滑と安定化**，関節の適合性向上による**関節軟骨への応力分散**，可動域の適正保持，**関節固有受容器**などの機能があげられる．

> **memo**
> 関節半月版は，3つまたは5つに大別される．また，周縁1/3～1/4は血行路によって栄養補給されており，この部分に発生した小断裂は自然治癒する可能性が高い（図12-4）．
>
> **図12-4** 膝関節半月

- 内側半月板はC字状を呈し，ゆるい曲線を描き可動性は少ない．
- 外側半月板はO字状を呈し，急な曲線を描き可動性は大きい．
- 両側の関節半月は膝関節の動きに伴い，移動する（図12-5）．

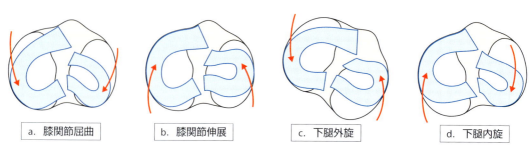

| a. 膝関節屈曲 | b. 膝関節伸展 | c. 下腿外旋 | d. 下腿内旋 |

- 基本的に脛骨の関節面に対して大腿骨顆が移動する方向に半月板は移動する.
- 両側の関節半月は,屈曲に伴い後方に移動し,伸展に伴い前方に移動する.
- 下腿の外旋に伴い,内側半月板は後方,外側半月板は前方に移動する.
- 下腿の内旋に伴い,内側半月板は前方,外側半月板は後方に移動する.

図12-5 膝関節の運動に伴う関節半月板の動き

memo

曲線の曲がり具合の程度を表す指標として曲率半径がある.曲線を描いた関節面の輪郭の一部を円の半径(曲率半径)で表現することができる(図12-6).

- 関節面の輪郭は部位によって異なる.
- 大腿骨では,股関節と比較して曲率半径が一致しないため安定性が低い.
- 図中の矢印は曲率半径を示す.

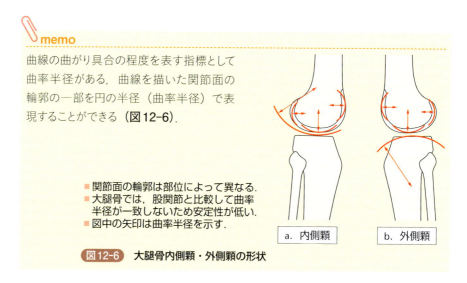

| a. 内側顆 | b. 外側顆 |

図12-6 大腿骨内側顆・外側顆の形状

column

関節半月板を痛めたときに縫合するようになったのはなぜ?

これまで関節半月板の血行による栄養供給が乏しい部位を痛めたときには,半月板部分切除術が多く行われていました.しかし,近年では半月板を切除することで変形性膝関節症に進行する割合が高いことがわかってきており,関節半月板縫合術が第一選択になってきています.

memo
膝蓋骨は外側関節面が広く,傾斜がゆるい形状である.反対に内側関節面は狭く,傾斜が急な形状をしている.

b. 膝蓋大腿関節 patellofemoral joint(PF関節)

- 膝蓋骨後面の凸状の関節面と凹状の大腿骨膝蓋面との間で関節面をつくる.
- 膝関節伸展・屈曲に伴い膝蓋骨の関節面が大腿骨膝蓋面を上下に滑走する.
- 膝伸展筋の脛骨への力を効率よく伝達する役割をもつ.

2 膝関節の靱帯

- 膝関節の主な非収縮性支持組織として,関節包,①**内側側副靱帯**,②**外側側副靱帯**,③**前十字靱帯**,④**後十字靱帯**がある(図12-7).

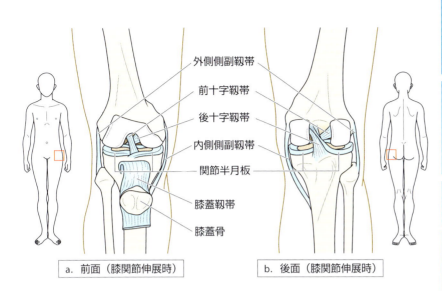

図12-7 右膝関節の靱帯

表12-1 膝関節の動きと靱帯の緊張度の関係

	外側側副靱帯	内側側副靱帯	前十字靱帯	後十字靱帯
伸展	+	△	+	+
屈曲		△	△	
外反		+	+	+
内反	+		+	+
外旋	+	+	+	
内旋		+	+	

＋：運動により靱帯が緊張する． △：運動の程度によって緊張の度合いが変わる．

- 主要な靱帯の緊張は膝の動きによって変化する（表12-1）．
- 側副靱帯は大腿脛骨関節の左右の動きを，十字靱帯は前後の動きを制御する役割をもつ．とくに**前十字靱帯**と**後十字靱帯**は，大腿脛骨関節の複雑な運動（並進運動，回旋運動）を支持，誘導している（図12-7）．
- その他の靱帯として，膝蓋骨の外方変位を制動する内側膝蓋大腿靱帯，膝窩筋腱と結合し後側方の支持性に関与する弓状膝窩靱帯や斜膝窩靱帯などがある．

a. 側副靱帯（図12-7）

①**内側側副靱帯** medial collateral ligament（MCL）
- 主に**膝外反と下腿外旋・内旋の制動**に関与する．
- 幅広く平坦な形状をしており，関節包や内側半月と結合している．

②**外側側副靱帯** lateral collateral ligament（LCL）
- 主に**膝外反と下腿外旋の制動**に関与する．
- 紐状で関節半月と結合していない．

b. 十字靱帯（図12-7）

①**前十字靱帯** anterior cruciate ligament（ACL）
- 主に大腿骨に対する**脛骨の前方移動と下腿内旋の制動**に関与する．
- 膝関節伸展時に緊張する．
- 膝内反，外反と下腿内旋，外旋で緊張し，安定性に関与する．

②**後十字靱帯** posterior cruciate ligament（PCL）
- 主に大腿骨に対する**脛骨の後方移動の制動**に関与する．
- 膝関節屈曲角度の増加に伴い，緊張が増加する．
- ACLと同様に，膝関節伸展時，膝内反・外反・内旋と下腿外旋時にも緊張し，安定性に関与する．
- ACLと比較して，太くて強靱である．

3 膝関節のアライメント

- 基本的な立位肢位において前額面での大腿骨と脛骨長軸のなす角度は，外側で170～175°であり，これを膝関節の**生理的外反**という．臨床では**大腿脛骨角 femorotibial angle（FTA）**と呼ばれる（図12-8）．
- 生理的外反よりも角度が大きく180°以上の場合を**内反膝（O脚）**，角度が小さく170°以下の場合を**外反膝（X脚）**という．
- 水平面において，正常では膝関節伸展位において大腿骨遠位と脛骨近位の水平軸は平行である．

4 膝蓋骨の機能

- 膝蓋骨は人体の最大の種子骨である．
- 膝蓋骨の機能は，①大腿四頭筋のモーメントアーム延長による膝伸展効率の向上（図12-9），②関節の保護，③大腿骨と大腿四頭筋の間の穴埋め（spacer）である．
- 大腿骨の膝蓋面を膝蓋骨が滑走することによって，滑車のような役割をし，大腿四頭筋の張力を効率的に伝達している．

B 骨運動学

1 膝関節の運動

- 膝関節の運動には，膝関節の屈曲と伸展があり，大腿脛骨関節の動きによって起こる．
- 膝関節の可動域は屈曲0～130°，伸展0°である．
- 膝屈曲の制限因子は，①大腿四頭筋，②大腿後面と下腿後面の軟部組織，③前方関節包である．
- 膝伸展の制限因子は，①ハムストリングス，②膝窩筋，③内側側副靱帯，④外側側副靱帯，⑤前十字靱帯，⑥前方関節包である．

B 骨運動学

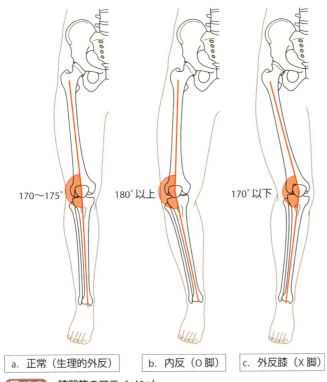

a. 正常（生理的外反）　　b. 内反（O脚）　　c. 外反膝（X脚）

図12-8　膝関節のアライメント

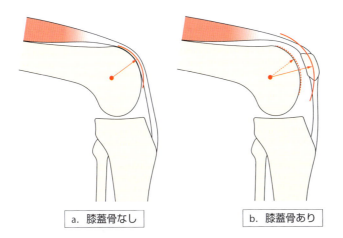

a. 膝蓋骨なし　　b. 膝蓋骨あり

- 膝蓋骨は大腿四頭筋腱を前方に変位させることにより，膝関節伸展機構の内的モーメントを大きくする．
- 膝蓋骨が存在しない場合，膝関節伸展における大腿四頭筋モーメントアームは約 33～70％減少する．

図12-9　膝蓋骨とモーメントアームの関係

2　下腿の回旋

- 大腿骨に対する下腿の運動には，下腿の外旋と内旋があり，大腿脛骨関節の動きによって起こる．
- 外旋・内旋回旋可動域は膝関節屈曲位で大きく，膝関節伸展位で小さい．

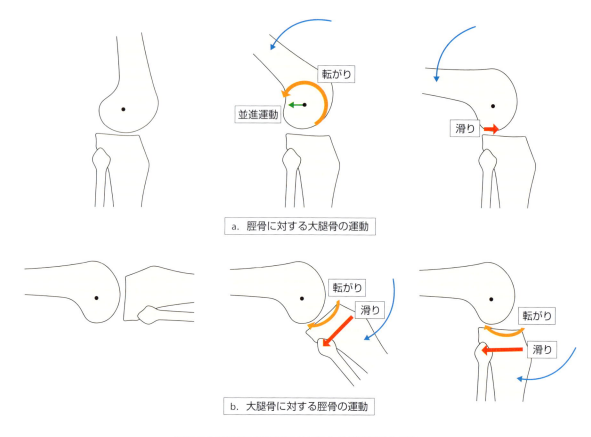

a. 脛骨に対する大腿骨の運動

b. 大腿骨に対する脛骨の運動

- 脛骨の上関節面で膝関節を伸展位から屈曲運動を行う．
- 大腿骨顆は脛骨の上関節面を後方へ転がり，前方へ滑る．
- この動きにより膝関節は大きな可動性を有する．

図12-10 膝関節の関節副運動

memo
下腿の回旋可動域の差は主に，大腿骨と脛骨の顆部形状の非対称性に起因する．大腿骨内側顆は外側顆より大きく，曲率半径も大きいため，脛骨の回旋運動において外旋のほうが大きくなる．

- 外旋可動域は内旋可動域と比較して大きい．

C 関節運動学

1 屈伸運動時の関節副運動（図12-10）

a. 脛骨に対する大腿骨の運動
- 大腿骨（内側顆および外側顆）は脛骨上関節面に対して凸の法則で動く．
- 固定された脛骨に対する大腿骨の屈曲時には後方への転がりと前方への滑りの複合運動が起こり，伸展時には，脛骨の上関節面に大腿骨（内側顆と外側顆）に対して前方への転がりと後方への滑りの複合運動が起こる．

b. 大腿骨に対する脛骨の運動
- 脛骨上関節面は大腿骨（内側顆および外側顆）に対して凹の法則で動く．
- 屈曲時には後方への転がりと滑りの複合運動起こり，伸展時には，脛骨の上関

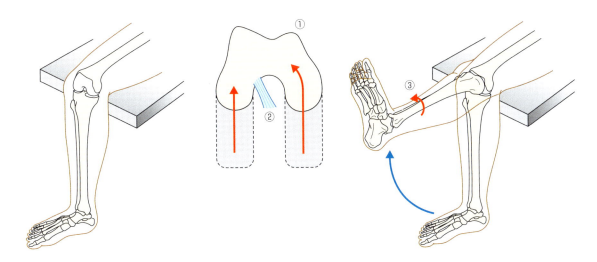

■ 終末伸展回旋を誘導する因子として，①大腿骨内側顆の形状，②前十字靱帯の緊張，③大腿四頭筋による外側方向への牽引があげられる．

図12-11　終末伸展回旋

節面に大腿骨（内側顆と外側顆）に対して前方への転がりと滑りの複合運動がが起こる．
- 膝関節伸展位からの屈曲初期（約20°屈曲まで）には転がりが起こり，徐々に滑りと転がりの複合運動となり，屈曲の終期には滑りのみとなる．
- 膝屈曲運動では，大腿骨外側顆は後方への並進運動が起こる．この際の後方への並進運動は，大腿骨内側顆の動きと比較して大きい．

2 終末強制回旋運動

- 大腿骨に対する下腿の回旋運動において，下腿外旋時に脛骨外側顆は後進し，脛骨内側顆は前進する．下腿内旋時はその反対の動きが起こる．
- 膝関節が屈曲位から完全に伸展する際，伸展運動の終末に下腿外旋が起こる．これを，**終末伸展回旋 screw home movement** と呼ぶ（図12-11）．

D　運動に作用する筋

- 膝関節の運動に作用する筋を**表12-2**に示す．
- 膝関節の伸筋には，①**大腿直筋**（大腿神経），②**内側広筋**（大腿神経），③**中間広筋**（大腿神経），④**外側広筋**（大腿神経），⑤大腿筋膜張筋（上殿神経）がある．
- 膝関節の屈筋には，①**大腿二頭筋**（脛骨神経，腓骨神経），②**半腱様筋**（脛骨神経），③**半膜様筋**（脛骨神経），④縫工筋（大腿神経），⑤薄筋（閉鎖神経），⑥腓腹筋（脛骨神経），⑦膝窩筋（脛骨神経），⑧足底筋（脛骨神経）がある．

表12-2 膝関節の運動に関与する筋

筋 名	起 始	停 止	作 用	神経支配
大腿直筋	下前腸骨棘, 寛骨臼上方 (上縁)	(膝蓋骨を介して膝蓋靱帯となり) 脛骨粗面	膝関節伸展 (股関節屈曲)	大腿神経 (L2〜4)
内側広筋	大腿骨粗線の内側唇, 転子間線下部	(膝蓋骨を介して膝蓋靱帯となり) 脛骨粗面	膝関節伸展	大腿神経 (L2, 3)
中間広筋	大腿骨前面, 両側面	(膝蓋骨を介して膝蓋靱帯となり) 脛骨粗面	膝関節伸展	大腿神経 (L2〜4)
外側広筋	大腿骨粗線の外側唇, 大転子基部, 殿筋粗面	(膝蓋骨を介して膝蓋靱帯となり) 脛骨粗面	膝関節伸展	大腿神経 (L3, 4)
大腿二頭筋	長頭:坐骨結節 短頭:大腿骨幹の粗線の外側唇下1/2	腓骨頭	膝関節屈曲, 下腿外旋 長頭:股関節伸展	長頭:坐骨神経 (脛骨神経部)(L5〜S2) 短頭:坐骨神経 (腓骨神経部)(L5〜S1)
半腱様筋	坐骨結節	脛骨粗面の内側	股関節伸展, 膝関節屈曲, 下腿内旋	坐骨神経 (脛骨神経部)[(L4) L5,S1 (S2)]
半膜様筋	坐骨結節	脛骨内側顆の後部	股関節伸展, 膝関節屈曲, 下腿内旋	坐骨神経 (脛骨神経部)(L4〜S1)
縫工筋	上前腸骨棘	脛骨粗面の内側	股関節屈曲, 外転, 外旋 (膝関節屈曲, 下腿内旋)	大腿神経 (L2, 3)
薄筋	恥骨結合の外側	脛骨上部内側面	股関節内転, 膝関節屈曲, 下腿内旋	閉鎖神経 (L2〜4)
腓腹筋	内側頭:大腿骨内側上顆 外側頭:大腿骨外側上顆	(アキレス腱となり) 踵骨隆起後面	膝屈曲, 足関節底屈	脛骨神経 [(L4), L5, S1, (S2)]
膝窩筋	大腿骨外側上顆	脛骨後面上部 (ヒラメ筋線より上)	膝関節屈曲, 下腿内旋	脛骨神経 (L4〜S1)
大腿筋膜張筋	上前腸骨棘	(腸脛靱帯を経て) 脛骨外側顆	股関節屈曲, 外転, (内旋) 膝関節伸展, 下腿外旋	上殿神経 (L4, L5)
足底筋	大腿骨外側上顆, 膝関節包	踵骨隆起	膝屈曲, 足関節底屈	脛骨神経 (L4〜S1)

> **memo**
> ハムストリングスは筋の位置や作用により区別される. 大腿二頭筋長頭は外側ハムストリングス, 半腱様筋と半膜様筋は内側ハムストリングスと呼ばれる.

> **memo**
> 膝関節伸展における最大収縮時の筋力は, 中間広筋が約40〜50%, 大腿直筋と外側広筋がそれぞれ約20〜25%, 内側広筋が約10〜12%を担っている.

1 膝関節の屈曲

- ①大腿二頭筋 biceps femoris, ②半腱様筋 semitendinosus, ③半膜様筋 semimembranosus は総称してハムストリングス hamstrings と呼ばれ, 坐骨結節を起始部とする(図12-12). 二関節筋であり, 股関節伸展筋としても重要である.
- ①大腿二頭筋の作用は膝関節屈曲であり, 下腿外旋位で強く作用する.
- ②半腱様筋, ③半膜様筋の作用は膝関節屈曲であり, 下腿内旋位で強く作用する.
- ④縫工筋 sartorius, ⑤薄筋 gracilis, ⑥腓腹筋 gastrocnemius, ⑦膝窩筋 popliteal と⑧足底筋 plantaris には膝関節屈曲作用がある(図12-13).
- ⑦膝窩筋は脛骨の後方移動や膝関節の内反や下腿外旋を制動している. また, 膝関節屈曲時に外側半月を後方に引く役割がある.

2 膝関節の伸展

- ①大腿直筋 rectus femoris, ②内側広筋 vastus medialis, ③中間広筋 vastus

D 運動に作用する筋　175

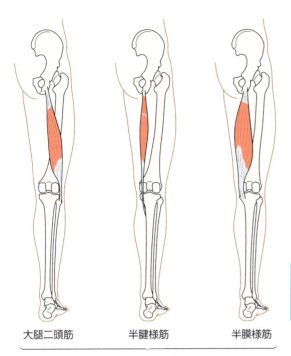

図12-12　膝関節の屈曲に作用する筋

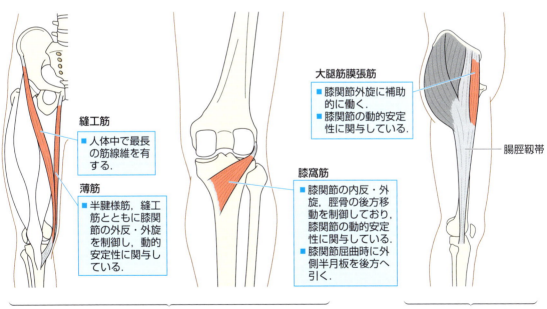

図12-13　下腿の内旋・外旋に作用する筋

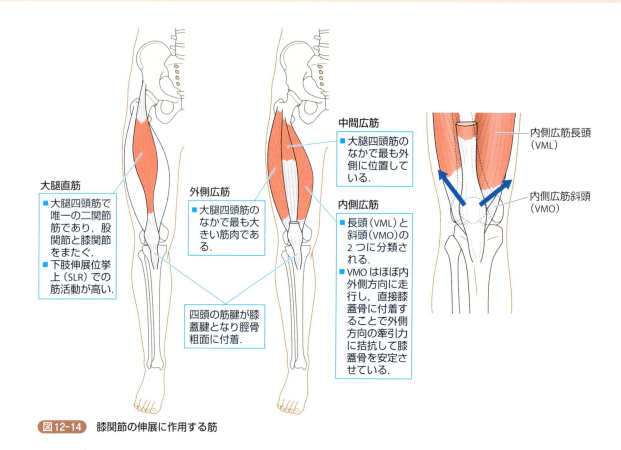

図12-14 膝関節の伸展に作用する筋

intermedius，④外側広筋vastus lateralisを総称して大腿四頭筋quadriceps femorisと呼ぶ（図12-14）．

- ①大腿直筋は膝関節の伸展と股関節屈曲に作用する．
- ②内側広筋，③中間広筋，④外側広筋は膝関節の伸展に関与する．また，②内側広筋は膝関節の伸展時に膝蓋骨の安定化に関与している．
- ⑤大腿筋膜張筋tensor fasciae lataeは膝関節伸展・下腿外旋に作用する．

3 下腿の回旋

- 下腿の外旋筋には，①大腿二頭筋，②大腿筋膜張筋がある（図12-13）．
- 下腿の内旋筋には，①半腱様筋，②半膜様筋，③縫工筋，④薄筋，⑤膝窩筋がある（図12-13，12-14）．

column
なぜ膝蓋骨脱臼の多くは外側が多い？
上前腸骨棘と膝蓋骨中心を結ぶ線と，膝蓋骨中央と脛骨粗面を結ぶ線がなす角はQ角（Q angle）と呼ばれ，大腿四頭筋の外側へ引っ張る力を調べるために用いられます．スポーツ活動でよくみられる着地動作では，膝は外反が強くなります．その状態で強く踏ん張ると，Q角が増大して膝蓋骨を外側へ引っ張る力が強くなり，外側に外れやすくなります（図12-15）．

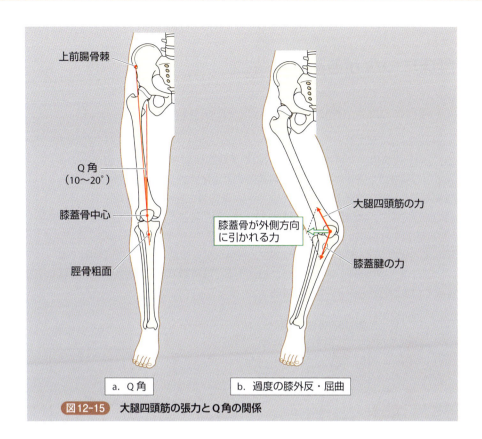

図12-15 大腿四頭筋の張力とＱ角の関係

学習到達度自己評価問題

以下の問題で正しいものに○，誤っているものに×を記しなさい．
1. 膝関節はラセン関節に分類され，膝関節屈曲・伸展と下腿の外旋・内旋に関与する．
2. 関節半月は，屈曲に伴い後方に移動し，伸展に伴い前方に移動する．
3. FTAの正常値は170〜175°である．
4. 膝関節が屈曲位から完全に伸展する際，伸展運動の終末に下腿の内旋が起こる．
5. 大腿神経支配の大腿直筋は膝関節の伸展と股関節屈曲に作用する．

➡ 臨床につながる運動学

1 膝関節複合体の障害（図12-16）

a．Osgood-Schlatter（オスグッド-シュラッター）病—スポーツで生じる炎症と運動制限

Osgood-Schlatter病は，スポーツ活動において大腿四頭筋（p.174 D-2膝関節の伸展）が過度な収縮を繰り返すことにより，膝蓋腱の付着部である脛骨粗面部の膨隆やその周辺に痛みを発症する疾患である（p.170 A-4．膝蓋骨の機能）．成長期における急激な身長の伸びにより，大腿四頭筋の相対的な短縮が起こることが原因で生じる．

b．前十字靱帯損傷—膝関節の不安定性が出現する

前十字靱帯（ACL）の機能は，大腿骨に対する脛骨の前方移動と下腿内旋の制動である（p.170 A-2-b十字靱帯）．前十字靱帯が損傷すると膝関節の不安定性が出現し，スポーツ動作での膝崩れgiving wayが頻発する．

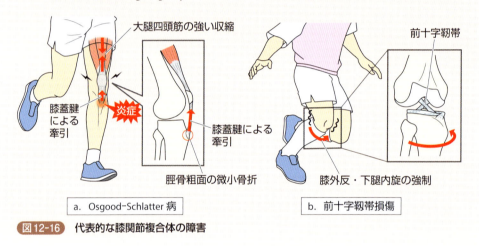

図12-16 代表的な膝関節複合体の障害

13 下腿，足部・足関節の運動

一般目標
- 下腿，足部・足関節の外傷および障害の予防と治療の理解に必要な下腿，足部・足関節の運動学的な特徴を理解する．

行動目標
1. 下腿，足部・足関節を構成する関節を説明できる．
2. 下腿，足部・足関節の靱帯の作用を説明できる．
3. 足のアーチの構造と機能を説明できる．
4. 足部および足関節の筋の作用を説明できる．
5. 足部および足関節の関節副運動について説明できる．

調べておこう
1. 足部と足関節の構造と機能を調べよう．
2. 足部と足関節の運動範囲を調べよう．
3. 足部と足関節に作用する筋の起始・停止・神経支配を調べよう．

A 機能解剖

- 足関節は距腿関節を指し，下腿の骨（脛骨，腓骨）と距骨で構成される（図13-1）．
- 距腿関節の遠位を足部と呼び，前足部，中足部，後足部に分けられる（図13-2）．

1 下腿，足関節を構成する関節

- 下腿，足関節の運動は，①脛腓関節，②脛腓靱帯結合，③距腿関節によって行われる．
- 下腿は脛骨と腓骨で構成されており，脛骨は体重を支える骨であるため腓骨よりも太い．
- 脛骨と腓骨は近位と遠位で連結しており，それぞれ脛腓関節（上脛腓関節），脛腓靱帯結合（下脛腓関節）と呼ぶ（図13-1）．
- これらの関節は機能的に足関節の運動と関連している．

13 下腿，足部・足関節の運動

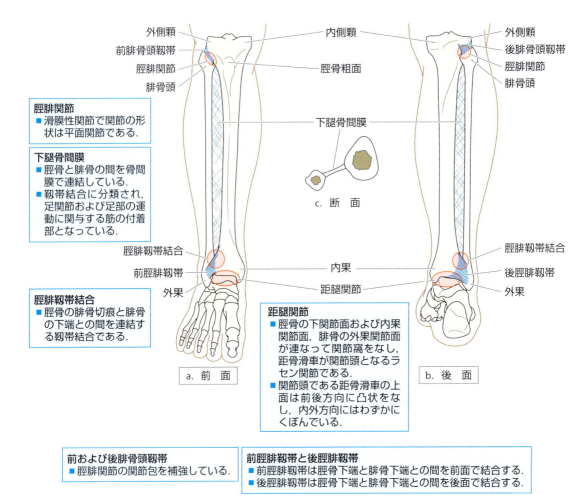

図13-1 脛腓関節と脛腓靱帯結合

a. **脛腓関節 tibiofibular joint（上脛腓関節 superior tibiofibular joint）**
- 足関節の運動に付随して動くが，筋肉の付着もないことから，直接的に運動には関連しない．
- 足関節底背屈運動時にわずかな動きが起こる．

b. **脛腓靱帯結合 tibiofibular syndesmosis（下脛腓関節 inferior tibiofibular joint）**
- 脛腓関節と同様に，足関節の運動に付随して動くが，筋肉の付着もないことから，直接的に運動には関与しない．

c. **距腿関節 talocrural joint（図13-1）**
- 足関節の底屈と背屈に関与する．
- 関節のしまりの肢位は最大背屈位で，休みの肢位は回内・回外中間位で底屈10°くらいである．

2 足部を構成する関節

- 足部の運動は，主に①距骨下関節によって行われる．そのほか，②横足根関節，③足根中足関節，④中足間関節，⑤中足指節関節，⑥指節間関節が関与する．

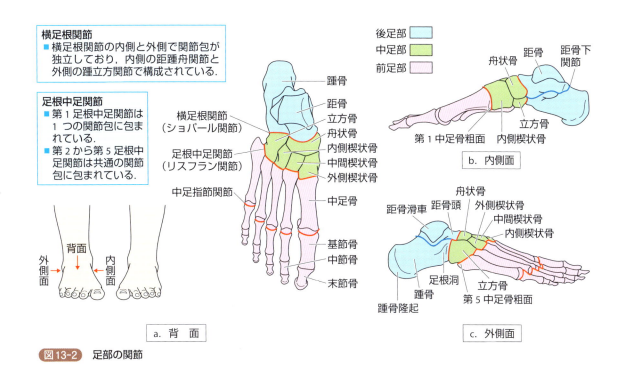

図13-2 足部の関節

a. **距骨下関節 subtalar joint**（図13-2，13-3）
- 距骨と踵骨の間で形成される関節で，3つの関節面（前・中・後関節面）がある．

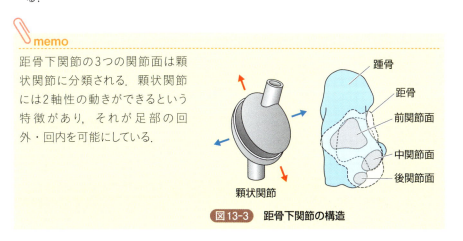

> memo
> 距骨下関節の3つの関節面は顆状関節に分類される．顆状関節には2軸性の動きができるという特徴があり，それが足部の回外・回内を可能にしている．

図13-3 距骨下関節の構造

- 足部の回外と回内に関与する（図13-11参照）．
- 回外は底屈・内転・内がえし，回内は背屈・外転・外がえしの複合した運動である．
- 締まり肢位は内がえし位で，ゆるみの肢位は内がえし・外がえし中間位である．

b. **横足根関節 transverse tarsal joint（ショパール関節 chopart joint）**（図13-2）
- 踵骨と立方骨からなる踵立方関節と距骨と舟状骨からなる距舟関節の2つの関

> memo
> 臨床における足部の回内・回外のアライメントの指標として下腿遠位1/3の中央線と踵部の中央線のなす角度（下腿-踵骨アライメント leg heel alignment）がある．

節で形成される．
- 距骨下関節とともに足部の内がえし・外がえしの運動に関与する．
- 切断部位の1つとして用いられ，外科学分野ではショパール関節とも呼ばれる．
- 距舟関節および踵立方関節のしまりの肢位は内がえし位で，ゆるみの肢位は内・外がえし中間位である．

c. 足根中足関節 tarsometatarsal joint（リスフラン関節 lisfranc joint）（図13-2）
- 内側・中間・外側楔状骨および立方骨の4つの足根骨と5つの中足骨底の間に形成される関節の総称である．
- 切断部位の1つとして用いられ，外科学分野ではリスフラン関節とも呼ばれる．
- 関節のしまりの肢位は内がえし位で，ゆるみの肢位は内・外がえし中間位である．

d. 中足間関節 intermetatarsal joint
- 第2〜5指の中足骨底部の互いに向き合う面で形成される関節で，関節の形状は半関節である．

e. 中足指節関節 metatarsophalangeal joint（図13-2）
- 各足指の中足骨頭と基節骨底の間で形成される関節で，関節の形状は楕円関節である．

f. 指節間関節 interphalangeal joint
- 各足指の指節骨頭と指節骨底の間で形成される関節で，手指と同様にPIP関節とDIP関節がある．
- 蝶番関節であり，足指の屈曲・伸展に作用する．

3 下腿・足関節・足部の靱帯

a. 下腿・足関節の靱帯（図13-4，13-5）
- 下腿，足関節の靱帯には，①下腿骨間膜，②前・後脛骨頭靱帯，③前・後脛腓靱帯，④内側靱帯（三角靱帯），⑤外側靱帯（前距腓靱帯，後距腓靱帯，踵腓骨靱帯）が存在する．
- 内側靱帯は，足関節の内側に位置し，三角靱帯とも呼ばれる強靱な靱帯である．距腿関節を補強し，足関節の外がえしの制動に働く．
- 外側靱帯は，足関節の外側に位置し，前距腓靱帯，後距腓靱帯，踵腓骨靱帯の3つの靱帯から構成される．前および後距腓靱帯は，距腿関節の安定性に大きく関与し，踵腓骨靱帯は距踵関節の安定性を保っている．

b. 足部の靱帯（図13-4）
- 足部には関節を支持する多数の靱帯が存在する．
- 距骨下関節周囲（後足部）には，骨間距踵靱帯，内側距踵靱帯，外側距踵靱帯，後距踵靱帯があり，主に踵骨の回外，回内を制限する．
- 横足根関節周囲（中足部）には，底側に長足底靱帯，底側踵舟靱帯，底側踵立方靱帯があり，背側に二分靱帯（踵舟靱帯，踵立方靱帯）が存在する．
- 足根中足関節周囲（前足部）には，背側，底側，骨間にある足根中足靱帯が足根中足関節を結合する役割をもつ．深足中足靱帯は第1〜5中足骨頭間を結び，横アーチ形成に関与する．

memo
後方から足部を観察した際に，前額面で踵が内側に倒れすぎた足の状態を回内足と呼び，反対に外側の場合を回外足と呼ぶ．

memo
足部の外側には，踵骨と距骨の前端間で形成される足根洞と呼ばれる大きな間隙がある（図13-2参照）．ここには靱帯や腱などが存在し，足関節内反捻挫などにより出血が起こり傷害をきたす．

A 機能解剖　183

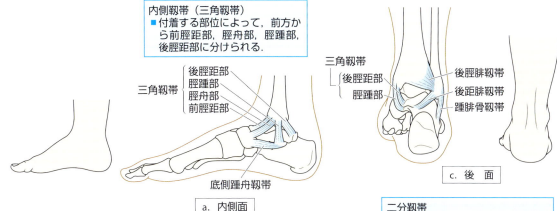

図13-4　足関節・足部の靱帯

- 底側踵舟靱帯は距踵舟関節の主要な支持機構であり，距骨頭を底面から直接支える．

4 足のアーチ（図13-6）

- 足部はやや上向きに弯曲した骨配列を呈し，足のアーチと呼ばれる構造をなしている．
- 足のアーチには内側縦アーチ medial arch（内側縦足弓），外側縦アーチ lateral arch（外側縦足弓），横アーチ transverse arch（横足弓）の3種類があり，骨，関節，靱帯，筋によって形成されている（表13-1）．
- 内側縦アーチ（土踏まず）は，体重支持や歩行時などにおける衝撃吸収に作用する．
- 横アーチには，頂点の違う2種類のアーチが存在し，それぞれ第2中足骨，中間楔状骨を頂点とする．
- 足指の伸展により，足底腱膜が引っ張られ緊張すると，足の縦アーチが上昇して足部が安定する．このメカニズムをウインドラス機構と呼ぶ（図13-7）．

memo
回内の制動に働く三角靱帯は強靱であるため，足関節の捻挫のうち，外反捻挫は10％であり，内反捻挫が80〜90％と大半を占める．

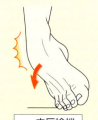
a. 内反捻挫

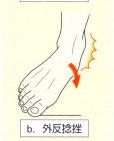
b. 外反捻挫

図13-5　内反捻挫と外反捻挫

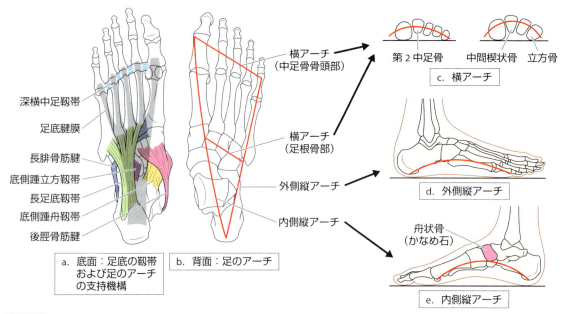

図13-6 足のアーチ

表13-1 足のアーチの形成に関与する骨，靱帯，筋

内側縦アーチ	骨	踵骨，距骨，舟状骨，内側楔状骨，第1中足骨 ＊アーチの頂点は**舟状骨**で，アーチの**かなめ石**（key stone）となる．
	靱帯	底側踵舟靱帯，距踵靱帯，楔舟靱帯，足根中足靱帯，足底腱膜
	筋	後脛骨筋，前脛骨筋，長母趾屈筋，長趾屈筋，母趾外転筋
外側縦アーチ	骨	踵骨，立方骨，第4・5中足骨 ＊アーチの頂点は**踵立方関節部**
	靱帯	長足底靱帯，底側踵立方靱帯，足根中足靱帯，足底腱膜
	筋	長腓骨筋，短腓骨筋，小指外転筋
横アーチ ＊内側楔状骨レベル	骨	内側楔状骨，中間楔状骨・外側楔状骨，立方骨 ＊アーチの頂点は**中間楔状骨**
	靱帯	楔間靱帯，楔立方靱帯
	筋	長腓骨筋腱，後脛骨筋腱
横アーチ ＊第1中足骨頭レベル	骨	第1〜5中足骨頭部 ＊アーチの頂点は**第2中足骨頭**
	靱帯	深横中足靱帯
	筋	母指内転筋横頭

> **column**
>
> 足のアーチが低下することを扁平足といいます．とくに内側縦アーチの低下による扁平足がある場合，足部の回内に伴い，脛骨および大腿骨の内旋が生じやすくなり，さらには骨盤を前傾させることもあります．このときの足関節の内側には伸張ストレス，外側には圧縮ストレスが生じやすく，傷害発生につながります．また，足部のアライメント変化が膝や股関節などの上位関節にも影響を及ぼすことがあります．

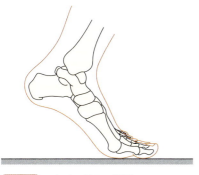
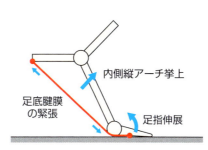

図13-7 ウインドラス機構
ウインドラス機構は，①足部を安定させる，②荷重時の衝撃を吸収する，③扁平足を防止するなどの役割がある．

> **memo**
> 矢状面で足部を観察すると足底腱膜を底辺とし，上端の足部の骨で構成される三角形をなす．このような衝撃を吸収する機能をもつ構造をトラス機構と呼ぶ（図13-8）．

> **memo**
> 足のアーチが構造的・機能的に破綻し，縦アーチが増強した場合を凹足と呼ぶ（図13-9）．

> **memo**
> 臨床においてアーチ高の定義を足長の1/2の位置での床から足背までの高さとする場合と，床から舟状骨粗面の高さ（舟状骨高）とする場合がある．

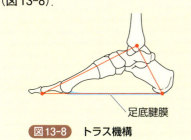

図13-8 トラス機構

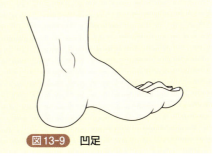

図13-9 凹足

B 骨運動学

1 下腿・足関節の運動

- 足関節の運動には背屈と底屈がある．
- 背屈と底屈の運動は距腿関節の関節面で起こり，このときわずかな腓骨の動きを伴う．
- 足関節の可動域は背屈が0〜20°，底屈が0〜45°である．
- 足関節背屈の制限因子は，①脛骨下関節面前縁と距骨頸部の接触，②後方部分の軟部組織，③下腿三頭筋である．
- 足関節底屈の制限因子は，①脛骨下関節面後縁と距骨後突起（の外側結節），②前方部分の軟部組織である．

> **memo**
> **距腿関節**
> - 距腿関節の主な骨運動は背屈と底屈である．
> - 運動軸や距骨滑車の関節面の構造により，背屈時には外転・外がえしが，底屈には内転・内がえしの要素がわずかに含まれる．
> - 距骨滑車の形態は，前部の上面が後部より広いため，距腿関節の安定性は背屈位に比べて底屈位では低い．

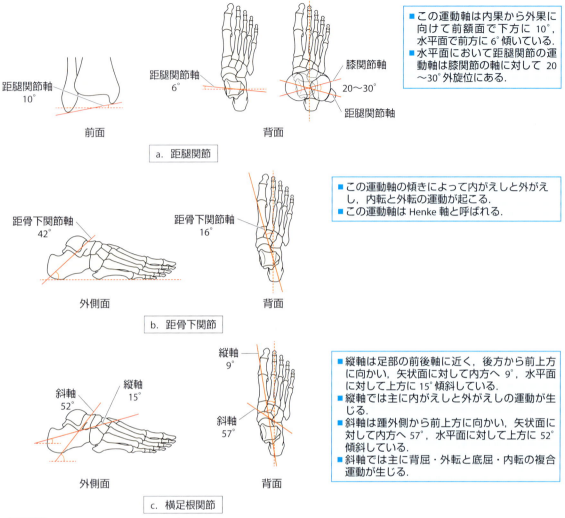

図13-10 距腿関節, 距骨下関節, 横足根関節の運動軸

- 底背屈中間位において距腿関節の運動軸は内果と外果を結んだ線上にある（図13-10a）.
- この運動軸は距腿関節の運動に伴い変化し, 背屈すると後上方に傾き, 底屈すると前下方に傾く.

2 足部の運動

- 足部の運動には主に距腿関節で行われる背屈・底屈のほかに, 内転と外転, 内がえしと外がえし, 複合運動である回外と回内がある（図13-11）.
- 可動域は内転が0〜20°, 外転が0〜10°, 内がえしが0〜30°, 外がえしが0〜20°の可動域をもつ.

a. 距骨下関節

- 距骨下関節の運動軸は, 踵骨の後外方から足部を前内上方へと斜めに通り, 矢状面に対して内方へ16°, 水平面に対して上方に42°傾斜している（図13-10 b）.

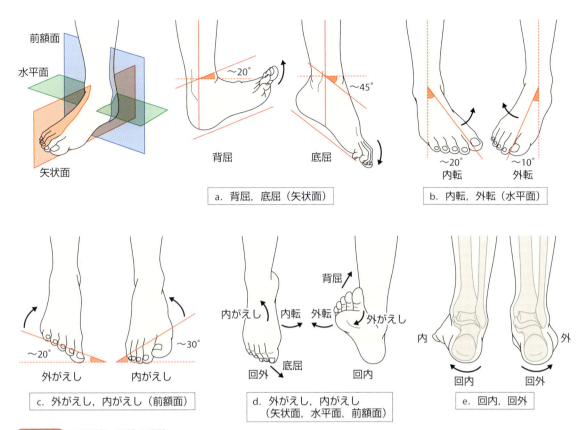

図13-11 足関節，足部の運動
矢状面・前額面・水平面の三平面における複合運動で，底屈・内転・内がえしの複合運動を回外といい，背屈，外転，外がえしの複合運動を回内という．

b. 横足根関節（ショパール関節）
- 横足根関節には縦軸と斜軸の2つの運動軸がある（図13-10c）．

c. 足根中足関節（リスフラン関節）
- 足根中足関節のうち，第2，3足根中足関節の動きは最も少ない．
- 第1，4，5足根中足関節の可動性は大きく，中でも第1足根中足骨関節の可動性が最も大きい．
- 各足根中足関節は底屈と背屈，わずかな内がえしと外がえしの運動に関与する．

d. 中足指節関節
- 中足指節関節の運動には屈曲・伸展，外転・内転がある．
- 内外転の運動は第2指を基準とし，第2指に近づく運動を内転，第2指から離れる運動を外転という．

e. 指節間関節
- 母指には1つの指節間関節が，第2〜第5指には近位と遠位の指節間関節がある．
- 指節間関節の主な運動は屈曲と伸展であり，伸展よりも屈曲の可動域が大きい．

C 関節運動学

1 下腿・足関節の運動

a. 脛腓関節（図13-12）
- 関節の形状は，脛骨の腓骨関節面が凸，腓骨骨頭関節面が凹である．
- 距腿関節の背屈時に上方へ，底屈時に下方へ滑り，足部の内がえしで下外方へ，外がえしで上内方へ滑る．
- 脛腓関節の運動は膝関節の運動時にも生じ，腓骨は屈曲時に下方へ，伸展時に上方へ滑る．

b. 脛腓靱帯結合
- 距腿関節が底屈位から背屈するとき腓骨は脛骨から離れながら上方へ滑り，背屈位から底屈するとき腓骨は脛骨に近づきながら下方へ滑る．

c. 距腿関節
- 距骨滑車は脛骨および腓骨でつくる関節窩に対して凸の法則で動く．
- 足関節の背屈時には，距骨滑車は関節窩に対して前方に転がりながら後方に滑り，底屈時には後方に転がりながら前方へ滑る．

2 足部の運動

a. 距骨下関節
- 後関節面では距骨の後踵骨関節面が凹，踵骨の後距骨関節面が凸である．
- 前・中関節面では前および中踵骨関節が凸，前および中距骨関節面が凹である．

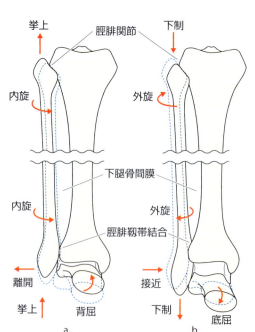

図13-12　上・下脛腓関節の動き
（a）距腿関節背屈：腓骨は内旋しながら挙上し，外果が外方へ離開する．
（b）距腿関節底屈：腓骨は外旋しながら下制し，外果が内方へ接近する．
［高野　健：シンプル理学療法学作業療法学シリーズ，運動学テキスト（藤縄　理編），第2版，p.277，南江堂，2015より引用］

- 足部の内がえし時には踵骨の後距骨関節面が外方へ，前・中距骨関節面が内方へ滑り，外がえし時には前者が内方へ，後者が外方へ滑る．
- 足部の外がえし時には踵骨の後距骨関節面が内方へ，前・中距骨関節面が外方へ滑る．

b. 横足根関節（ショパール関節）

① 距踵舟関節
- 関節面の形状は，距骨の距骨頭が凸，舟状骨の距骨関節面が凹である．
- 足関節の背屈時には舟状骨が距骨頭に対して背側へ滑り，底屈時に底側へ滑る．
- 足部の内転時には舟状骨が内側へ，外転時に外側へ滑る．

② 踵立方関節
- 関節面の形状は，不完全な鞍関節に分類され，矢状面において踵骨の立方骨関節面が凹，立方骨の踵骨関節面が凸である．
- わずかな転がりと滑りがあり，足関節の背屈時には立方骨が踵骨に対して底側へ，底屈時に背側へ滑る．

c. 足根中足関節（リスフラン関節）
- 関節面の形状は，足根骨が凸，中足骨が凹である．
- 中足骨が骨運動するとき，中足骨は足根骨に対して凹の法則で動く．
- わずかな関節包内の運動がみられ，背屈時には中足骨底が足根骨に対して背側へ滑り，底屈時に底側へ滑る．

d. 中足指節関節
- 関節面の形状は，中足骨頭が凸，基節骨底が凹である．
- 基節骨が骨運動するとき，基節骨底は中足骨頭に対して凹の法則で動く．
- 足指の屈曲時には基節骨底が中足骨頭に対して底側へ，伸展時に背側へ滑る．また，足指の内転時には基節骨底が内側へ，外転時に外側へ滑る．

e. 指節間関節
- 関節面の形状は，近位の指節骨頭が凸である．
- 足指の屈曲時には遠位の指節骨底が近位の指節骨頭に対して底側へ，伸展時に背側へ滑る．

D 運動に作用する筋

- 足部・足関節の運動に作用する筋を表13-2，13-3に示す．
- 足部・足関節の運動に関与する筋は，起始が下腿，停止が足部にある外在筋と起始および停止が足部にある内在筋に分けられる（表13-2，13-3）．
- 下腿前面および足関節の前面・内側・外側には，下腿筋膜が厚くなった帯状の筋支帯がある．支帯は腱を固定し，筋収縮の効率を高める役割をもつ．

表13-2 足関節・足部の運動に作用する筋（外在筋）

	筋名	起始	停止	作用	神経支配
前区画	前脛骨筋	脛骨外側面，一部下腿骨間膜	内側楔状骨，第1中足骨底の足底面	足関節背屈 足部の内がえし	深腓骨神経 （L4～S1）
	長母指伸筋	下腿骨間膜，腓骨前面中央部	母指末節骨底	足関節背屈 足部の内がえし 母指伸展	深腓骨神経 （L4～S1）
	長指伸筋	脛骨上端の外側面，腓骨前縁，下腿骨間膜，前下腿筋間中隔	第2～5指の中節骨底，末節骨底	足関節背屈 足部の外がえし 第2～5指伸展	深腓骨神経 （L4～S1）
	第3腓骨筋	腓骨下部前面	第5中足骨底	足関節背屈 足部の外がえし	深腓骨神経 （L4～S1）
外側区画	長腓骨筋	腓骨頭，腓骨外側の上2/3，下腿筋間中隔	第1中足骨底 内側楔状骨	足関節底屈 足部の外がえし	浅腓骨神経 （L5，S1）
	短腓骨筋	腓骨外側の遠位2/3，下腿筋間中隔	第5中足骨粗面	足関節底屈 足部の外がえし	浅腓骨神経 （L5，S1）
後区画	腓腹筋	内側頭：大腿骨内側上顆 外側頭：大腿骨外側上顆	アキレス腱となり踵骨隆起後面	足関節底屈 膝関節屈曲	脛骨神経 ［(L4)，L5，S1，(S2)］
	ヒラメ筋	腓骨頭と腓骨骨体後面，脛骨ヒラメ筋線と内側縁	腓腹筋とともにアキレス腱となり踵骨隆起後面	足関節底屈	脛骨神経 ［(L4)，L5，S1，(S2)］
	足底筋	大腿骨外側上顆，膝関節包	踵骨隆起	膝関節屈曲 足関節底屈	脛骨神経 （L4～S1）
	後脛骨筋	下腿骨間膜後面および脛骨と腓骨の隣接する部分	舟状骨粗面 内側・中間・外側楔状骨，立方骨，第2・3中足骨底	足関節底屈 足部の内がえし	脛骨神経 ［L5，S1，(S2)］
	長指屈筋	脛骨後面	第2～5指末節骨底	第2～5指屈曲 足関節底屈 足部の内がえし	脛骨神経 （L5～S2）
	長母指屈筋	腓骨体後面，下腿骨間膜	母指末節骨底	母指屈曲 足関節底屈 足部の内がえし	脛骨神経 （L5～S2）

1 外在筋と内在筋

a．外在筋

- 外在筋は，前区画，外側区画，後区画の3つの区画（コンパートメント）に分類される．
- 前区画には，前脛骨筋，長母趾伸筋，長指伸筋，第3腓骨筋があり，主に足関節の背屈と足指の伸展に作用する（図13-13a，b）．
- 外側区画には，長腓骨筋と短腓骨筋があり，主に足部の外がえしに作用する（図13-13a，b）．
- 後区画には，腓腹筋，ヒラメ筋，足底筋，後脛骨筋，長母指屈筋，長指屈筋，膝窩筋があり，主に足関節の底屈と足指の屈曲に作用する（図13-13c）．

表13-3 足部の運動に作用する筋（内在筋）

筋名	起始	停止	作用	神経
短母指伸筋	踵骨前部の背面	母指基節骨底	母指伸展	深腓骨神経（L4〜S1）
短指伸筋	踵骨前部の背面〜外側面	第2〜4指の中節骨・末節骨	第2〜4指伸展	深腓骨神経（L4〜S1）
母指外転筋	踵骨隆起内側突起，舟状骨粗面，屈筋支帯，足底腱膜	母指基節骨底	母指外転・屈曲	内側足底神経（L5, S1）
短母指屈筋	内側，中間楔状骨，長足底靱帯	内側頭：内側種子骨を経て母指基節骨底内側 外側頭：外側種子骨を経て母指基節骨底外側	母指屈曲	内側頭：内側足底神経（L5, S1） 外側頭：外側足底神経（S1, 2）
母指内転筋	斜頭：立方骨，外側楔状骨，第2〜4中足骨底 横頭：第3〜5中足指節関節の関節包	外側種子骨を経て母指基節骨底外側	斜頭：母指内転・屈曲 横頭：横アーチの保持	外側足底神経（S1, 2）
小指外転筋	踵骨隆起	小指基節骨底の外側	小指外転・屈曲	外側足底神経（S1, 2）
短小指屈筋	長足底靱帯，第5中足骨底	小指基節骨底	小指屈曲	外側足底神経（S1, 2）
小指対立筋	長足底靱帯 ※短小指屈筋の外側の一部	第5中足骨外側縁	第5中足骨を底屈・内転方向に引く	外側足底神経（S1, 2）
短指屈筋	踵骨隆起下面，足底腱膜	第2〜5指中節骨底	第2〜5指屈曲	内側足底神経（L5, S1）
足底方形筋	内側頭：踵骨隆起内側突起，内面 外側頭：踵骨隆起外側突起	長指屈筋腱の背面外側	第2〜5指屈曲 ＊長指屈筋の補助	外側足底神経（S1, S2）
虫様筋	長指屈筋の第2〜5指腱 第1虫様筋：第2指腱の母指側 第2〜4虫様筋：第2〜5指腱の相対する面	第2〜5指の基節骨，指背腱膜	第2〜5指の中足指節関節屈曲，指節間関節伸展	第1虫様筋：内側足底神経（L5, S1） その他：外側足底神経（S1, 2）
背側骨間筋	第1〜5中足骨の相対する面	第1背側骨間筋：第2指基節骨底内側 第2〜4背側骨間筋：第2〜4指基節骨底外側	第2〜4指の外転・屈曲	外側足底神経（S1, 2）
底側骨間筋	第3〜5中足骨内側面	第3〜5指の基節骨底内側	第3〜5指の内転，屈曲	外側足底神経（S1, 2）

b．筋支帯

- 下腿前面には脛骨内果と腓骨外果の上方に付着している上伸筋支帯があり，足関節前面には踵骨上面外側から内果および足底腱膜内側に付着している下伸筋支帯がある．伸筋支帯の下を前脛骨筋腱，長母指伸筋腱，長指伸筋腱，第3腓骨筋腱，足背動脈が通過する（**図13-13a**）．
- 足関節内側には内果から踵骨内側に付着している屈筋支帯がある．この屈筋支帯，脛骨，距骨，踵骨で形成される空間を足根管と呼ぶ．足根管を後脛骨筋腱，長指屈筋腱，長母指屈筋腱，後脛骨動静脈，脛骨神経が通過する（**図13-13c**）．
- 足関節外側には外果から踵骨に付着している上腓骨筋支帯と，踵骨外側から下伸筋支帯の線維に混同する下腓骨筋支帯がある．腓骨筋支帯は，長腓骨筋腱と

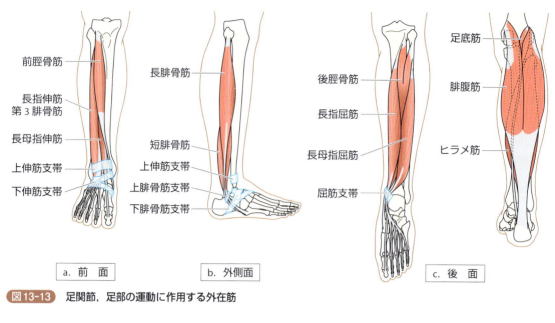

図13-13 足関節，足部の運動に作用する外在筋

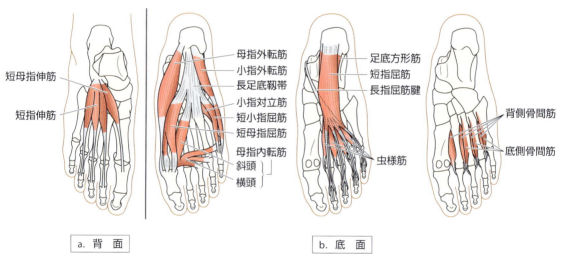

図13-14 足部の運動に作用する内在筋

短腓骨筋腱を固定する（図13-13b）．

c. 内在筋

- 内在筋は足背と足底の筋に分けられる（表13-3）．
- 足背の筋には短母指伸筋と短指伸筋があり，足指の伸展の運動に作用する（図13-14）．
- 足底の筋には，母指球筋（母指外転筋，短母指屈筋，母指内転筋），小指球筋（小指外転筋，短小指屈筋，小指対立筋），中足筋（短指屈筋，足底方形筋，虫様筋，背側骨間筋，底側骨間筋）がある．

memo
足根管が何らかの原因で内圧が上昇すると，神経や血管が圧迫されて疼痛やしびれが出現する場合がある．これを足根管症候群と呼ぶ．

② 足関節，足部の運動に作用する筋

a. 足関節の背屈
- 前脛骨筋，長指伸筋，第3腓骨筋が足関節背屈に関与し，補助筋として長母指伸筋がある．

b. 足関節の底屈
- 腓腹筋，ヒラメ筋，長腓骨筋，足底筋が足関節底屈に関与し，補助筋として後脛骨筋，長指屈筋，長母指屈筋，短腓骨筋がある．

c. 足部の回外
- 後脛骨筋，長指屈筋が足部回外に関与し，補助筋として前脛骨筋，長母指屈筋，長母指伸筋がある．

d. 足部の回内
- 長腓骨筋，短腓骨筋が足部回内に関与し，補助筋として第3腓骨筋，長指伸筋がある．

e. 足指の屈曲
- 長母指屈筋（母指），長指屈筋，短母指屈筋，短指屈筋が足指の屈曲に関与する．

f. 足指の伸展
- 長母指伸筋（母指），長指伸筋，短母指伸筋，短指伸筋が足指の伸展に関与する．

memo
足関節内反捻挫などで腓骨筋支帯の機能が破綻し，外果後方を走行する腓骨筋腱が外果を乗り越えて前方へ移動し，疼痛や不安感が出現する場合がある．これを腓骨筋腱脱臼と呼ぶ．

memo
腓骨の骨折や腓骨骨頭周辺で長時間にわたり腓骨神経が圧迫されると，腓骨神経が傷害を受けることがある．これを腓骨神経麻痺と呼び，下腿・足部のしびれや疼痛，足関節の背屈困難（下垂足）などの症状がみられる．

学習到達度自己評価問題

以下の問題で正しいものに〇，誤っているものに×を記しなさい．
1. 中足骨底と内側・中間・外側楔状骨，立方骨の遠位側の関節面で形成されている関節を横足根関節（ショパール関節）という．
2. 足の内側縦アーチに関与する筋は，前脛骨筋，後脛骨筋，長母指屈筋，長指屈筋，母指外転筋である．
3. 足の横アーチを構成する骨は，踵骨，立方骨，第5中足骨である．
4. 足指の伸展により足底腱膜が引っ張られることで，足の縦アーチを上昇させ足部を安定させる．
5. 後脛骨筋，長指屈筋，長母指屈筋，腓腹筋，ヒラメ筋は，足関節の底屈と足部の内がえしに作用する．

➡ 臨床につながる運動学

1 下肢のアライメントと足関節捻挫

　足関節の捻挫は，日常生活やスポーツ活動において，発生頻度が非常に高い外傷の1つである．日常生活では階段の降段時やバランスを崩したときなどに多く，一方，スポーツ活動では競技・種目を問わず，急停止や方向転換時，ジャンプ後の着地時などに多い．

　足関節捻挫は過度の内がえしを強制される内反捻挫と，その逆の外反捻挫に大別され，内反捻挫の発生が多い．その理由として，①脛骨内果が腓骨外果よりも高く，回外の可動域が大きいこと（p.186　B-2足部の運動），②足部内側の三角靱帯よりも外側の靱帯のほうが脆弱であること（p.182　A-3-a下腿・足関節の靱帯），③距骨滑車の形状から底屈位での足関節の安定性が低下すること（p.185　B-1下腿・足関節の運動），④回内よりも回外の筋力が強いこと（p.193　D-2(c, d) 作用する筋）などがある．

　ステップやジャンプなどの動作時の下肢関節の位置関係から，一般的にknee-in・toe-out，knee-out・toe-inと分類される（**図13-15**）．knee-in・toe-outでは足部内側に伸張ストレスが生じ，外反捻挫が発生しやすい．一方で，knee-out・toe-inでは足部外側に伸張ストレスが生じ，内反捻挫が発生しやすい．

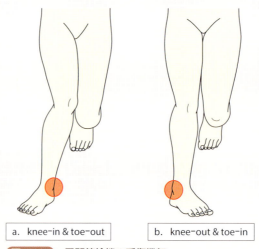

a．knee-in & toe-out　　b．knee-out & toe-in

図13-15 足関節捻挫の受傷機転

第Ⅲ部

運動学の応用

14 感覚と運動
15 運動発達と姿勢反射
16 姿勢と姿勢制御
17 基本動作と歩行
18 身体運動分析

14 感覚と運動

一般目標
- 運動学習および運動制御の観点から感覚と運動の関係性を理解する．

行動目標
1. 運動制御にかかわる感覚情報および運動情報の伝達経路について説明できる．
2. 運動学習の段階および方法について説明できる．
3. 運動学習における感覚フィードバックの役割について説明できる．

調べておこう
1. 大脳皮質の機能局在および小脳の役割について調べよう．
2. 運動学習に関係する要因にはどのようなものがあるか調べよう．
3. フィードバックの意味および意義について調べよう．

A 感覚と運動の基本事項

1 運動に関する基本事項

a. 錐体路と錐体外路
- 自己の意思に基づいて行う随意運動は，**大脳皮質の一次運動野から発信される運動指令が中枢神経の遠心路を通り，末梢神経を介して筋を収縮させる一連のプロセス**により生じる．
- 中枢神経の遠心路は，**錐体路**と**錐体外路**の2つに分かれる（図14-1）．
- 錐体路は一次運動野から一度もシナプスを介することなく下行し，直接，脊髄前角細胞へ運動指令を伝えている．
- 錐体外路では，一次運動野から出た運動指令は，大脳基底核，脳幹の中継核，小脳を介した後に脊髄前角細胞に伝わる．
- 錐体外路は，筋緊張の調整，平衡反応および姿勢の制御といった**随意運動を調節する役割**を担う．また，自己の意図，意識を介さず行われる不随意運動のコントロールにも働いている．

b. 脳の機能局在
- 大脳皮質には，場所による細胞構築の違いとともに機能的にも異なった領野からなる「**機能局在**」がみられる（図14-2）．
- 大脳皮質において運動制御を担う場所には，一次運動野以外に**連合運動領野**と

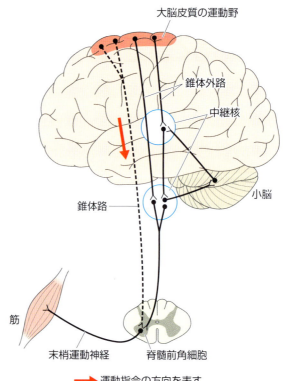

図14-1 錐体路と錐体外路

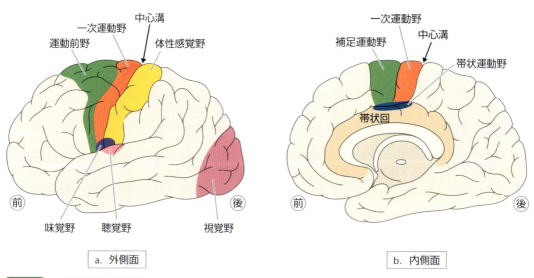

図14-2 大脳皮質の機能局在

呼ばれる運動前野，補足運動野，帯状運動野がある．
- **運動前野**は，動作の視覚的誘導，視覚情報と動作情報の連合に機能している．
- **補足運動野**は，記憶依存性の動作の誘導，複数動作の順序制御に機能している．
- **帯状運動野**は，帯状回を介する大脳辺縁系からの情報をもとにした運動発現の

制御に機能している．
- 運動制御においては，大脳皮質とともに**小脳の役割**が重要であり，小脳は**運動の調節**を担っている．

2 感覚に関する基本事項

- 感覚とは，生体の内部環境や外部環境からの刺激が，感覚受容器で受容され，神経信号に変換されて，求心性神経を介して中枢神経系に伝達され，大脳皮質の感覚野で処理・統合されることで知覚として認識される生理学的プロセスである．
- 身体各部の感覚受容器で感受された感覚情報は，**求心性神経（感覚神経）**を伝わり，**大脳皮質感覚野**に到達する．
- 大脳皮質には，各感覚に対応した体性感覚野，視覚野，聴覚野，味覚野，嗅覚野がある．
- 感覚は**体性感覚，特殊感覚，内臓感覚**の3種類に分けられる．
  ①体性感覚：触覚，圧覚，温・冷覚，痛覚，運動感覚（固有感覚）
  ②特殊感覚：視覚，聴覚，前庭感覚（平衡感覚），味覚，嗅覚
  ③内臓感覚：臓器感覚，内臓痛覚
- 体性感覚に含まれる**運動感覚**は，**四肢の動きの感覚，四肢の位置の感覚，筋張力の感覚，重さの感覚**などである．
- 運動制御および運動学習において，体性感覚および特殊感覚に含まれる視覚，聴覚，前庭感覚は重要な感覚情報となる．
- 手の運動と体性感覚において，随意運動時の筋活動を一定に保つためには運動感覚からの**感覚フィードバック**が必要である．また**視覚情報**を用いた感覚フィードバックも運動制御には有用である．
- 書字動作などの細かい動作においては，ペン先と紙との摩擦を体性感覚でとらえ，反射的に調整することで適切な書字動作が可能となる．

> **memo**
> 小脳は誤差を検出するフィードバックにかかわるだけでなく，運動前の予測に基づいた運動制御であるフィードフォワード制御に重要な役割を担っている．

B 感覚と運動の相互作用

1 視覚と運動

- 視覚情報をもとに，対象物の動きを正確に把握することは，その後の適切な運動を出力するために必要である（例：テニスで相手の打ったボールの速さ，方向を視覚でとらえ，そのボールを相手のコートへ打ち返す）．
- 視覚情報の脳内における処理過程を図14-3に示す．
- 目で見た情報は，視神経によって視床にある外側膝状体へ伝達され，そこから視放線を経て，大脳皮質の**視覚野（後頭葉）**へ達する．
- 視覚野に入力した視覚情報は，次に**頭頂連合野**へ送られ，そこで視空間における**位置情報へと変換される**．

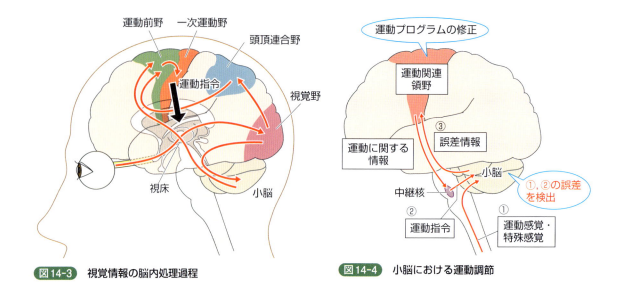

図14-3 視覚情報の脳内処理過程

図14-4 小脳における運動調節

- 位置情報は，次に**運動前野**へ送られる．そこでは自身の身体を基準とした位置情報に変換されることで，対象物に対する**腕の位置関係**や**運動に必要な関節角度**などが算出される．
- それらの情報が一次運動野へ入力されることで，運動指令がつくられ，骨格筋へ出力される．

> **memo**
> 運動制御および運動学習の観点から，学習者の動きを視覚的に提示し，目標とする動きとの違い（誤差）を確認する視覚的フィードバックの利用は有効である．

2 体性感覚と運動

- 体性感覚情報は，感覚受容器で感受され末梢神経を通り脊髄に入り，脊髄および脳幹を上行し，大脳皮質の**体性感覚野**および**小脳**に到達する．
- 体幹や四肢の温度・痛覚および粗大触・圧覚は**脊髄視床路**，識別性触・圧覚および深部感覚は**脊髄後索**を通り，それぞれ視床を経由し大脳皮質へ伝えられる．
- 大脳皮質へ入力された体性感覚情報は**頭頂連合野**へ伝えられ，視覚を含めたさまざまな感覚情報が統合され，**動作イメージ**が形成される．
- 頭頂連合野でつくられた動作イメージは**運動前野**に送られ，**運動の企画，構成，準備**など多くの**運動プログラム**作成の過程に利用される．
- 体性感覚の神経路には意識にのぼらないものがあり，とくに小脳へ伝えられる運動感覚は運動の調節に役立っている．
- 運動感覚を利用した**小脳での運動調節**を図14-4に示す．
- 四肢・体幹からの深部感覚および前庭感覚から得られる運動の実行状況と大脳皮質からの運動指令が小脳へ入ってくる．
- **小脳**では得られた**実行状況と運動指令との間の誤差**を検出している．
- その誤差情報は運動関連領野へ送られ，**運動プログラムの修正**に利用される．

3 前庭感覚と運動

- **前庭感覚**は，身体の平衡調節に関する**姿勢反射・眼球運動の調節**に機能している．

- 受容器は内耳にある**三半規管**と**耳石器**であり，三半規管は頭の回転運動，耳石器は重力ベクトルおよび直線加速度を感受している．
- 各受容器で感受された感覚情報は，前庭神経を通り，脳幹（延髄）にある前庭神経核に伝わる．
- 前庭神経核は中継核であり，中継された前庭感覚情報は小脳，網様体，視床，前庭脊髄路へ出力され，**頭部と眼球の調整**，**頸部・体幹・四肢の抗重力筋の調整**に働き，姿勢の調節に機能する．

C 運動学習

1 運動学習とは

- 運動学習とは，**正確な運動ができるよう感覚（知覚）を手がかりとして，運動技能を向上していく過程**のことである．
- 運動学習は**感覚（知覚）**と**運動の協調関係が高まる過程**ともいえる．

運動学習における感覚（知覚）の役割
①運動遂行時の体性感覚，視覚，前庭感覚などの感覚情報が，それぞれの感覚受容器から求心性神経を介して中枢神経系に伝達される．
②大脳皮質感覚野で処理された後，小脳や大脳基底核でフィードバック制御され，運動関連領野との協調的な神経回路を形成される．
③この過程が反復されると，より精密な運動制御を可能にする神経生理学的プロセスが強化され，運動の協調性が向上するとされる．

スポーツにおける運動学習の例
運動学習について野球を例にあげれば，初心者は投手が投げるボールをバットを振って打つことが難しいでしょう．初心者はボールのコースやスピードや球種の違いを見分けるための感覚（知覚）があいまいで不正確であるため，コースやスピードが違うボールにも同じようにバットを振っています．バッティングの練習を繰り返す（**運動学習**する）ことで，コースやスピードをより正確にとらえられる（**知覚**する）とともに，その違いに応じてバットをコントロールする技能が向上していきます．

2 運動学習理論

a．アダムズの閉回路理論（図14-5）

- 閉回路理論におけるキーワードは，**知覚痕跡**と**記憶痕跡**である．
- 知覚痕跡と記憶痕跡は**過去の運動記憶**である．
- **知覚痕跡**とは，フィードバックされた情報から誤差を検出するための基準とな

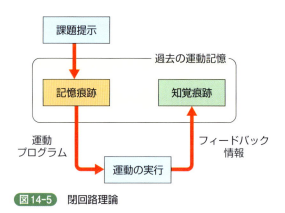

図14-5　閉回路理論

る運動記憶のことを指す．
- **記憶痕跡**とは，以前行った運動を思い出し，運動を開始する働きをもつ運動記憶のことを指す．
- よって，記憶痕跡はフィードバックなしで運動を開始できる．
- 課題の提示に際して，学習者は記憶痕跡に基づいて**運動プログラムを思い出す**．
- 実行した運動が正しく遂行されたかどうか，**フィードバック情報と知覚痕跡を照合**し，誤差の修正を行う．

b. シュミットのスキーマ理論
- アダムズの閉回路理論に対し，1つひとつの運動が微妙に違っており，すべてを記憶しておくことは脳の記憶容量として無理があると指摘があがった．
- アダムズの理論は過去の記憶に基づいた運動プログラムであるため，過去の運動とは微妙に違う新しい運動を実行できない．
- シュミットはスキーマ理論で，知覚痕跡と記憶痕跡に代えて，**再認スキーマ**と**再生スキーマ**を提唱した．
- スキーマとは，**新たな情報を処理するときの枠組みとなる抽象的で一般化されたプログラム**である．
- シュミットはスキーマを**一般化運動プログラム** generalized motor program としている．
- 抽象化された運動プログラムを形成しておくことで，過去に経験した運動と方法の違う**新しい運動を実行することができる**．
- たとえば，ボールを10 m先の的にあてる練習を行った後，もう少し力を入れて15 m先の的にあてる練習を繰り返すと，経験したことのない20 m先の的にあてることができるようになる．

3 運動学習の3段階

- 初心者は練習を繰り返すことで，より正確なフォームで安定した運動が行える熟達者となる．初心者が熟達者になるまでの運動技能の上達の変化は運動学習の3段階として分類されている（**表14-1**）．

表14-1 運動学習の3段階

段階	段階の説明	運動の特徴	意識・注意
認知段階	・運動の全体像を知る ・ルールを知る	・遅く，ぎこちない動き ・余分な動きが多い，非効率的	運動の大部分が意識的に制御されている
連合段階	・反復練習で上達していく ・上達の鍵は，「フィードバック（結果の知識：KR）」 ・運動の誤りを知り，運動プログラムを修正し，形成する	・個々の動きが連動していく ・流れるような動きになる ・効率性が向上していく	運動が部分的に自動化され，ほかの部分（相手の動き，周りの環境など）に注意を向けることができる
自動化段階	・運動が熟達し，自動化する	・速く，滑らかな動き ・無駄がない，効率的	運動は自動化され，運動に注意を向けることはほとんどなくなる

a. 認知段階
- これから行おうとする**運動について知る段階**である．
- その運動は，どのような動きで構成されているか，身体をどのように動かせばよいか，ルールはどのように決まっているかなどについて理解する．
- この段階では指導者から言葉による説明を受けたり，本を読んで運動方法を学習したり，主に「言葉」を使って，**運動の方法を理解しようとする段階**であることから，**言語段階**とも呼ばれる．
- 得られるのは宣言的知識である．
- 宣言的知識は自動車の運転を例にとると，交通ルールを知る，ハンドルやクラッチなど自動車の部分の名前を覚えることなのである．発進・停車の手順を覚えるといった最初の段階である．

b. 連合段階
- 運動技能が上達するよう，繰り返し練習を行い，感覚情報と運動指令を連合（連動）していく段階である．
- 練習を繰り返すことで，運動が安定して遂行できるようになる時期であり，**定着段階**とも呼ばれる（表14-2）．
- 連合段階の学習で重要となることは，**結果の知識 knowledge of results（KR）** のフィードバックである．
- フィードバック情報から得られる**運動の誤りを抽出**し，**運動を修正**することで余分な運動が除かれる．
- 学習当初は1つひとつの動きがぎこちない動きであるが，反復練習により，動きが滑らかになっていく．運動を構成する個々の動きが連動し，系列的な運動へ移行していく段階ともいえる．
- ある程度上達した後に，さらに運動の学習を続けることを**過剰学習**という．

c. 自動化段階
- この段階になると運動はとくに意識しなくても反射的にできるようになり，**運動が自動的に行えるようになる**．
- 連合段階で形成された運動プログラムを選択し，開始することで，意識的にコントロールしなくとも，自動的に運動が遂行される．

> **memo**
> 自動化段階にはランダム練習が有効である．課題が移行するたびに運動記憶が思い出され，運動ごとの違いを理解できるようになり，運動記憶の定着（固定）がはかられる．

表14-2 内在的・外在的フィードバック

フィードバックの種類	情報源（手がかり）
内在的フィードバック	視覚，聴覚，体性感覚，前庭感覚，固有受容感覚
外在的フィードバック	**結果の知識** knowledge of results（KR） 　例：100m走の記録を伝える，フィギュアスケートの得点を伝える 　　　弓道で射った矢が的のどこにささったかを伝える 　　　野球の投手が投げた球がストライクかボールかを伝える **パフォーマンスの知識** knowledge of performance（KP） 　例：バスケットボールのフリースロー時の肘の伸ばし具合を指導する 　　　水泳の平泳ぎの手の使い方を指導する 　　　野球の投手が足を踏み出す位置，腕の振り方を指導する

表14-3 各種フィードバックとその内容

フィードバックの種類	内容
同時フィードバック	運動の実行中（遂行中）に与えるもの．
最終フィードバック	運動が終了した後に与えるもの．
即時フィードバック	運動が終了した直後に与えるもの．
遅延フィードバック	運動終了後，時間をおいてから与えるもの．
要約フィードバック	数試行が終了するごとに，数試行分の情報をまとめて与えるもの．
平均フィードバック	目標との誤差などを平均値として与えるもの． 個々の動きではなく，大まかな全体的傾向を与えるもの．
帯域幅フィードバック	誤差の許容範囲を決めておき，その範囲から外れた試行のみ，情報を与えるもの．
漸減的フィードバック	学習の進行に伴い頻度を減らして与えるもの．

4 フィードバック

- 先に述べたアダムズやシュミットの運動学習理論においても，フィードバックは運動学習を起こすための重要な要因とされている．
- 自己の感覚を用いる**内在的フィードバック**と外部の情報を用いる**外在的フィードバック**に分かれる（表14-2）．
- さらに，フィードバックは**与えるタイミングや頻度**によっても分けられる（表14-3）．
- フィードバックには，運動の**誤差情報の機能**に加え，学習意欲を高めるという**動機づけ機能**もある．
- 学習者は運動の誤差情報より，運動を上達するための方法がわかることで練習意欲が高まるとされている．

a. 内在的フィードバック

- 運動を実行したときの身体の動きの感覚やみえるもの（ボールの軌道など），聞こえる音など，**運動を行うことによってもたらされる感覚情報**のことである．

b. 外在的フィードバック

- **付加的フィードバック**とも呼ばれる．
- 外在的フィードバックには，**結果の知識**と**パフォーマンスの知識**がある（表14-2）．

> **memo**
> 初心者の多くは，得られた感覚情報（内在的フィードバック）のうち，どの情報が役に立つのかわからない．そのため，指導者はどの感覚に注意を向けるべきかを具体的に指導することが重要である．

表14-4 部分法が有効な動作

動作名	動作の構成要素
食事動作	食事道具（箸・スプーン）の使い方，茶碗の把持，食物をすくう，食物を口に運ぶ
トイレ動作	下衣を上げる・下げる，チャックをおろす，ボタンを外す，清拭
更衣動作	上衣のボタンを留める・外す，着る，脱ぐ
入浴動作	浴槽への出入り，浴槽内での立ち上がり・座り込み，洗体，洗髪

①**結果の知識 knowledge of results（KR）**
- 結果の知識（KR）とは，運動が終了した後で与えられる**運動成果のフィードバック**をいう．
- KRには**誤差情報**，**動機づけ**，**強化**の働きがあり，児童や成人，個人や集団と対象の年齢や人数にかかわらず，その学習に役立つ．
- KRとは，**動作の最終結果についての情報**である．例として，バスケットボールでシュートした後，「シュートが入った」「10cm足りなかった」といった結果のことを指す．
- 学習者が自身で運動の修正を行えるようになればKRは不要となる．

②**パフォーマンスの知識 knowledge of performance（KP）**
- 運動の終了後に与えられる点は，結果の知識（KR）と一緒である．
- パフォーマンスの知識（KP）は，**遂行した運動のパターンや運動のフォームについてのフィードバック**である．

5 学習の方法

a．全体法と部分法
- **全体法**とは，課題を始めから終わりまで行い，それを反復練習する方法である．
- **部分法**とは，課題内容を部分に分けて，それらを順番に練習する方法である．
- 2つの練習方法の適用について，**複雑性**（運動を構成する要素数）と**組織化**（要素間の結びつきの強さ）が関係している．
- 表14-4に示す**食事動作練習**のように，動作の構成要素が多く，比較的に時間を要し，要素間の結びつきが弱い動作は**部分法**が有効である．
- **歩行動作練習**のように，1つひとつの動作は短時間で反射的に行われ，要素間の結びつきが強い動作は**全体法**が有効である．
- 部分法には課題の練習を各対象に合わせ部分的に分けられるという利点があり，全体法には課題を構成する各動作を連続して練習することができ，効率的であるという利点がある．

b．集中法と分散法
- **集中法**とは，練習の間に休憩を入れずに**連続的に**練習する方法である．
- **分散法**とは，練習の間に**休憩をとりながら練習する**方法である．
- 練習を行っている最中に関しては，分散法のほうが集中法より高いパフォーマンスを示す．

> memo
> 運動が正しくできたときには，「うまい」「よくできた」と上達をフィードバックして褒めることで有能感が高まり，内的動機づけになり，運動学習を促進させる．

表14-5 ブロック練習とランダム練習

練習方法	練習1	練習2	練習3
ブロック練習	AAAAA	BBBBB	CCCCC
ランダム練習	CBABC	ACBAC	BACAB

＊A，B，Cはそれぞれ異なる動作を表す．

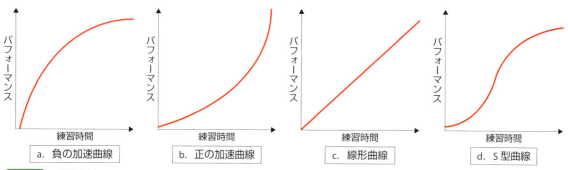

図14-6 学習曲線
a. はじめに急激な成果が出て，その後プラトー．
b. 練習により徐々に成果があり，途中から加速する．
c. 練習時間に比例して成果がある．
d. 練習途中で成果が加速するが，その後プラトーとなる．

c. ブロック練習とランダム練習

- 運動の練習には，同じ動きを繰り返し練習する**恒常練習**と運動を変化させて練習する**多様性練習**がある．
- **多様性練習**は，さらに**ブロック練習とランダム練習**に分かれる．
- **ブロック練習**とは，**表14-5**に示すように各動作ごとにまとめて練習する方法である．
- **ランダム練習**とは，連続して同じ動作を練習することなく，毎回異なった動作を練習する方法である．
- **練習中**はランダム練習に比べブロック練習のほうが高いパフォーマンスを示す．
- **練習後，時間が経過すると，ランダム練習**のほうが高いパフォーマンスを示す．

6 学習過程に影響する要因

a. 学習曲線

- 学習（練習）によってパフォーマンスが向上する様子を時間的変化のグラフとして表したものが学習曲線である．
- 学習曲線は，練習時間に対する**パフォーマンスの向上の仕方**により4種類に分かれる（図14-6）．
- 直線的（線形）なものだけでなく，パフォーマンスの変化により，いろいろな曲線を描く．
- 図14-7に示す学習曲線にように，順調に向上してきたパフォーマンスがある時点で停滞してしまい，**学習曲線が平らになる現象**が起こる．部分的に平らに

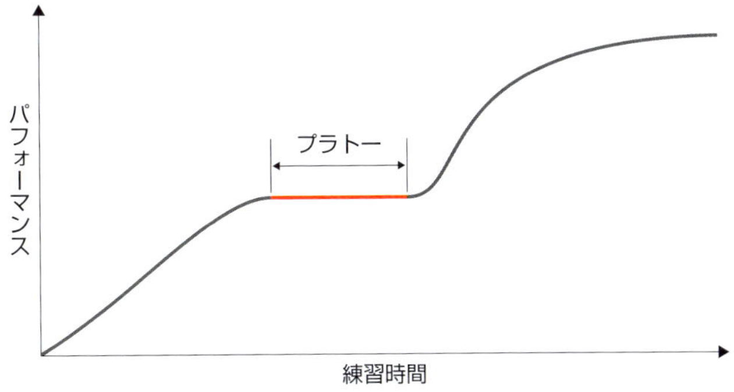

図14-7 プラトーのある学習曲線

なった形から**プラトー**（**高原現象**）と呼ばれる．
- 練習を続けることにより，一定のプラトーの後は再びパフォーマンスが向上する．

b. 覚醒レベル
- 練習で獲得した運動能力が試合や大会などでそのまま発揮されることはまれであり，そのときどきの精神状態（覚醒レベル）が運動パフォーマンスに影響している．
- 覚醒レベルとパフォーマンスの間には**逆U字型の関係**がある．
- 覚醒レベルが**中程度**のときに，パフォーマンスは**最も高く**なる．
- 覚醒レベルが高すぎても低すぎてもパフォーマンスはうまく発揮されない．

> **column**
> **覚醒レベルとパフォーマンスの関係**
> スポーツを経験した人はわかると思いますが，試合や大会でよい成績を出そうと意気込むと，緊張が強くなったり，身体が硬くなったりして，練習と同じパフォーマンスを発揮できないことがあります．これは緊張，興奮，不安，欲といった精神状態の高まりが原因です．練習でできた高いパフォーマンスを本番で発揮するためには，緊張，不安などを抑え，運動へ集中するといった適度な精神状態のコントロールが必要といえます．

c. 動機づけ
- 動機づけは，**内的なもの**と**外的なもの**に分かれる．
- **内的動機づけ**では，行動そのものの魅力（喜び，満足，充実）が行動をもたらす動機となる．
- たとえば，「筋肉の走行に興味があり筋肉の勉強が面白いので，毎日運動学の勉強をする」ことは内的動機づけによる行動である．
- **外的動機づけ**は，物的報酬や賞賛，個人のニーズが行動をもたらす動機となる．
- たとえば，「お小遣いをもらうために家の手伝いを行う」「親に褒められたいから一所懸命に受験勉強を行う」「友達をつくりたいからとボランティア活動に参加する」ことは外的動機づけによる行動である．

memo
運動と情緒のつながりも強く，「自分の健康への不安から運動へのやる気が出る」など，不安という情緒が運動への外的動機づけになることもある．

d. 学習の転移

- 学習の転移とは，以前に行った学習が，その後の類似する異なる課題の学習に影響を及ぼすことである．
- 前の学習が後の学習を促進することを**正の転移**といい，逆に妨害することを**負の転移**という．
- 前と後に遂行する課題に類似性があるほど，転移への影響は大きくなる．
- 身体の片側で学習したことが対側に転移することを**両側性転移**という．

学習到達度自己評価問題

以下の問題で正しいものに〇，誤っているものに×を記しなさい．
1. 視覚は体性感覚に分類される．
2. 結果の知識（KR）とは，遂行した運動のパターンやフォームについてのフィードバックである．
3. 遅延フィードバックとは，運動終了後，時間をおいてから与えるものである．
4. 同じ動きを繰り返し何回も練習する方法を恒常練習という．
5. 覚醒レベルが高いほど，パフォーマンスも高くなる．

➡ 臨床につながる運動学

1 運動学習理論を活用したリハビリテーション

　リハビリテーション治療場面において，疾病によって低下した運動機能の再獲得を支援するリハビリテーション職種にとって，感覚と運動の相互作用による運動学習の視点および知識が必要となる．臨床現場で運動学習理論（p.201　C-2運動学習理論, p.202　C-3運動学習3段階）を活用するために，病態，回復段階，心理状況など患者の状態像に合わせた対応が求められる．治療開始の段階では患者は得られる感覚を運動学習に利用することが難しく，セラピストのフィードバックおよび教示（指導）（p.204　C-4フィードバック）が運動の再学習の道標となる．

2 視覚的フィードバックの活用

　視覚情報の活用については，練習前にセラピストが目標とする動作をやってみせることで，患者は正しい動きをイメージすることができる．練習中には鏡を利用し，患者が自身の動きをみながら練習し，セラピストが適時，修正点を教示する方法がある．また，練習場面を撮影し，練習後にその映像から修正点を確認する方法も有効である（p.204　**表14-2，14-3**）．

3 言語によるフィードバックの活用

　視覚情報とともにセラピストの言語による教示および指導により患者は最適な動きを再獲得することができる．セラピストには患者の運動を最適な方向へ誘導する技術として徒手的技術とともに言語による指導技術が求められる．フィードバックは修正ポイントを絞って，簡潔，明瞭な言葉で伝えることが必要である．また，指導は練習前か，練習中か，練習後か，どのタイミングで与えることが練習効果を高めるのか考慮する（p.204　**表14-2，14-3**）．たとえば，学習が進んできている段階では，練習中は患者自身の感覚を利用した内在的フィードバックに任せ，セラピストからは練習後に行う．患者にとって病前は当然に行うことができていた動きを繰り返す練習をすることは心理的な負担が大きい．セラピストから患者へ，獲得できている動きについて正確にフィードバックすることで患者は自分の回復を実感できるともに，セラピストからの「よくできています」などの賞賛の言葉によりリハビリテーションの動機づけ（p.207　C-6-c動機づけ）が高まる効果も期待できる．

15 運動発達と姿勢反射

一般目標
1. 新生児期から1歳（歩行獲得）までの正常な運動発達を理解する．
2. 姿勢反射の評価方法，握りとつまみの運動発達を理解する．
3. 正常な運動発達と姿勢反射との関連性を理解する．

行動目標
1. 新生児期から1歳（歩行獲得）までの粗大運動の発達過程について説明できる．
2. 握りとつまみの運動発達について説明できる．
3. 姿勢反射の評価方法（刺激と反応）について説明できる．
4. 正常な運動発達と姿勢反射との関連性について説明できる．

調べておこう
1. 新生児期から1歳（歩行獲得）までの粗大運動発達について調べよう．
2. 姿勢反射の評価方法，握りとつまみの運動発達について調べよう．

A 運動発達

1 正常運動発達

- ヒトの発達は，受精に始まり，加齢に伴い遺伝的要因と種々の環境的要因が相互に作用することによって起こる．そして，一定の法則性をもった心身の機能および構造の分化，複雑化，さらに統合化されていく過程である．
- 発達は**運動発達** motor development と**精神発達** mental development に分類される．
- 運動発達とは，加齢に伴ってヒト，主に乳幼児の運動行動が変容していく過程であり，**粗大運動** gross motor movement と**巧緻運動** fine motor movement に区分される．
- 粗大運動とは，定頸（首のすわり），おすわり，寝返り，四つ這い，歩行，片足立ち，走行，階段昇降などの全身運動を示す．
- 巧緻運動とは，手を伸ばす，握る（つまむ），離すなどの基本動作と物や道具を操作する応用動作といった上肢の運動を示す．

a. 発達，成長，成熟，発育
- 言葉の定義はおおよそ以下のように整理される．

①**発達** development
- 加齢とともに起こる生体の有する構造や機能の分化，複雑化，さらには統合化されていく過程である．機能的変化といえる．

②**成長** growth
- 生体の組織や器官，形態の長さや重さ，容積など量的増大の変化を伴う過程である．形態的変化といえる．

③**成熟** maturation
- 発達と成長をすることによって，生体が安定した（質的に充実した）構造と機能を備える過程といえる．

④**発育** growth and development
- 成長と同義語として用いられることがあるが，成長と発達を統合した概念である．

b. 運動発達の原則

- 出生後の運動発達において，とくに新生児期，乳児期のおおよそ1歳までは，大きな変化を伴う．
- 運動発達の変化には，いくつかの法則性がある．この法則性についてはさまざまな考え方があるが，一般的に認知されている基本的なものを以下に示す．

①**発達の方向性**

1) 頭部から尾部へ（発達の頭尾律）cephalocaudal direction
- 運動発達が頭から尾（足）に向かって進むことである．たとえば，乳児はまず頭を上げることができるようになる（定頸の獲得）．そして，腕を使えるようになり，おすわり，四つ這い，立位など足の発達に移行する．

2) 近位から遠位へ proximo-distal direction
- 運動発達が身体の中心の部位から身体の末梢に向かって進むことである．たとえば，肩甲帯の安定性が得られて，腕，そして手や指先が随意的に使えるようになる．

3) 粗大から巧緻へ
- 身体全体を使う粗大な全身運動から，目的的で個別的な運動に進むことである．上肢でいうと，腕全体を使った把持から，全体的なパターンから分離した手での把持が可能となる．

②**発達の順序性**
- 運動発達は遺伝的情報に従い，中枢神経系の成熟と関連して規則的な順序をもって進む．しかし，その順序性はある程度の個体差も存在する．
- 歩行を獲得するまでの順序性は，定頸→寝返り→座位→立位→歩行という経過をたどる．

2 運動発達指標

- ヒトは生後12ヵ月で立位保持，歩行が可能な状態まで段階的に変化する．この1歳までの変化は個人差があるものの，月齢に応じた特徴があり，ある一定の道筋が知られている（図15-1）．

a. 新生児期
- 背臥位は，四肢や体幹が全体的に屈曲している（生理的屈曲姿勢）．頭部は一側を向いている（図15-1，背臥位①）．
- 腹臥位は，頭部が一側に回旋している．両股関節は屈曲・外転・外旋，両膝関節は屈曲位，両足関節は背屈する．両股関節の屈曲により，骨盤は床から浮いた状態である（図15-1，腹臥位①）．
- 手指は，手を握りしめている状態である．手掌が物に触れると反射的に手が開き握ることができる．

b. 1ヵ月
- 背臥位は，頭部と同一方向にある上下肢は伸展位を示しやすく，新生児期より伸展位に近づいた姿勢を示す（図15-1，背臥位②）．頭部を左右へ回旋できるが，中間位を保持することはできない．
- 腹臥位は，わずかに頭部を持ち上げることができる．股関節も伸展しやすくなり，骨盤と床が接地しやすくなる（図15-1，腹臥位②）．

c. 3ヵ月
- 背臥位では，頭部を中間位に保持できるようになり，左右対称な姿勢をとることが多くなる．また，両上肢を胸の前で合わせて握ったり，口に運ぶなどして遊ぶ（図15-1，背臥位③）．
- 腹臥位では，両肩甲骨が前方突出し，両前腕部で支持して，身体を支えることができる．さらに，頭部を90°持ち上げることもできる．両股関節も伸展しやすくなり，鼠径部が床に接地する（図15-1，腹臥位③）

d. 4～5ヵ月
- 16週では，積み木に興味を示すが，触れることはできない．
- 20週になると，積み木を原始的握りprimitive squeezeで握るが，ぎこちない状態である（図15-1，手指①）．

e. 6ヵ月
- 背臥位では，骨盤の後傾運動とともに両股関節を屈曲させ，手と足部に触れながら遊ぶ（図15-1，背臥位④）．この姿勢は，胸椎部などを中心にした支持基底面となり不安定な状態となるが，**腹筋群の同時収縮co-contraction**を高める機会となる．また，側臥位に移行しやすく，寝返りを頻回に行う機会にもなる．
- 腹臥位では，両肘関節を伸展し，身体を両手掌部で支持することができる．体幹部の重力に逆らった活動が保障され，両下肢が伸展することで支持活動が高まってくる（図15-1，腹臥位④）．
- 座位では，体幹を垂直位に保持することはできないが，両上肢を身体の前について支持し，数秒間座ることが可能となる（図15-1，座位①）．床から両上肢を挙上させることはできない．一側のみであれば短時間は挙上できるが，バランスを崩してしまう．
- 手指は，積み木を握り把握squeeze graspという握り方でもてるようになる（図15-1，手指②）．

---

memo
新生児期に四肢や体幹が屈曲しやすい理由は，母胎の中で大きくなる身体を丸めてとどまっていた姿勢のなごりである．

memo
乳児の対称的な活動を総称して，**正中位指向midline orientation**という．この活動を通して，乳児は自分の身体の左右や真ん中を意識できるようになる．

memo
座位を獲得した当初は，体幹を空間に保持するだけの筋の同時収縮に欠けるため揺れている．このような徴候を，生理的失調という．

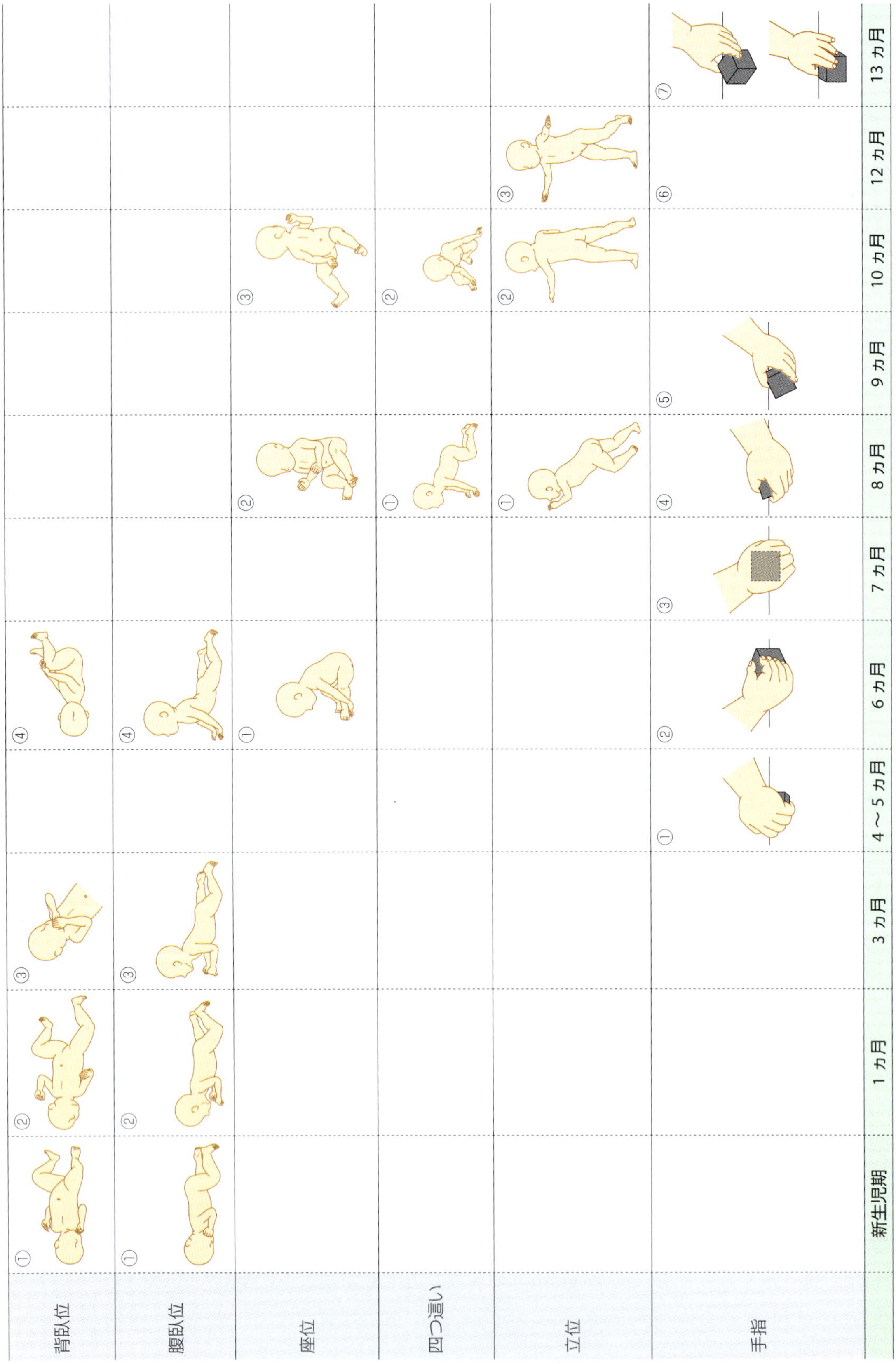

214　15　運動発達と姿勢反射

	新生児期	1カ月	3カ月	4〜5カ月	6カ月	7カ月	8カ月	9カ月	10カ月	12カ月	13カ月
背臥位	①	②	③		④						
腹臥位	①	②	③		④						
座位					①		②		③		
四つ這い							①		②		
立位							①		②	③	
手指				①	②	③	④	⑤		⑥	⑦

図15-1 運動発達の指標

f. 7ヵ月
- 手での握りhand graspを獲得し，手掌握りpalm graspという握り方で積み木をもつようになる（図15-1，手指③）.

g. 8ヵ月
- 腹臥位では，両股関節を屈曲させ，両膝関節を支持点にして，四つ這い位を保持できるようになり，移動が可能となる（図15-1，四つ這い①）.
- 座位では，体幹を鉛直位に保持できるようになる．座位が安定し，両上肢を空間で自由に操作することが可能となり，両手を使用しておもちゃで遊べるようになる（図15-1，座位②）．そのため，前方や側方へのバランスの喪失には対応できるようになる．
- 立位では，つかまり起立しようとする．下肢での支持は不十分で，台などに腹部を寄りかからせて短時間立位を保持することが可能となる（図15-1，立位①）.
- 手指は，手指全体を用いた上位手掌握りsuperior palm grasp，または，橈側手掌握りradial palm graspという握り方で積み木をもつようになる（図15-1，手指④）.

h. 9ヵ月
- 積み木を手指の遠位を用いた下位手指握りinferior forefinger grasp，または橈側手指握りという握り方でもつようになる（図15-1，手指⑤）.

i. 10ヵ月
- 座位では，体幹の回旋が可能となる．これにより，上方に視線を向けたり，後方へのバランス喪失に対応できるようになる（図15-1，座位③）.
- 四つ這いでは，体幹の回旋を伴った座位への姿勢変換が可能となる（図15-1，四つ這い②）.
- 立位では，体幹をより鉛直位に保持した姿勢保持が可能となる．下肢での支持活動も十分高まり，一側の下肢で支えながら，側方へステップを出すことで伝い歩きが可能となる（図15-1，立位②）．さらに，両膝関節を屈曲させ，床にしゃがみこめるようになる．

j. 12ヵ月
- 立位では，台などにつかまることなく，四つ這い位を経て，体重心を下肢に移動させ，起立することができる．歩行も可能であり，下肢は両股関節を外転，外旋させ足を広げ，大きな支持基底面を得られるようにする（wide base）．また，両肩を外転して挙上し，両肘関節を屈曲させる（high guard）（図15-1，立位③）.

---

memo
四つ這い位を獲得した当初は，骨盤を空間で保持するだけの筋の同時収縮に欠ける．そのため，身体を前後にゆするような活動が観察されるが，この活動をrockingという．

memo
立位保持が可能となった当初は，両膝関節を曲げて床に移行することができない．そのため，尻餅をついたり，対象児は泣いて助けを求める．後方へ転倒する可能性が高く，頭を強打する危険性がある．

memo
この時期の乳児は，座位や四つ這い，さらに立位など活発に活動しているため，背臥位でじっとしていることがない．このような徴候を生理的多動という．

memo

つまみの発達
- 8〜9ヵ月：小球を母指と示指の側腹との間で挟むように握る，挟み握り，または，側腹つまみ lateral pinch がみられる．
- 9〜10ヵ月：小球に全指を伸展したまま近づけ，つぎに示指を屈曲して示指と母指を対立させる指腹つまみ pulp pinch がみられる．
- 9〜12ヵ月：ピンセットつまみから，徐々に巧緻性が増し，手指の関節を屈曲させた指腹つまみを獲得する．
- 12ヵ月：小球を指先で巧みにつまむ指尖つまみ tip pinch がみられる．

k．13ヵ月
- 積み木を手指の先端を用いて握る上位手指握り superior forefinger grasp，または，三指つまみ three jaw chuck pinch でもつようになる．

B　運動発達と姿勢反射

1　姿勢の成り立ち

- 姿勢を保持するには，まず重力に抗する筋力が必要となる．しかし新生児期には，出生前に胎児が全身を屈曲させた姿勢（生理的屈曲姿勢）の影響とともに重力に逆らうだけの筋力が不足している．
- さらに，全身の筋活動を意識することなく，体重心の変化に応じて自動的に姿勢を変化させ対応する能力が姿勢保持には必須である．このような反応機構を**姿勢反射**という．
- 姿勢反射は運動発達の変化と密接な関連性をもっており，無意識に姿勢コントロールが可能となる過程といえる．
- 姿勢反射は出生時から経時的に変化し，協調して働くかたちへと完成されていく．この変化は中枢神経系の成熟過程に沿うものであり，正常運動発達における変化の様子を基準として，対象児の成熟の程度を評価できる．

2　姿勢反射の分類

- 姿勢反射は，**原始反射** primitive reflex と**姿勢反応** postural reaction に分類できる．さらに，**姿勢反応**は，**立ち直り反応** righting reaction と**平衡反応** equilibrium reaction に分類できる．

a．原始反射
- 新生児期からみられる反射を総称して原始反射という．
- 原始反射の出現自体は，その時期の生存に必要な価値をもつものが多い．
- 原始反射の反射中枢は，脊髄および脳幹が多い．
- 原始反射は，出生時から出現し，その多くは生後3ヵ月のうちに消失していく

memo
原始反射のなかには，足底把握反射 plantar grasp reflex のように9ヵ月くらいで消失するものも存在する．

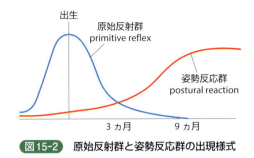

図15-2 原始反射群と姿勢反応群の出現様式

（抑制される）（図15-2）．
- 原始反射の欠如と消失の遅延は，神経系の障害を表す．
- 正常な原始反射で示される姿勢は，非定型性・部分的・非強制的である．一方，異常な原始反射は，定型性・全体的・強制的な姿勢を示す．

b．立ち直り反応
- 頭部と体幹のアライメントや空間での位置が変化したとき，正常な位置に身体を保持する（戻す）反応を総称して立ち直り反応という．
- 立ち直り反応の反射中枢は，中脳である．
- 脊髄・脳幹レベルの反射（原始反射）が統合されると，出現する．生後3ヵ月ごろより出現し（図15-2），皮質が成熟する5歳ごろまで残存する．

c．平衡反応
- 平衡反応は，姿勢の変化に伴い，頭部・体幹・四肢の平衡を自動的に調整して抗重力姿勢を保持する反応である．
- 平衡反応の反射中枢は，大脳皮質である．
- 生後8ヵ月ごろに出現，5〜6歳ごろに完成し，生涯残存する．
- 腹臥位から出現し，背臥位，座位，四つ這い位，立位，歩行と抗重力方向に発達する．

C 姿勢反射の評価方法

1 原始反射 primitive reflex

- 脊髄に反射中枢をもつものに，交叉性伸展反射，屈筋逃避反射，手掌把握反射，足底把握反射，台のせ反射，陽性支持反射などがある．
- 脳幹に反射中枢をもつものに，口唇（探索）反射，吸啜-嚥下反射などがある．

a．交叉性伸展反射 crossed extension reflex
- 刺激：背臥位にて，一側下肢を伸展させその足底に圧を加える．
- 反応：他側の下肢は屈曲し，続いて検者の手を払いのけるように伸展・交叉する．
- 時期：在胎28週から出現し，生後1〜2ヵ月ごろに消失する．

b. 屈筋逃避反射 flexor withdrawal reflex
- 刺激：両下肢はリラックスした伸展位，一側下肢の足底にピンなどで有害刺激を加える．
- 反応：刺激された下肢が屈曲する逃避反応が出現する．
- 時期：在胎28週から出現し，生後1～2ヵ月ごろに消失する．

c. 手掌把握反射 palmar grasp reflex
- 刺激：手掌の尺側から指，または，棒を入れ，手掌を圧迫する．
- 反応：手指を屈曲して指，または，棒を握る．
- 時期：出生時から出現し，4～6ヵ月ごろに消失する．

d. 足底把握反射 plantar grasp
- 刺激：足底部拇指球，足趾基部を母指で圧迫する．
- 反応：足趾全体が屈曲する．
- 時期：在胎28週ごろから出現し，立位が可能となる9～10ヵ月ごろに消失する．

e. ガラント反射 Galant reflex
- 刺激：腹臥位にて，胸腹部を支えて水平に保持し，脊柱の約3 cm外側を平行に腸骨稜付近まで検者の指でこする．
- 反応：刺激側の脊柱筋が収縮し，刺激側へ体幹が側屈する．
- 時期：在胎32週から出現し，生後2ヵ月ごろに消失する．

f. 台のせ反射 placing reflex（図15-3）
- 刺激：垂直となるよう身体を支え，足背を台や机の縁に触れさせる．
- 反応：下肢を屈曲して台や机の上にのせる．
- 時期：在胎35週から出現し，生後2ヵ月ごろに消失する．

g. 口唇（探索）反射 rooting reflex
- 刺激：口唇周囲を検者の指でこする．
- 反応：刺激の方向に頭部を回旋させ，口を開く．
- 時期：在胎28週から生後5～6ヵ月まで出現，生後2～3ヵ月ごろに消失するものもある．

h. 吸啜−嚥下反射 sucking-swallowing reflex
- 刺激：口腔内に乳首や指をくわえる．
- 反応：反射的に反復する吸啜運動がみられる．
- 時期：在胎28週から出現し，生後4～6ヵ月ごろに消失．

i. モロー反射 Moro reflex
- 刺激：背臥位にして，後頭部を支えて頭部を15 cmほど持ち上げてから下ろす．
- 反応：両上肢の伸展・外転と手指の開排（第1相），続いて両上肢が屈曲・内転することで何かにしがみつくような動きがみられる（第2相）．
- 時期：在胎28週から出現し，生後5～6ヵ月ごろに消失する．

j. 緊張性迷路反射 tonic labyrinthine reflex（TLR）
- 刺激：背臥位，腹臥位
- 反応：背臥位にすると全身的な伸筋の筋緊張が亢進し優位となる．腹臥位にす

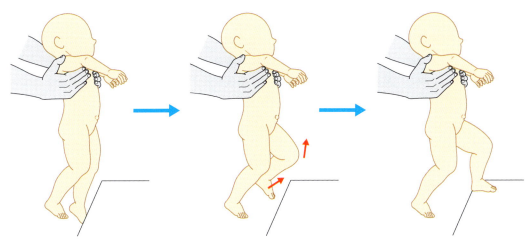

図15-3 台のせ反射

ると全身的な屈筋の筋緊張が亢進し，優位となる．
- 時期：出生時から出現し，生後5〜6ヵ月ごろに迷路性立ち直り反応の出現とともに消失する．

k. 非対称性緊張性頸反射 asymmetrical tonic neck reflex（ATNR）
- 刺激：背臥位にして，体幹を固定して頭部を他動的に回旋させる（体幹を固定しないと頸の立ち直り反応により，体幹も頭部と同じ方向に回転する）．
- 反応：顔面側の上下肢が伸展，後頭側の上下肢は屈曲するフェンシング様の姿勢をとる．
- 時期：生後から出現し，4〜6ヵ月ごろに消失する．

l. 対称性緊張性頸反射 symmetrical tonic neck reflex（STNR）
- 刺激：腹臥位（水平抱き）で頭部を他動的に伸展または屈曲させる．
- 反応：頭部を伸展させると，両上肢は伸展，両下肢は屈曲する．頭部を屈曲させると，両上肢は屈曲，両下肢は伸展する．
- 時期：生後4〜6ヵ月ごろから出現し，生後8〜12ヵ月ごろに消失する．

2 立ち直り反応 righting reaction

- 中脳に反射中枢をもつ．
- 一部の立ち直り反応は生涯持続し，空間内で頭や身体を正しい位置に保つために働く．

a. 身体に働く頸の立ち直り反応 neck righting reaction acting on the body（NOB）
- 刺激：背臥位にて頭部を一側へ回旋させる．
- 反応：肩，体幹部，骨盤周囲の筋が収縮して，頭部と同じ方向に丸太様に回旋する．
- 時期：生後4〜6ヵ月から出現し，5歳ごろ消失する．

b. 迷路性立ち直り反応 labyrinthine righting reaction および視覚性立ち直り反応 optical righting reaction
- 刺激：閉眼もしくは目隠しの状態，視覚性は開眼の状態で，空間で肢位を変化

させる．
- ■ 反応：頭部，体幹が重力に抗して垂直位に戻る．
- ■ 時期：迷路性および視覚性ともに背臥位・腹臥位では出生時〜 2, 3 ヵ月から出現し，座位・立位では迷路性では生後 6 〜 7 ヵ月ごろから出現，視覚性では生後 5, 6 ヵ月ごろから出現し，生涯持続する．

c. 身体に働く身体の立ち直り反応 body righting reaction acting on the body (BOB)
- ■ 刺激：背臥位にて，骨盤もしくは体幹部を他動的に一側へ回旋させる．
- ■ 反応：頭部と体幹部周囲の筋が収縮して，同じ方向に回旋する．
- ■ 時期：生後 4 〜 6 ヵ月から出現し，5 歳ごろに消失する．

d. ランドウ反応 landau reaction
- ■ 刺激：腹臥位にして，腹部を支持して持ち上げ，頭部の自動的，または他動的な挙上に伴って誘発される．
- ■ 反応：体幹部・股関節が伸展する．
- ■ 時期：生後 3 〜 4 ヵ月から出現し，生後 12 〜 24 ヵ月ごろに消失する．

③ 平衡反応 equilibrium reaction
- ■ 大脳皮質に中枢をもち，保護伸展反応（パラシュート反応），傾斜反応，ステッピング反応，ホッピング反応，背屈反応などがある．
- ■ これらの反応は生涯持続し，姿勢には，保護伸展反応，傾斜反応が，歩行には，ステッピング反応，ホッピング反応，背屈反応などが主にかかわり，体重心を維持して転倒などを防ぐ．

a. 保護伸展反応（パラシュート反応）protective extension reaction（図15-4）
- ■ 乳児における頭部，体幹の防御はモロー反射，手掌把握反射などによってなされているが，脳の成熟に伴い上肢の保護伸展反応，立ち直り反応がその防御的役割を担っていく．上肢の保護伸展反応は前方，側方，後方の順に出現する．後方への反応が出現することにより安定した座位保持が可能となり，座位が完成する．

①上肢の保護伸展反応
- ■ 刺激：座位，腹臥位姿勢から急激に前方に傾ける．
- ■ 反応：上肢が傾いた方向に伸展し身体を支える．
- ■ 時期：生後 6 ヵ月ごろ（前方），生後 7 〜 8 ヵ月ごろ（側方），生後 9 〜 10 ヵ月ごろ（後方）に出現し，生涯持続する．

②下肢の保護伸展反応
- ■ 刺激：空間に垂直位に保持し，床方向に向けて急激に下ろす．
- ■ 反応：股関節の外転・外旋，膝関節の伸展，足関節の背屈が起こり，身体を支える．
- ■ 時期：生後 4 ヵ月ごろ出現し，生涯持続する．安定した立位や歩行の獲得へ重要な反応である．

b. 傾斜反応 tilt board reaction
- ■ 身体を傾斜させる際に起こる身体のバランス反応のことであり，各姿勢によっ

C 姿勢反射の評価方法　221

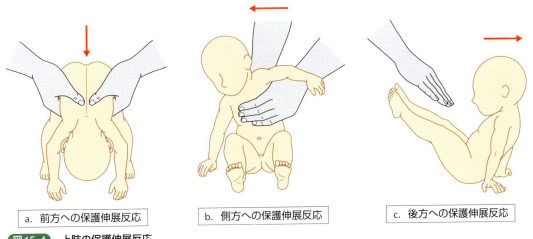

図15-4　上肢の保護伸展反応
a. 前方への保護伸展反応
b. 側方への保護伸展反応
c. 後方への保護伸展反応

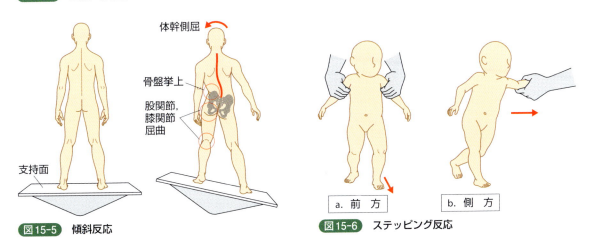

図15-5　傾斜反応
図15-6　ステッピング反応
a. 前　方
b. 側　方

て反応が出現する（図15-5）．
- 刺激：バランスボードに四肢を伸展した臥位や立位などでのせ，バランスボードを傾斜させる．
- 反応：基本的には上・下肢は外転・伸展，頭部と体幹部は立ち直る反応がみられる．
- 時期：生後6ヵ月ごろ出現し，生涯持続する．

c. ステッピング反応 stepping reaction（図15-6）
- 刺激：両下肢できちんと体重負荷した立位の状態から，前方，側方，後方へ身体を傾斜させる．
- 反応：どちらか一側の足で下肢を踏み出す反応がみられる．
- 時期：生後10〜18ヵ月ごろ出現し，生涯持続する．

d. ホッピング反応 hopping reaction（図15-7）
- 刺激：両下肢で確実に体重負荷した立位の状態から，すばやく左右に動かす．
- 反応：押された側の下肢（支持した下肢）が飛び直ろうとする反応．ホップすることで下肢の支持点を変えて身体を支えるため，非常に高度なバランス反応である．

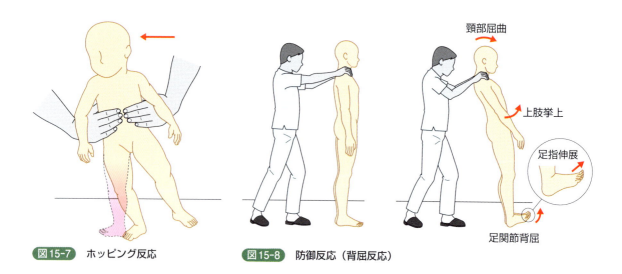

図15-7　ホッピング反応

図15-8　防御反応（背屈反応）

- 時期：15〜18ヵ月ごろ出現し，生涯持続する．

e. **背屈反応** dorsiflexion reaction（図15-8）
- 刺激：立位の状態で，後方へゆっくりと傾斜させる．
- 反応：踵を支持点として，足関節の背屈でバランスを維持する．背屈反応で姿勢を保持できなくなると，後方のステッピングが出現する．
- 時期：10〜12ヵ月で出現し，生涯持続する．

D　姿勢反射と運動発達

1 ミラーニチャートによる運動発達評価（図15-9）

- ミラーニ Milani Comparetti らによって作成された生後2年までの起立機能（重力に抗しての体軸のコントロール）を変数とした運動機能に対する発達検査法である．
- この運動発達評価は，機能的な運動，原始反射，姿勢反応に密接な関連性があることを示した評価法である．
- 本評価での運動機能は，**自発行動** spontaneous behavior と **誘発反応** evoked response の2つの項目に分類される．
- 自発行動は，姿勢調節と自動運動で構成され，重力に抗する頭部，四肢，体幹の能動的運動行動（定頸，座位保持，起き上がり，歩行など）の発達を評価する．
- 誘発反応は原始反射と立ち直り反応，パラシュート反応，傾斜反応の3つの姿勢反応から構成され，それらを評価する．
- 自発行動の出現に特定の姿勢反応が必要となる関係を **促進関係**（図15-9，赤線）という．
- 自発行動の出現に特定の原始反射の消失または抑制が必要となる関係を **抑制関**

D 姿勢反射と運動発達 223

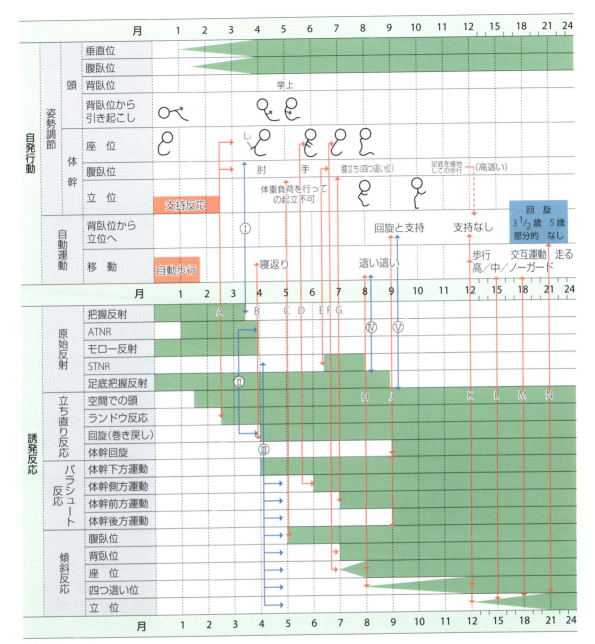

図15-9 ミラーニの発達チャート

[Milani-Comparetti A, Gidoni EA：Routine developmental examination in normal and retarded children. *Dev Med Child Neurol* **9**（5）：631-638, 1967，および Milani-Comparetti A, Gidoni EA：Pattern analysis of motor development and its disorders. *Dev Med Child Neurol* **9**：625-630, 1967 より引用]

係（図15-9，青線）という．
- 使用目的は，①乳幼児の運動発達遅滞の有無を鑑別すること，②遅滞を有する乳幼児への早期介入を可能とすること，③運動発達の研究を支援することである．

a. 腹臥位
- 生後3ヵ月において，肘で体重を支えた腹臥位 on elbows を獲得する．この機

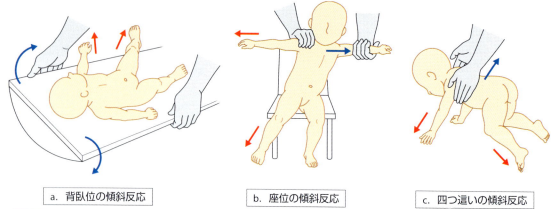

| a. 背臥位の傾斜反応 | b. 座位の傾斜反応 | c. 四つ這いの傾斜反応 |

図15-10　座位および移動における機能的な運動獲得に関与する姿勢反射
青矢印は刺激，赤矢印は反応を示す．

能的な運動を獲得するには，ランドウ反応と呼ばれる立ち直り反応の出現が必要である（図15-9，赤線A）．
- 生後8ヵ月において，四つ這い移動を獲得する．この機能的な運動を獲得するには，対称性緊張性頸反射 symmetrical tonic neck reflex（STNR）の消失が必要である（図15-9，青線Ⅳ）．

b. 座　位
- 生後6ヵ月において，両手を支えにして座位保持を獲得する．この機能的な運動を獲得するには，側方へのパラシュート反応の出現が必要である（図15-9，赤線D）．
- 生後7ヵ月において，座位を獲得する．この機能的な運動を獲得するには，背臥位と座位の傾斜反応（図15-10a，b）の出現が必要である（図15-9，赤線F）．

> **memo**
> 背臥位および座位の傾斜反応は姿勢反応の1つである．背臥位の傾斜反応は，子どもを傾斜台の上で背臥位に寝かせ一方に傾ける．このとき，下方側の上下肢は外転，伸展する．座位の傾斜反応は，子どもを椅子に腰かけさせ，体幹を側方に引き寄せて傾ける．このとき，引き寄せた側と反対側の上下肢が外転，伸展する．

> **memo**
> 四つ這い位での傾斜反応は，姿勢反応の1つである．子どもを床の上に四つ這い位にさせ，子どもの体側を一側に押して傾ける．このとき，身体の傾斜側と反対側の上下肢が外転，伸展する．

c. 移　動
- 生後9ヵ月において，回旋を伴うつかまり立ちを獲得する．この機能的な運動を獲得するには，足底把握反射の消失が必要である（図15-9，青線Ⅴ）．
- 生後12ヵ月において，一人歩きを獲得する．この機能的な運動を獲得するには，四つ這い位の傾斜反応（図15-10c）が十分にできるようになっておかなければならない（図15-9，赤線K）．

column

フェンシングの構えをする子ども

非対称性緊張性頸反射（ATNR）は，背臥位で，頭部を右または左に回旋すると，顔が向いた側の上下肢が伸展し，後頭部側の上下肢が屈曲する原始反射です．その姿勢がフェンシングの構えのようにみえるため，フェンシング反射ともいわれます．4～6ヵ月ごろに消失しますが，この反射が消失すると，寝返りができるようになります．

学習到達度自己評価問題

以下の問題で正しいものに○，誤っているものに×を記しなさい．
1. 正常な運動発達指標において，つかまり立ちができるのは生後12ヵ月ごろである．
2. 代表的な姿勢反射には，原始反射，立ち直り反応，平衡反応があげられる．
3. ステッピング反応は15～18ヵ月ごろ出現し，生涯持続する．
4. 運動発達評価表（ミラーニチャート）では，原始反射として，手掌把握反射，非対称性緊張性頸反射，モロー反射，対称性緊張性頸反射，足底把握反射を取り上げているが，消失する時期が最も早いのは，足底把握反射である．
5. 把握の発達において，橈側手指握りという握り方で積み木を握るようになるのは，6ヵ月ごろである．

臨床につながる運動学

正常発達の知識は，障害児の運動発達を促進するための理学療法プログラムとして応用できる．

図15-11aに，脳性麻痺児（アテトーゼ型）の背臥位と座位の姿勢を示す．どちらの姿勢も，頭部を右に回旋，伸展しながら，体幹も過伸展した定型性・全体的・強制的な非対称性緊張性頸反射様の姿勢を示している．

このような対象児に，まずセラピストは体幹の過伸展の出現が減弱するよう胸部に手を当てている．さらに，左肩甲骨を下制，内転させ，左上肢をセラピストのほうへ牽引する操作を加えた．この操作により，対象児の頭部の左方向への回旋が引き出され，右上肢の屈曲運動とともに右手指がゆっくり開くような運動も観察された．対象児の背臥位の姿勢は，体幹の過伸展が目立たない非対称性緊張性頸反射様の姿勢を示した．そして，寝返り運動を通して巻き戻し反応を誘導した（図15-11b）．これらのプログラムのねらいは，対象児の左方向への運動をオリエンテーションし，正中位指向を促進させることである．

このようなプログラムを実施した結果，対象児の介入後の座位姿勢は，頭部が左に回旋し，より対称的で安定した姿勢へと変化した（図15-11c）．

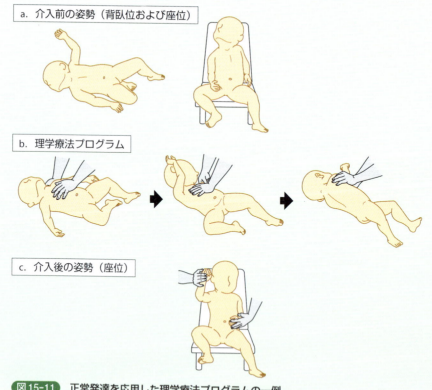

図15-11　正常発達を応用した理学療法プログラムの一例

16 姿勢と姿勢制御

一般目標
- 姿勢と姿勢制御の基本的な考え方と，身体に生じる反応を理解する．

行動目標
1. 姿勢と姿勢制御について説明ができる．
2. 姿勢制御に関する重要な理論とその背景を説明できる．
3. 姿勢制御に関する反射・反応を分類し，重要な反射・反応について説明できる．
4. 予測的姿勢制御とその特徴について説明ができる．

調べておこう
1. 体重心，圧中心，支持基底面の言葉の意味を調べよう．
2. 姿勢を保持するために必要な反射・反応について調べよう．

A 姿勢と姿勢制御の定義

1 姿勢の定義と立位姿勢

a. 姿勢とは
- 姿勢は身体の**体位** position と**構え** attitude からなる．
- **体位**とは身体が体重力に対しどのような位置関係にあるかを示し，立位，座位，背臥位などが該当する．
- ガードナー Gardiner らは体位として臥位，座位，膝立ち位，立位，懸垂位の5つをあげている．
- **構え**とは身体の各部位の相対的な位置関係を示し，肩関節屈曲位，股関節外転位などが該当する．
- 立位で左肩関節90°外転した場合には，体位は「立位」，構えは「体幹，右上肢，両下肢が基本肢位，左上肢は肩関節90°外転位」と表記する（図16-1）．

b. 立位姿勢
①立位における理想的アライメント
- 立位姿勢では体重心線が後述する解剖学的指標を通るときに最も安定し，これを理想的アライメントと表現する．
- 基本的立位姿勢の理想的アライメントはブラウネ Braune とフィッシャー Fischer によって正常姿勢 normalstellung と定義された立位姿勢である．

> **column**
> **負担の少ない座位姿勢とは？**
> 座位においても理想的なアライメントはあります．座位では，体重心線として表現できませんが，耳垂，肩峰，大転子を通る線が垂直のときに頸部や腰部に負担の少ない座位姿勢となります．

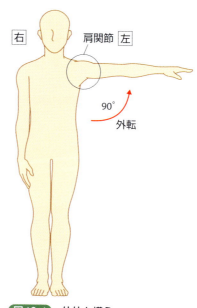

図16-1　体位と構え

> **column**
> **体重心の位置はどこ？**
> 人の体重心は骨盤内で仙骨のやや前方にあります．体重心の高さは足底から計測して，成人男性で身長の約56％，成人女性で約55％の位置にあり，第2仙椎の高さになります．小児では相対的に高位にあるために立位姿勢保持が不安定となります．

- 理想的なアライメントによる立位姿勢では自発的な身体動揺は最小限になり，姿勢保持に必要な内部エネルギーも最小になる安定した立位姿勢として知られている．
- 矢状面における理想的なアライメントでは体重心線が**耳垂**，**肩峰**，**大転子**，**膝関節中心のやや前方（膝蓋骨後面）**，**外果の5〜6 cm前方（足関節のやや前方）**を通る（図16-2）．
- 矢状面における理想的アライメントでは脊柱の**生理的弯曲**も重要であり，頸椎前弯角が約30〜35°，胸椎後弯角が約40°，腰椎前弯角が約45°，仙骨底が第5腰椎に対して約40°前下方に傾斜する（図16-2）．
- 前額面における理想的なアライメントでは体重心線が**後頭隆起**，**椎骨棘突起**，**殿裂**，**両膝関節内側の中心**，**両内果間の中心**を通る（図16-3）．

②立位保持に必要な抗重力筋

- 立位姿勢は抗重力姿勢である．そのため，重力が外力として作用する．この外力に対して，関節包，靱帯，筋などによる内力がある．
- 立位時には下肢や体軸骨格の筋が持続的に収縮する．このように，重力に抗して立位姿勢を保持するために作用する筋群を**抗重力筋**という（図16-4）．
- 抗重力筋には腹側（前面）に**頸部屈筋群**，**腹筋群**，**腸腰筋**，**大腿四頭筋**，**前脛骨筋**がある．また，背側（後面）に**頸部伸筋群**，**脊柱起立筋**，**大殿筋**，**ハムストリングス**，**下腿三頭筋（腓腹筋，ヒラメ筋）**がある．なかでも，頸部伸筋群，脊柱起立筋，大腿二頭筋長頭，ヒラメ筋を**主要姿勢筋**と呼ぶ．
- 立位姿勢が理想的なアライメントをとるとき，筋収縮による消費エネルギーは最小限になる．

A 姿勢と姿勢制御の定義 229

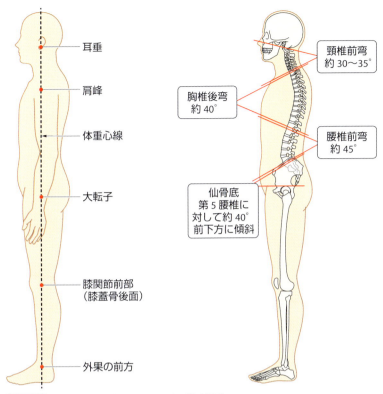

図16-2 理想的な立位アライメント（矢状面）

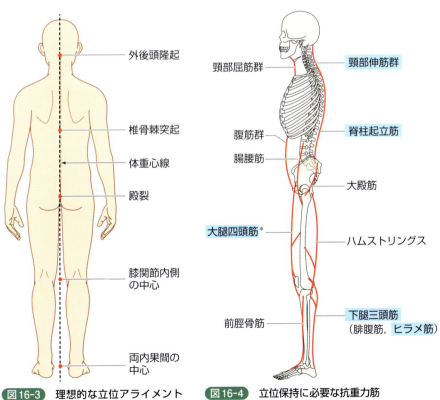

図16-3 理想的な立位アライメント（前額面）

図16-4 立位保持に必要な抗重力筋
　　＝主要姿勢筋
＊大腿四頭筋では大腿四頭筋長頭が該当する．

2 姿勢制御の定義

- 姿勢制御は姿勢を保持する働きのことをいう．シャムウェイ・クック Shumway-Cook らは「姿勢制御とは**安定性**と**定位**という 2 つの目的に関して空間内での身体の位置を制御すること」と定義している．
- 姿勢の**安定性**とは姿勢を平衡状態に維持し，指示基底面内に体重心を保持させることをいう．
- 姿勢の**定位**とはある運動課題に対し身体の各体節間あるいは身体と環境間の関係を適切に保持することをいう．

B 姿勢制御の理論的背景

- 姿勢制御の理論は運動制御 motor control の理論に基づくものである．
- 姿勢制御の背景理論は1800年代から複数公表されており，なかでも代表的なものに**反射階層理論** reflex-hierarchical theory と**システム理論** systems theory がある．

1 反射階層理論 reflex-hierarchical theory

a. 階層理論
- 階層理論とは脳の上位レベルが下位レベルを制御するトップダウン（上から下）の関係で，上位は高次連合野，中位は運動野，下位は脊髄レベルでの運動制御を担っているとする理論である．
- 階層理論はジャクソン Jackson が築いた概念であり，その後シェリエントン Sherrington らにより発展した理論である．ジャクソンは中枢神経系の階層性を上位 highest center，中位 middle，下位 lowest の 3 段階に分けて階層理論を説明した．

b. 反射理論
- 反射理論とは連鎖した反射が組み合わされ，複数の反射が連なったものが運動になるとする理論である．

c. 反射階層理論
- 反射階層理論とは階層理論と反射理論を組み合せた理論であり，姿勢制御を中枢神経系の階層のもとに構成された反射・反応によって制御するという理論である．
- 理論的背景として感覚刺激による姿勢の決定，随意運動と反射の区別，トップダウンによる制御がある（表16-1）．
- 反射階層理論では，下位の階層において脊髄レベルである伸張反射と橋・延髄レベルの緊張性頸反射を位置づける．それらが中位の階層である立ち直り反応やさらに高位の階層である平衡反応によって抑制・統合されると考える（図16-5）．

表16-1　反射階層理論とシステム理論の理論的背景

反射階層理論	システム理論
・感覚刺激による姿勢の決定	・目標課題に対する行動の組織化
・随意運動と反射の区別	・正常な運動戦略
・トップダウンによる制御	・予測的な（姿勢）制御

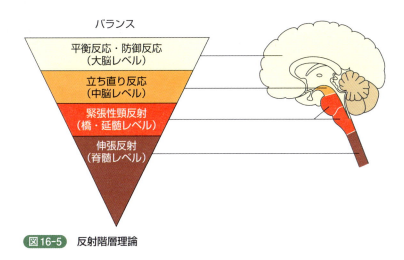

図16-5　反射階層理論

② システム理論 systems theory

- システム理論は，身体において機能している諸システムが協働して姿勢を保持しているとする理論である．
- システム理論における理論的背景として，目標である課題への行動の組織化，正常な運動戦略，予測的な（姿勢）制御がある（**表16-1**）．
- バーンスタインBernsteinは，システム理論における代表的な共同収縮系の例として，呼吸，姿勢，歩行をあげている．
- 姿勢制御に関与するシステム（機能）についてはいくつかのモデルが提案されており，代表的なものにシャムウェイ・クックAnne Shumway-Cookやロード Lordによるモデルがある．

a．シャムウェイ・クックによるシステム理論

- シャムウェイ・クックらは，姿勢制御にかかわる個人の身体機能を知覚perception，認知cognition，行動actionの3つに分類し，そのうえでバランスを保持するための諸システムを定義している．
- 内的表象，適応的機構，予測的機構，感覚戦略，各感覚系，神経筋（共同筋活動），筋骨格系（構成要素）の7つのサブシステムからなる（**図16-6a**）．

b．ロードによる運動システム理論

- ロードらは，姿勢保持に関する諸システムとして視覚，前庭感覚，末梢感覚，反応時間，神経筋調節，筋力をあげている（**図16-6b**）．
- 運動システム理論では運動制御を機械系としてとらえている．個々の関節は複

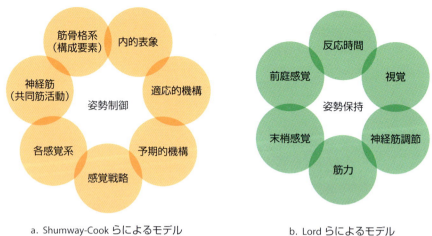

a. Shumway-Cook らによるモデル　　b. Lord らによるモデル

図16-6　システム理論

数の運動成分を有し，それらを全身活動で効率的に制御するために運動の自由度を制限する必要があり，あらかじめ特定の運動パターンに組織化されているととらえる．

C　静的バランスと動的バランス

1　安定と不安定

- 安定性 stability とは，バランス balance，平衡 equilibrium の意味としても用いられる．安定性を保持することは，平衡状態からの変位に対する物体の抵抗であり，平衡状態を維持しようする性質ともいえる．
- 重力の影響下で人間が立位姿勢を保持するときには，複数の要因が影響している．

a.　姿勢の安定性に影響を与える要因

- 姿勢の安定性に影響を及ぼす要因は多数あり，代表的な8つの要因を以下にあげる（表16-2）．

①体重心の高さ
- 体重心が低いほど安定性が高い．立位よりも座位，座位よりも背臥位のほうが体重心位置は低くなるため安定性が高い．

②支持基底面の広さ
- 支持基底面が広いほど安定性が高い．閉脚立位よりも開脚立位のほうが支持基底面が広く，安定性が高い．

③支持基底面内の体重心位置
- 体重心線の位置が支持基底面の中心に近いほど安定性が高い．両脚立位から片脚立位になると，支持基底面は狭くなり，体重心線の位置が相対的に辺縁になるため不安定になる．

表16-2　姿勢の安定性に影響を与える要因

	安定	不安定
体重心の高さ	低い	高い
支持基底面の広さ	広い	狭い
支持基底面内の体重心位置	支持基底面の中心に近い	支持基底面の中心から遠い
重量	重い	軽い
摩擦抵抗	大きい	小さい
分節構造物	単一	複数
心理的不安	なし	あり
生理的機能異常	なし	あり

④重量
- 物体の重量が大きいほど安定性が高い．

⑤摩擦
- 床との接触面の摩擦抵抗が大きいほど安定性は高い．

⑥分節構造物
- 分節構造物よりも単一構造物のほうが安定性が高い．人体の場合は，頭部，体幹，四肢で構成される複雑な分節的構造であり，運動時には安定性が低下する．

⑦心理的不安
- 心理的不安によって安定性は低下する．視線の遮断や高所から見下ろすなどの行為は心理的不安を増長させ，身体動揺の増強につながるため，安定性が低下する．

⑧生理的機能
- 姿勢保持に関与する反射や反応などに異常をきたした場合に安定性が低下する．

b. 安定性限界
- **安定性限界**とは支持基底面内で圧中心が移動可能な最大範囲である．
- 立位において安定性限界を超えて前方に圧中心を逸脱させた場合，安定性を保つためには，つま先立ちやステップを踏むなど支持基底面の変化を余儀なくされる．
- 健常者と片麻痺患者では安定性限界に違いがある（**図16-7**）．健常者に比べ片麻痺患者では安定性限界が小さく，非麻痺側に偏る傾向がある．

2 バランス機構

- バランスは姿勢保持時に働く**静的バランス** static balance，意図的運動時に働く**動的バランス** dynamic balance に大別できる．
- ウーラコット Woollacott らは「静的バランスは支持基底面が維持され体重心のみが動いている場合であり，この場合バランスの課題は安定性限界もしくは支持基底面内に体重心を維持することである．また，動的バランスは支持基底面および体重心ともに移動・変化するもので体重心が支持基底面に必ずしも保持されない」としている．

> **memo**
> 体重心は，身体全体の重さの中心である．体重心線は体重心から床に鉛直に下ろした線を指す．

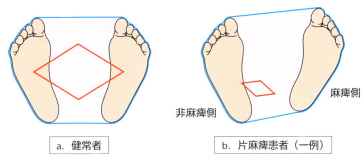

図 16-7 健常者と片麻痺患者における安定性限界の違い
・同年齢の健常者と片麻痺患者（一例）の安定性限界のイメージを示す．
・赤色のひし形が安定性限界の範囲を示し，外枠の青線が支持基底面を示している．

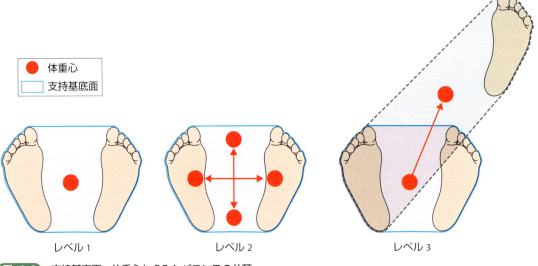

図 16-8 支持基底面，体重心からみたバランスの分類
レベル1：体重心を支持基底面内のある位置に保持できる．
レベル2：体重心を支持基底面内で適切に移動することができる．
レベル3：支持基底面を適切に変えて体重心を移動することができる．
＊レベル1が静的バランス，レベル2，3が動的バランスに該当する．

> **memo**
> バランスの評価として静的バランスには片脚立位時間，ロンベルグテストなどがある．また，動的バランスの測定には，Functional Reach Test，Timed Up & Go Testなどがある．

- バランスは支持基底面，圧中心，体重心の関係から3段階に分けることができる（図16-8）．レベル1が静的バランス，レベル2，3が動的バランスに該当する．
- 安静立位姿勢はレベル1の静的バランスに分類される．しかし，安静立位時も体重心や身体はわずかながら動いている（図16-9）．そのため，力学的には静的バランスと動的バランスの明確な区別は難しいことを認識しておく必要がある．

3 姿勢制御の運動戦略

- 直立姿勢時に動揺を制御する際に，健康成人は3つの姿勢戦略により対応する．
- **足関節戦略** ankle strategy：足関節を中心とした応答によって姿勢を保持する制御方法をいう．足関節戦略は外乱動揺が小さく，支持基底面が安定している場合に用いられる（図16-10a）．

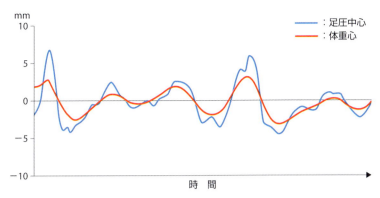

図16-9 静止立位における体重心と圧中心の変動
・静止立位における前後方向の体重心と足圧中心の変動を示す．
・圧中心とは床と身体の接触面に働く力の分布の中心点である．
・体重心に対して支持基底面の中央に向かう加速度を与えるため，圧中心が体重心よりも大きく変動していることがわかる．

[Warnica MJ, et al：The influence of ankle muscle activation on postural sway during quiet stance Gait Posture **39**（4）：1115-1121, 2014より引用]

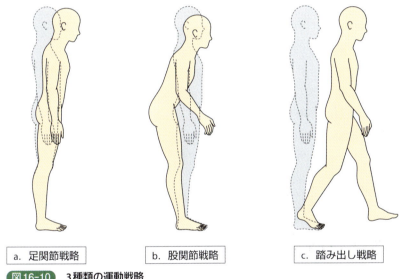

a. 足関節戦略　　b. 股関節戦略　　c. 踏み出し戦略

図16-10 3種類の運動戦略

- **股関節戦略** hip strategy：股関節を中心に姿勢を保持する方法をいう．股関節戦略は外乱動揺が大きい場合や速い場合，あるいは支持面が柔らかい場合や狭い場合に用いられる戦略である（図16-10b）．
- **踏み出し戦略**：足関節戦略や股関節戦略のように，支持基底面内に体重心を保持できないほど大きな外力が加わった場合には，片足を踏み出すことで，新たな支持基底面を形成して姿勢を制御する（図16-10c）．

4 姿勢制御に対する感覚機構

- 姿勢制御に利用される主な感覚系には，**体性感覚系**，**視覚系**，**前庭系**がある．

memo
加齢による運動戦略の変化として，高齢者では足関節戦略による制御が乏しくなり，股関節戦略の役割が相対的に大きくなる．

a. 体性感覚系
- 体性感覚系には固有受容器，皮膚受容器，関節受容器がある．
- 体性感覚系は，体重心と支持基底面との位置関係や身体アライメントに関する情報を提供する．
- 立位では足底部が支持面との唯一の接地部位である．そのため，立位姿勢制御において足底部からの感覚入力はとくに重要な役割を果たす．
- 立位姿勢での各セグメントの位置関係を適切に保つためには，さまざまな種類の各受容器からの情報が必要である．

b. 視覚系
- 視覚系は空間における目標物を識別するとともに，周囲の環境に対する身体の位置関係や動きなどの情報を提供する．
- 姿勢制御に対する視覚系の働きは，開眼および閉眼での姿勢安定性の変化をみることで観察が可能である．

c. 前庭系
- 前庭系は空間における頭部の位置，頭部の動く方向の突然の変化に関する情報を提供する．
- 前庭系に関する受容器は内耳にある**耳石器**と**半規管**（もしくは三半規管）である．
- 耳石器には球形嚢と卵形嚢があり，この2種類の嚢が頭の角度変化と頭の直線的な加速度を検知する．半規官は頭の回転加速度を検知し，空間内で回旋を可能とする前庭眼球反射 vestibulo-ocular reflexes（VOR）を制御している．
- 前庭系は頭部の位置や動きの感知に加え，頭部の位置は眼からの情報に大きく影響するため，視覚系の機能にも大きな影響を及ぼす．

> **memo**
> 両脚をそろえた自然な立位で，開眼・閉眼での身体の動揺を比較し，閉眼時に身体動揺が明らかに大きくなる場合をロンベルグ徴候という．ロンベルグ徴候が陽性の場合には，体性感覚系もしくは前庭系の異常を疑う．

D　予測的姿勢制御

1 予測的姿勢制御とは

- 予測的姿勢制御 anticipatory postural adjustments（APAs）とは，意図した運動の活動開始に先行した筋，身体局所の活動であり，先行随伴性制御とも呼ばれている．
- たとえば安静立位で急速に片側の上肢を前方に挙上する動作を行うときに，上肢挙上の主動作筋である三角筋前部線維の収縮開始よりも先に，同側の大腿二頭筋が収縮する（**図16-11**）．これは上肢の挙上により体重心が前方に偏り姿勢が崩れることを予測し，それを防ぐために大腿二頭筋を活動させているものと考えられている．

2 予測的姿勢制御の特徴

- APAsは皮質網様体路，網様体脊髄路を介して実現すると考えられており，情動や注意状態などにより影響を受ける．

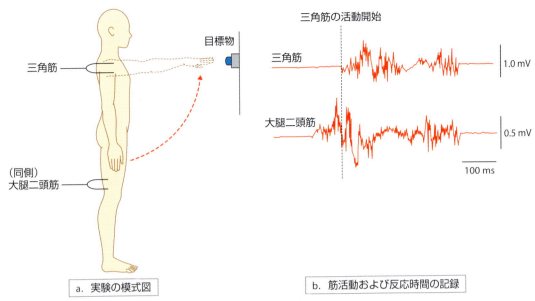

図16-11 上肢挙上課題に伴う予測的姿勢調整としての筋活動
目標物に対し上肢を挙上する．両側三角筋前部と大腿二頭筋にて筋電図を記録する．

[Lee WA：Anticipatory Control of Postural and Task Muscles During Rapid Arm Flexion. Journal of Motor Beharior **12**：185-196, 1980を参考に著者作成]

- 大きく速い随意運動によって外乱が大きく発生するほど，大きなAPAsが出現する．
- APAsには運動発達に伴って獲得される"natural APA"と新たに運動学習することで出現する"learned APA"がある．

学習到達度自己評価問題

以下の問題で正しいものに〇，誤っているものに×を記しなさい．
1. 矢状面における理想的な立位アライメントでは体重心線が上前腸骨棘を通る．
2. 反射階層理論の理論的背景の1つに，目標課題に対する行動の組織化がある．
3. 体重心が支持基底面の中心から遠くなるほど立位姿勢は安定する．
4. 安定性限界は支持基底面の外側に形成される．
5. 予測的姿勢制御とは意図した運動の活動開始に先行した筋，身体局所の活動である．

🡆 臨床につながる運動学

1 加齢に伴う立位姿勢の変化

　加齢により運動機能（筋，骨格系），感覚機能（視覚，聴覚，嗅覚，味覚，皮膚感覚），循環機能など多岐に及ぶ機能低下をきたし，それは立位姿勢にも影響を及ぼす．代表的なものとして，**抗重力筋**を中心とした**骨格筋の筋力低下**があげられる（p.227　A-1-b 立位姿勢）．頸部伸筋群，脊柱起立筋などの抗重力筋は頸部・体幹の姿勢保持に関与し，これらの筋力低下は頭頸部の前方突出，胸椎の後弯につながる．また，関節変形や異所性骨化は関節可動域制限を引き起こし，立位姿勢における股関節や膝関節の屈曲につながる．このようにして，加齢による特徴的な立位姿勢（**頭部の前方移動，胸椎後弯，腰椎前弯の消失，骨盤後傾，膝関節屈曲**）が形成される（図16-12）．

　このような特徴的な立位姿勢は，体重心線が若年成人と比較して相対的に後方に位置する．そのため，後方への**ふらつきや転倒リスクの増加**につながる．さらに歩行時の歩幅減少により**歩行速度や歩行耐久性の低下**もきたす．

　立位をはじめとする姿勢アライメントの改善はリハビリテーションにおいても重要な事項である．しかし，加齢に伴う姿勢変化は長年の生活習慣や疾患による影響など複数の要因が関与していることが大半である．そのため，姿勢アライメントの改善には，対象となる患者の身体的特徴に加え，生活習慣や既往歴も踏まえたうえで評価する必要がある．

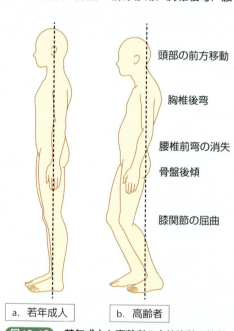

図16-12　若年成人と高齢者の立位姿勢の比較

17 基本動作と歩行

一般目標
1. 基本動作・歩行の分析方法を理解する．
2. 基本動作・歩行の達成に必要なバイオメカニクス的特徴を理解する．

行動目標
1. 基本動作の動作分析に用いられる用語を説明できる．
2. 基本動作における動作を観察し，バイオメカニクスの視点により説明できる．
3. 歩行分析に必要な歩行周期を説明できる．
4. 歩行分析において，バイオメカニクスの視点から説明できる．
5. 動作分析における筋活動を説明できる．

調べておこう
1. 体重心や支持基底面，動作分析における相の分け方について調べてみよう．
2. 基本動作における関節運動，関節モーメント，筋活動の役割について調べよう．
3. 歩行周期や関節運動，関節モーメント，筋活動の役割について調べよう．

A 基本動作の種類

- 基本動作には，①寝返り，②起き上がり，③立ち上がりなどがある．
- 動作は開始姿勢から終了姿勢への移行を表す．
- ①寝返りの動作は背臥位から側臥位（または腹臥位），②起き上がりは背臥位（または側臥位）から座位，③立ち上がりは座位から立位への移行である．

B 基本動作分析の流れ

- 動作分析では，まず動作の全体像を把握し，つぎに体重心，支持基底面，関節・筋の変化を確認する．それらの情報をもとに動作を分解し（相に分け），意味づけを行う．
- 以下に動作分析の流れと各段階で確認すべき点を示す．

a. 動作の全体像を把握

- 動作は1人で遂行できているか，できない場合はどのような介助や環境設定が必要か．

- 動作はスムーズに行われ，ぎこちなさはないか．
- 全体に時間がかかりすぎている場合，何に時間を必要としているか．
- 動作中にバランスを崩して倒れそうになっていないか．

b．体重心の軌跡を確認
- 動作開始時，動作終了時に体重心はそれぞれにどこに位置しているか．
- 体重心は矢状面上，前額面上，水平面上でどのような軌跡を描いて移動したか．
- 動作中，体重心の移動速度は一定だったか，遅くなったり速くなったりしていたか．

c．支持基底面の変化を確認
- 動作開始時，動作終了時に支持基底面はそれぞれどのような形状，大きさなのか．
- 支持基底面の形状，大きさは動作中どのように変化していたか．
- 体重心線は支持基底面内のどこを通過していたか，あるいは外れたか．

d．関節の運動と活動している筋を確認
- 関節は動作中，その角度をどう変化させたか．
- 動作中の関節運動は筋の収縮によるものか，重力や慣性によるものか．
- 重力による関節運動が考えられた場合であっても，その動きをコントロールしている筋収縮はないか．
- 筋収縮による関節運動であれば，その筋を特定できたか．
- 動作中の筋収縮が求心性収縮，遠心性収縮，等尺性収縮のうち，どの収縮形態であったのか．
- 動作中の筋収縮は，触診や視診によって実際に確認できたか．
- 関節運動に関与する重力や力によるモーメント，筋張力による力のモーメントについて，どのような方向や量であったのか．

e．動作を相に分ける
- 動作を運動学的に理解するためには相に分けたほうが考えやすい．
- 相で分けるには，動作中の体重心，支持基底面，関節の運動方向，活動する筋などが変化し始める時期で区切るのが一般的である．

f．動作の意味づけ
- 個々の動作はほとんどの場合（病的な場合を除く），その合理的な目的を解釈することができる．
- たとえば，「肩を屈曲している」というだけでなく，「上肢の重心を移動させるために屈曲している」「手掌で床を押すために屈曲している」などのように解釈する．

memo
動作分析に用いる用語は，第2章「生体力学」を参照されたい．

C　基本動作分析の実際

1　寝返りの分析
- 背臥位での各体節の重心は，最も低く安定している．
- 上半身の重心（頭部・体幹）を寝返る側のやや上方へ移動させる必要がある．

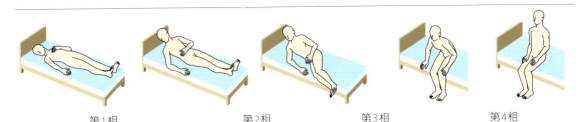

図17-1 起き上がり動作における各相のイベント

- 背臥位では，支持面と接触する身体部位は頭部，体幹，四肢であり，支持基底面は最も広い．側臥位になるにつれて支持面は寝返る側の上・下肢，体幹側部となり狭くなる．

a. 背臥位から側臥位まで（図17-1，起き上がり動作の第1相の一部参照）
- 頭部から下肢にかけて全身的な屈曲運動が必要とされる．
- 背臥位では通常，関節周りに力のモーメントは生じていないが，頭部や体幹が支持面から持ち上がると，その体節の基部となる頸部や体幹下部の周りには重力による力のモーメントが発生する．
- 頭頸部を空中で保持するためには，胸鎖乳突筋などの頸部屈筋の筋張力による力のモーメントを重力による力のモーメントに抗して発生させなければならない．
- 同時に体幹前面筋群が活動することで，頭頸部の屈曲を助ける（図17-2）．
- 上側肩関節を周囲筋で固定し上肢を空中で保持することで，上肢にかかる重力が体幹の屈曲・寝返る側への回旋モーメントを助け，上半身重心の寝返る側への移動を妨げないようにする（図17-3a）．
- 運動は，下肢→骨盤→頭部あるいは頭部→肩甲帯→骨盤へと広がり，どちらから行っても正常である．
- いずれの場合も，最終肢位は側臥位で上になった下肢が前方に出ていることが重要である．

2 起き上がりの分析（図17-1）

- 寝返りと比較して，上半身重心（頭部・体幹）を前上方へ移動させる必要がある．
- 支持基底面は，全身が接触した最も広い範囲から，殿部と足部でつくられた範囲へと減少する．
- 起き上がり動作は，頭部挙上-前腕体重支持（on elbow）（第1相）から始まり，

memo
側臥位へ移行する際，寝返る側の股関節が内旋位をとっていると骨盤の回旋を制限する．また，寝返る側への骨盤の回旋に伴い，反対側の股関節は屈曲・内転・内旋運動を行う．そのため，同股関節が伸展・外転・外旋位である場合も，同様に骨盤の回旋を困難にする．

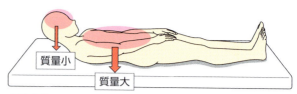

図17-2　頭部挙上時の腹筋群の活動

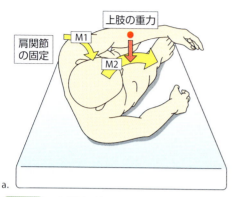
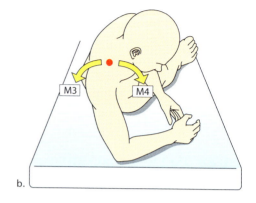

図17-3　上側肩関節固定の利点
a. 頭部挙上からon elbowへの移行時に，上側肩関節を周囲筋で固定し空中で保持することで，上肢の重力により肩関節を支点にモーメントM1が発生する．このモーメントM1は，体幹屈曲・起き上がり側への回旋のための筋モーメントM2を増加させ，上半身の離床を助ける．
b. on elbowでは，背臥位時と比較して前後の支持基底面が狭くなり不安定になる．したがって，上半身重心が前後支持基底面から外れやすくなるため，モーメントM3とM4に抗して，体幹前・後面筋群の協調的な活動が必要となる．これはon handsでも同様である．

> **memo**
> 胸郭固定下での頭頸部屈曲の主動作筋は胸鎖乳突筋である．胸骨柄，鎖骨近位部と側頭骨乳様突起に起始停止をもつ胸鎖乳突筋の収縮は，質量の小さい鎖骨の挙上を引き起こす．体幹前面筋群の活動は鎖骨を含めた胸郭，骨盤を連結し頭部以上の質量をもつことになるため，頭頸部の挙上が達成される（図17-2）．

前腕体重支持〜ピボット（第2相），ピボット〜手掌体重支持（on hand）（第3相），手掌体重支持〜座位（第4相）までと，各相が連続的に行われる．

a. 第1相の動作（頭部挙上から前腕体重支持まで）
- 頭頸部は屈曲・回旋し，視線を起き上がる方向へ向ける．
- 寝返りの場合と同様に，頭頸部の屈曲には，胸鎖乳突筋と体幹前面筋群の活動を必要とするが，起き上がりの場合はより高い体幹前面筋群の活動が必要となる（図17-2）．
- また，上側肩関節を周囲筋で固定し上肢を空中で保持することで，上肢にかかる重力が体幹の屈曲モーメントを助け，上半身重心の起き上がり側への移動を妨げないようにする（図17-4）．
- 上半身を離床させるには，股関節屈筋群・膝関節伸筋群が活動して，下肢を伸展させた状態でわずかに支持面から離床させる必要がある．下肢を空中に保持することで，下肢の重力が殿部を支点とした上半身の屈曲モーメントを生み出して上半身の離床を助ける（図17-4）．

b. 第2相から第3相の動作（前腕体重支持からピボットを介して，手掌体重支持まで）
- 上半身の重心をさらに上方へ移動させる．
- この相では両下肢が支持面から離床し，支持基底面は手掌および殿部となり非

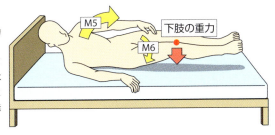

図17-4 下肢重量による上半身の離床
股関節屈筋群・膝関節伸筋群の活動により下肢を空中で保持することで，下肢の重力により殿部を支点にモーメントM6が発生する．このモーメントは上半身の離床のために，殿部を支点とした上半身側の屈曲モーメントM5の発揮を助ける．

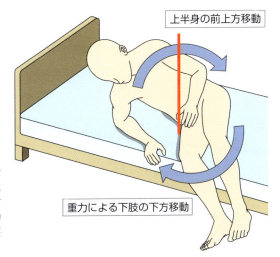

図17-5 ピボットの特徴
上半身の離床と同様に，下肢の重力を利用することで，殿部を支点とした上半身のさらなる前上方への移動を助ける．その際，両股関節周囲筋の活動により，骨盤と下肢を連結させる必要がある．

常に狭くなるため，前方あるいは後方へ倒れやすくなる（図17-3b）．
- 支持面から離床した下肢には下肢による重力モーメントが発生するため，股関節を周囲筋で固定することによってこの下肢重力モーメントが上半身を回転させる角運動量を産出する（図17-5）．

c．**第4相からの動作（手掌体重支持から座位まで）**
- 上半身の体重心は胸椎の高さまで上方移動する．
- 支持基底面は端座位になると，座面と足底面となる．
- 体重心の上方移動のため，頸部と体幹はそれまでの屈曲運動から伸展運動に切り替わる．
- 安定した座位となるために，上肢の肩関節伸展速度が適切にコントロールされる必要がある．

③ 立ち上がりの分析（図17-6）

- 体重心を，①殿部・大腿部と足部によってつくられた広い支持基底面から，足部のみの狭い支持基底面へ移行させる，②座位から立位の高さまで持ち上げる，という2つの機能が要求される．
- 立ち上がり動作は，①屈曲運動量相 flexion momentum，②運動量転換相 momentum transfer，③伸展相 extension，④安定化相 stabilization の4つの相に分類される．

memo
寝返りおよび起き上がりにおける背臥位からの上半身重心の移動では，上側肩関節を周囲筋で固定し上肢を空中で保持することが重要である．そうすることで上肢にかかる重力が体幹の屈曲・回旋モーメントを助け，上半身重心の移動を助ける（図17-3a）．

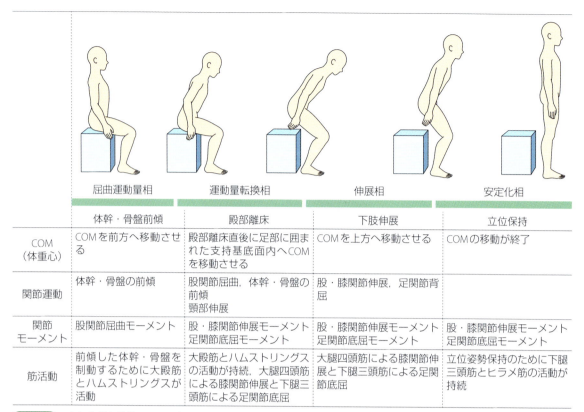

	屈曲運動量相	運動量転換相	伸展相	安定化相
	体幹・骨盤前傾	殿部離床	下肢伸展	立位保持
COM（体重心）	COMを前方へ移動させる	殿部離床直後に足部に囲まれた支持基底面内へCOMを移動させる	COMを上方へ移動させる	COMの移動が終了
関節運動	体幹・骨盤の前傾	股関節屈曲，体幹・骨盤の前傾 頸部伸展	股・膝関節伸展，足関節背屈	
関節モーメント	股関節屈曲モーメント	股・膝関節伸展モーメント 足関節底屈モーメント	股・膝関節伸展モーメント 足関節底屈モーメント	股・膝関節伸展モーメント 足関節底屈モーメント
筋活動	前傾した体幹・骨盤を制動するために大殿筋とハムストリングスが活動	大殿筋とハムストリングスの活動が持続．大腿四頭筋による膝関節伸展と下腿三頭筋による足関節底屈	大腿四頭筋による膝関節伸展と下腿三頭筋による足関節底屈	立位姿勢保持のために下腿三頭筋とヒラメ筋の活動が持続

図17-6　立ち上がり動作における各相のイベント

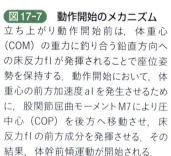

図17-7　動作開始のメカニズム
立ち上がり動作開始前は，体重心（COM）の重力に釣り合う鉛直方向への床反力f1が発揮されることで座位姿勢を保持する．動作開始において，体重心の前方加速度a1を発生させるために，股関節屈曲モーメントM7により圧中心（COP）を後方へ移動させ，床反力f1の前方成分を発揮させる．その結果，体幹前傾運動が開始される．

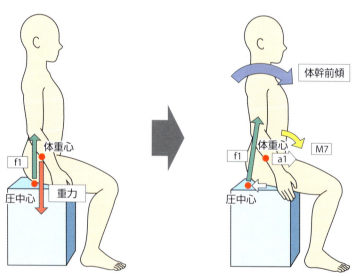

a. 屈曲運動量相
- 殿部離床に向けて，体重心center of mass（COM）を前方へ移動させて，体重心からの垂直投影線を足底面でつくられる新たな支持基底面に近づける（図17-7）．
- そのために，体幹・骨盤は前傾運動を行う．

C 基本動作分析の実際　245

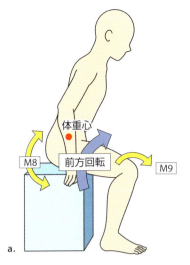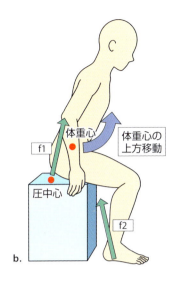

図17-8 殿部離床メカニズム
a. 股関節伸展モーメントM8と膝関節伸展モーメントM9が大腿セグメントの前方回転運動を引き起こし，殿部離床が達成される．その結果，支持基底面が足部のみへと移行する．
b. 殿部離床前に殿部から発揮された前方推進力f1に同等の大きさの後方制動力f2を足部から発揮することによって，前方へ加速された体重心を上方へ引き上げる．

- その際，外部股関節屈曲モーメントにより，殿部における圧中心 center of pressure（COP）を後方へ移動させ，体重心の前方加速度を発生させる．
- 殿部からの前方推進力f1と足部からの後方制動力f2が釣り合うことで殿部離床が開始される．
- 殿部離床直前では，股関節伸展モーメントが体幹前傾運動の制動に関与している．

> **column**
>
> **動作開始時の動きを感じてみよう**
>
> 試しに，今座っている状態から，上半身を前に倒してみてください（体重心の前方加速度a1を産生）．一度お尻を後ろに引くような感覚（圧中心を後方に移動させる）を感じるかと思います．これは，体幹前傾運動に先駆け，殿部の重心の変化（床反力f1の前方成分f2）が生じることを示します（**図17-7**）．

b. 運動量転換相

- 股関節屈曲，体幹・骨盤前傾，頭部伸展が最大に達し，殿部離床が開始される（**図17-8**）．
- 体重心が上方移動するには股関節伸展モーメントM8と同時に膝関節が伸展モーメントM9を発揮することで，大腿セグメントの前方回転運動が引き起こされる．
- 股関節伸展モーメントM8は殿部離床後約0.11秒で，膝関節伸展モーメントM9は殿部離床後約0.13秒後に最大値となる．
- この相の初期は体重心が圧中心から離れて位置する．
- この相の後期は体重心の床への投影線が圧中心に近づき，殿部離床が完了する．
- 殿部離床開始期では，圧中心は踵部にあり，床反力ベクトルは足関節中心の後方を通るため，前脛骨筋の活動が要求される．さらに，殿部離床後は下腿を前傾させ，体重心を足部の支持基底面内へ移動させる．

c. 伸展相
- 足関節が最大背屈位となる．
- 前・下方へ移動した体重心は方向を変え，上方へ移動する．
- 体幹・下肢は伸展方向へ運動する．
- 体幹・股関節・膝関節伸展速度が最大となる．
- 殿部離床直後に股・膝関節伸展モーメントはピークとなり，COMを立位の高さまで持ち上げることに貢献する．

> **column**
> **伸展相の動きを感じてみよう**
> 椅子から立ち上がるとき，大腿前後面に手を置いて，大腿四頭筋とハムストリングスの収縮を確認してみてください．膝関節伸展運動中，解剖学的には拮抗筋であるハムストリングスの収縮が確認できるかと思います．ハムストリングスのような二関節筋には，床反力ベクトルを鉛直方向へ向かせる作用があり，体重心の上方移動を必要とする立ち上がり動作を助けます．

D 歩　行

1 歩行分析における用語
- 歩幅 step length：一側の踵が接地され，対側の踵が接地するまでの距離をいう（図17-9）．
- 重複歩距離 stride length：一側の踵が接地され，同側の踵が接地するまでの距離をいう．年齢や性別，環境により変化するが，成人の平地歩行は平均1.41 m（男性1.46 m，女性1.28 m）である．
- 歩隔 step width：両足の左右踵中央の距離で，重複歩幅ともいう．
- 足角 foot angle：進行方向と足部の軸がなす角度をいう．
- 歩行率 cadence：単位時間あたりの歩数をいう．歩数/分や歩数/秒で表す．成人の平地歩行時の平均は113歩/分（男性111歩/分，女性117歩/分）である．
- 歩行速度 walking speed：歩幅（m/歩）と歩行率（歩/分）の積となる．
- 歩行速度と歩行率，歩行速度と歩幅，歩行率と歩幅は正の相関を示す．

2 歩行周期
- 一側の踵が接地され，同側の踵が接地されるまでを歩行周期という．
- 正常歩行では歩行周期は，1歩行周期を100％とすると立脚相60％，遊脚相40％となる．
- 立脚相は，片脚で体重を支持している単脚支持期 single support phase と両脚で体重を支持している両脚支持期 double support phase に区分される．また，立脚相の60％のうち両脚支持期は1歩行周期に10％ずつ2回あり，合計20％，

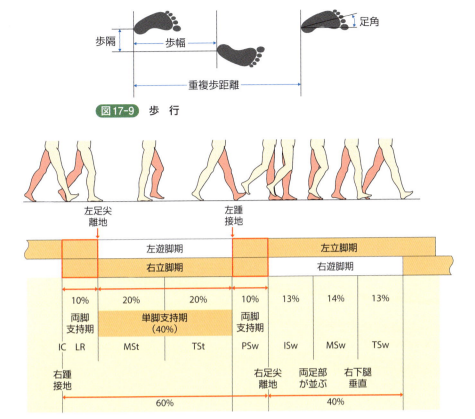

図17-9 歩 行

図17-10 歩行周期の細区分
初期接地（IC），荷重応答期（LR），立脚中期（MSt），立脚終期（TSt），前遊脚期（PSw），遊脚初期（ISw），遊脚中期（MSw），遊脚終期（TSw）

単脚支持期は40％となる．
- 歩行速度の増加とともに両脚支持期の歩行周期に占める割合は短くなる．ランニングでは，両脚支持期は消失する．

a. 歩行周期の細区分
- 歩行周期の細区分は大きく2つの定義がある．従来の定義では，正常歩行におけるそれぞれの事象に着目して分類されていた．ペリー Perryの定義は各関節で起こる機能面に着目し，相分けを行っている．本書では，Perryの定義に従って歩行相における運動を解説する（図17-10）．

① Perry（ランチョ・ロス・アミーゴ歩行分析委員会）の定義
- ①初期接地 initial contact（IC），②荷重応答期 loading response（LR），③立脚中期 mid stance（MSt），④立脚終期 terminal stance（TSt），⑤前遊脚期 pre swing（PSw），⑥遊脚初期 initial swing（ISw），⑦遊脚中期 mid swing（MSw），⑧遊脚終期 terminal swing（TSw）

② 従来の定義
- ①踵接地 heel contact（HC），heel strike（HS），②足底接地 foot flat（FF），③立脚中期 mid stance（MS），④踵離地 heel off（HF），⑤足趾離地 toe off（TO），

memo
従来の定義は正常歩行に着目しているため，踵接地期を定義しているが，歩行初期時の踵が接地できない患者も存在する．たとえば脳血管障害片麻痺者の歩行では，踵接地よりも足趾で接地する場合や，足底で接地する場合があるために，包括的な「初期接地」としたほうがよいと考えられている．

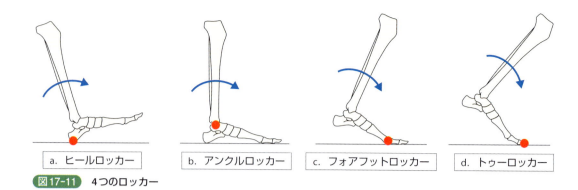

図17-11　4つのロッカー

⑥遊脚加速期 acceleration（AC），⑦遊脚中期 mid swing（MS），⑧遊脚減速期 deceleration（DC）

3 ロッカー機能

- 遊脚相の後半から立脚初期に移行する際に下方に移動する身体重量を前方への動きに変換する必要がある．
- 歩行立脚相の4つの相でヒールロッカー heel rocker（踵骨），アンクルロッカー ankle rocker（足関節），フォアフットロッカー forefoot rocker（中足指節間関節），トゥーロッカー toe rocker（足趾）が対応し，身体をなめらかに前進するための転がりを可能にしている（**図17-11**）．

a．ヒールロッカー
- ヒールロッカーにより脚全体が前方へ移動する．
- 前脛骨筋の遠心性収縮により足部の移動にブレーキがかかる．
- 下腿の前方移動により大腿四頭筋の遠心性収縮が誘発され，膝関節の屈曲速度を減速させる．

b．アンクルロッカー
- 下肢の前方への動きを制御している．
- 下腿三頭筋の遠心性収縮により足関節背屈が制御されており，この筋活動により下腿は膝関節伸展のために安定した土台となる．
- ヒラメ筋が下腿の前方移動に対して動作を安定させ，腓腹筋と共働して遠心性収縮することにより足関節が背屈する．

c．フォアフットロッカー
- この時期においては，腓腹筋とヒラメ筋が最大筋力の約80％の力で足関節が底屈し，下腿が前方へ倒れていくのを減速していくように働く．
- 最も強い駆動が生じる．

d．トゥーロッカー
- 前遊脚期で下肢の前方への動きをさらに加速する．
- 足底筋の弾性力により，脛骨が前方へ押し出される．

4 体重心の移動

- 上下運動の振幅は，約5 cmで，立脚初期で最低，立脚中期で最高となる．1歩行周期で2回上下運動がある．2つの正弦曲線となる（図17-12）．
- 左右運動の振幅は，約4 cmで，立脚中期で最大，立脚初期で最小となる．1歩行周期で1回左右運動がある．1つの正弦曲線となる（図17-12）．
- 前額面の運動は，歪んだ横向きの8の字となる（図17-13）．
- 歩行中の体重心移動は，上下方向の体重心が立脚中期に最高点に位置し，両脚支持期に最低点となる．また水平方向の体重心は立脚中期において最も側方へ移動する．

5 床反力

- 床から受けている力を3方向の分力（鉛直，前後，左右方向）として分解し，それぞれの方向から受ける力について考える（図17-12）．
- 鉛直分力（床反力）は，立脚相において荷重応答期と立脚終期の反対側の初期接地直後にピークが2回ある．このピークの値は，体重を少し上回る値となる．また立脚中期で床反力が最も小さい値（体重を下回る）となる．
- 前後分力は，床面に対して水平方向の摩擦力が作用する．初期接地時に，前方に進んでいた身体に進行方向に対しブレーキをかける．また前遊脚期の足趾離地の前後に身体を加速させているのは，前方向の床反力によるものである．
- 側方分力は体重の5%以下とかなり小さい．歩行周期の5%前後で外側方向に剪断力が生じ，初期接地時の側方速度をゼロにしている．また，それ以外では体重心の足底への投影点が足部の内側にあり，足部は床を外へ押しているため，床反力の方向は内側となる．
- 初期接地から荷重応答期は体重心の外側方向への動きを制御し，後半に向けては反対側下肢へ移動する体重心に向かって内側へ加速させる分力となる．

6 関節の変化（図17-14）

a. 上 肢
- 上肢は体幹の運動と連動する．同側の下肢の初期接地時に，同側の肩関節伸展最大25°となり，同側の立脚終期時に同速の肩関節屈曲最大10°となる．

b. 体 幹
- 体幹回旋運動は，骨盤の運動とは逆運動となる．
- 初期接地から荷重応答期で骨盤が遊脚側へ傾斜するが，これとは反対に体幹は支持側方向に側屈する．歩行時に体幹は直立位を保持するように制御している．

c. 骨 盤
- 前傾後傾は2〜4°，側方傾斜4°，回旋は片側で約3〜4°で両側約8°である．
- 初期接地時から荷重応答期に後傾位，立脚中期から立脚終期にかけて前傾位となる．
- 初期接地で骨盤はほぼ水平位であるが，初期接地以降，支持側の股関節内転運

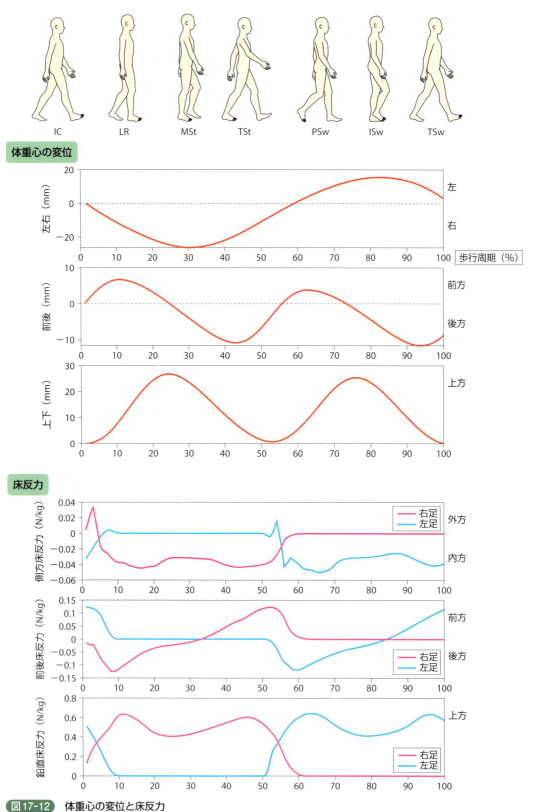

図17-12 体重心の変位と床反力
歩行速度1.4 m/秒におけるデータを示す．

動に伴い，遊脚側へ骨盤が傾斜し，荷重応答期でほぼ最大となる．荷重応答期以降，対側下肢の足趾クリアランス確保のために，立脚中期で骨盤が水平位へと移行する．

d. 股関節
- 1歩行周期に屈曲30°，伸展20°を各1回行う．
- 初期接地から伸展運動し前遊脚期から股関節屈曲に転じ，遊脚相に続く．前額面は初期接地時に内外転中間位であるが，その直後に内転となる．

e. 膝関節
- 1歩行周期に屈曲20°と60°，伸展0°を各2回ずつ行う．これを二重膝作用という．
- 膝関節は遊脚終期の最大伸展から，わずかに屈曲しながら初期接地で軽度屈曲5°となり，荷重応答期まで15〜20°屈曲する．その後，伸展方向へ運動し，立脚終期に5°屈曲となる．立脚終期以降は，屈曲運動となる．遊脚中期で最大屈曲60°，遊脚中期から遊脚終期では，最大屈曲位から伸展運動となる．

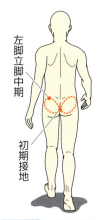

図17-13 体重心の前額面の運動

f. 足関節
- 歩行周期に背屈10°，底屈20°を各2回ずつ行う．
- 初期接地では中間位であるが，初期接地から荷重応答期で足関節は底屈する．足底が接地後，足底が接地したまま足関節は背屈運動となる．立脚終期に踵が挙上するに伴い，底屈運動に転じ，足趾離地直後に最大底屈角度となる．遊脚相では足関節は足趾クリアランス確保のため背屈方向へと運動する．
- 初期接地時，足部はわずかに内がえしし，荷重応答期からに踵挙上まで外がえし運動する．踵挙上以後に内がえし運動と転じ，足趾が離れると最大内がえし角度となる．続いて遊脚中期直後から外がえし運動が起こり，遊脚終期では内がえし運動し初期接地に備える．

> **memo**
> **各関節の歩行速度の増加による影響を示す**
> - 股関節：初期接地時の前脚の股関節屈曲角度よりも，後脚の前遊脚期で股関節伸展角度が大きくなる．
> - 膝関節：変化はなし．
> - 足関節：立脚終期における足関節の最大背屈角度と，前遊脚期の最大底屈角度が大きくなる．足部内がえし・外がえし可動範囲の変化が少なくなる．
> - 骨盤：荷重応答期に生じる遊脚側への骨盤傾斜角度や立脚中期から立脚終期にかけて骨盤は前傾角度が増加する．
> - 体幹：歩行速度の増加に伴い体幹回旋運動は大きくなるが，体幹の直立位を保持するように制御されている．

7 関節モーメントと関節パワー（図17-14）

- 関節モーメントは外力と関節中心との距離で表される．
- 立脚相において，床反力が各関節のどの位置を通るかにより，外部モーメントに釣り合うように関節モーメントを発揮する．外力×関節中心までの距離で求

> **memo**
> 立脚相における関節モーメントは，床反力による外部モーメントの影響が大きい．遊脚相では慣性力によるモーメントの影響に対する関節モーメントを発揮することになる．

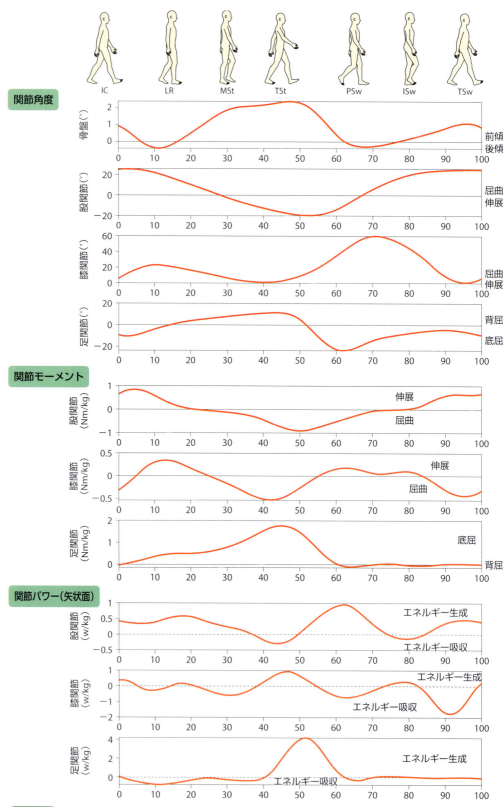

図 17-14　1歩行周期における関節角度，関節モーメント，関節パワーの変化
歩行速度 1.4 m/秒におけるデータを示す．

められる.
- 関節パワーは，関節周囲の筋と結合組織によって生成・消費されるエネルギーの時間的割合を示しており，関節モーメント×角速度の式で求められる.
- 関節パワーが正の場合パワーの発生を意味し，筋活動は求心性で結合組織はエネルギーを放出している.
- また関節パワーが負の場合パワーの吸収を意味し，筋活動は遠心性で結合組織は伸張された状態を意味する.

a. 股関節
①股関節モーメント
- 初期接地時に伸展モーメントや外転モーメントが発揮され，立脚中期にかけて減少する．立脚中期の前半の終わりに伸展モーメントから屈曲モーメントに切り替わり，立脚終期に最大となる．また内転モーメントは立脚中期の終わりまで発揮されている.
- 前遊脚期において，屈曲モーメントは急激に減少する．これは，荷重が対側下肢に移るためである．遊脚初期の後半に，屈曲モーメントはゼロとなり，遊脚肢が前方に振り出されるにつれて，伸展モーメントが増大し遊脚終期中に最大となる．その後は次の初期接地に向けて減少する.

②股関節パワー
- 矢状面において，歩行周期の35%まではパワーが正となっている．これは股関節伸展筋群が求心性に活動し，初期接地から体重心が上昇し，体幹の動揺を制御しながら身体を前方に移動させている時期である．歩行周期の約35%から50%までパワーは吸収（負）となる．これは，股関節屈筋群の遠心性活動により，股関節伸展運動は減速され，パワーが吸収（負）となる．股関節屈筋の受動的な伸張と関係している．立脚終期から遊脚初期および遊脚中期から遊脚終期になるとパワーは生成（正）となるが，股関節伸展筋群の求心性活動となる．これは，遊脚相で股関節屈曲運動に対して，その運動にブレーキをかけるためであると考えられる.
- 前額面においては，初期接地時から荷重応答期に，股関節パワーが吸収（負）となる．股関節外転モーメントと反対側の骨盤が下降すると股関節内転によって生じる．これは，股関節外転筋群の遠心性活動によるものである．立脚相の後半にはパワーが生成（正）となるが，反対側の骨盤が上昇する.

b. 膝関節
①膝関節モーメント
- 初期接地時，屈曲モーメントが発揮された直後，荷重応答期に伸展モーメントが発生する．立脚中期の前半の終わりに伸展モーメントから屈曲モーメントに切り替わり，立脚終期に最大となる．その後減少し，立脚終期の終わりに再び伸展モーメントとなる.
- 前遊脚期中伸展モーメントは最大となり，遊脚初期の終わりに伸展モーメントはゼロとなる．その後遊脚中期に，膝関節が伸展するに伴い屈曲モーメントが増大し，遊脚終期中に最大となり，次の初期接地に向けて減少する.

②膝関節パワー
- 矢状面における初期接地時のパワーの生成（正）は，膝関節屈筋群の求心性活動により膝関節が屈曲する．歩行周期の5〜15％まで続くパワーは吸収（負）となるが，これは大腿四頭筋の遠心性活動を示している．歩行周期の15〜20％はパワーの生成（正）の間に，膝関節が伸展し始める．その後，パワーは吸収（負）に変わる．遊脚中期から遊脚後期で，遊脚肢が減速しながらパワーが負となるが，これはハムストリングスがエネルギーを吸収し，つぎの初期接地の準備をする．
- 前額面においてパワーは小さい値である．最初にエネルギーの生成，その後エネルギーの吸収というパターンは，最初にわずかに膝関節が外反し，その後わずかに内反していることを意味している．

c. 足関節

①足関節モーメント
- 初期接地時において背屈モーメントはゼロであるが，その後急激に増大し荷重応答期で最大となる．荷重応答期の後半には，再びゼロとなる．立脚中期，立脚終期にかけて底屈モーメントが増大し，立脚終期の終わりに最大となる．
- 前遊脚期中に底屈モーメントが減少し，足指離地時にゼロとなる．遊脚初期から遊脚終期にかけて小さな背屈モーメントが発揮されるが，徐々に背屈モーメントは減少し，初期接地時にはゼロとなる．

②足関節パワー
- 矢状面において，初期接地の直後に底屈に対して関節運動に対し筋がブレーキをかけることによりパワーの吸収（負）が起こる．歩行周期の10〜40％までパワーが吸収（負）となっている．この間はパワーの値も小さい値となっており，足関節の底背屈筋群が遠心性に活動している．その後，大きなパワーが生成（正）の状態になるが，これは足関節の底屈筋群の求心性活動により生み出され踵が挙上している．
- 前額面における足関節と足部のパワーの値はかなり小さい．

8 筋活動（図17-15）

a. 体 幹
- 脊柱起立筋：歩行全般に活動している．慣性と重力によって体幹が前屈するのを防止するとともに，左右への動揺を抑制している．

b. 股関節

①伸展筋群
- 大殿筋：初期接地時から活動し，骨盤の前傾を制限し，体幹を直立位に保持するように働く．荷重応答期終わりの足底接地時には間接的に腸脛靱帯を介して膝関節の伸展を補助する．立脚中期まで活動し，体重支持，股関節を伸展する．遊脚相では遊脚後期に活動し，股関節屈曲を減速させる．
- ハムストリングス：遊脚終期から荷重応答期に活動する．下腿の前方への振り出し運動を減速させるために，遠心性収縮となり，股関節伸展と体重支持を担う．

> **memo**
> 床反力モーメントが慣性や重力モーメントに比べて大きいため，外部モーメントは床反力モーメントと近似すると考える．また関節モーメントは，関節包，腱，靱帯などの受動的なモーメントなどに影響を受けるが，その影響が少ないと，筋張力モーメントと近似すると定義できる．

D 歩　行　255

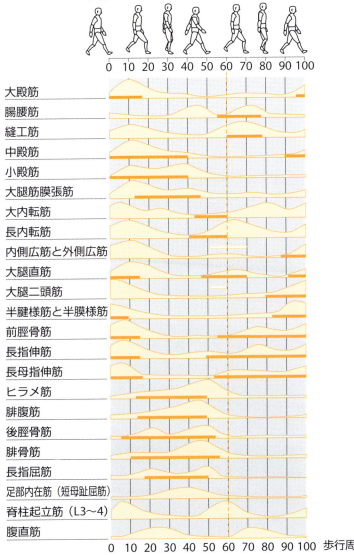

図 17-15　歩行時の筋活動
歩行時における筋活動のタイミング（太い横線）と筋活動の大きさ（薄い橙色で囲まれた箇所）を示す．
[Neumann D：Kinesiology of the Musculoskeletal System：Foundations for Physical Rehabilitation, Mosby-Elsevier, p.574, 2002 より引用]

② 屈曲筋群
- 腸腰筋：立脚終期には遠心性収縮で股関節伸展を減速させ，遊脚初期から遊脚中期では求心性収縮となり，股関節の屈曲を加速させる．この遊脚終期には活動量が減少する．
- 大腿直筋：股関節屈曲の加速の補助を行っている．
- 縫工筋：前遊脚期から遊脚中期まで股関節屈曲筋として活動する．

③**外転筋群**
- 中殿筋，小殿筋：遊脚終期から活動し，立脚中期で大きく活動する．これは対側遊脚肢による骨盤の落下を抑える役目をしている．外転筋群の活動は遠心性収縮であるが，立脚終期には股関節外転とともに求心性収縮となる．また前部線維の活動は股関節屈曲と内旋，後部線維は股関節伸展と外旋を補助する．

④**内転筋群**
- 初期接地時に股関節伸展筋群と外転筋群と共働し，股関節を安定化させ股関節伸展の補助を行う．

⑤**回旋筋群**
- 内旋筋群としての役割をもつ大腿筋膜張筋，小殿筋は立脚相の全般で活動しているが，骨盤の水平面上における反対側への前方回転による遊脚肢の振り出し補助を担っている．
- 深層外旋筋群と大殿筋，中殿筋後部線維は，荷重応答期に大きく活動し，内旋筋群とともに股関節のアライメントを調節する．遠心性収縮により下肢の内旋を制御すると考えられている．

c. 膝関節

①**伸展筋群**
- 大腿四頭筋：初期接地から荷重応答期に最も活動する．この時期に起こる遠心性収縮を利用することで，支持側下肢による衝撃吸収と過度の膝関節屈曲を制御している．二関節筋である大腿直筋は，立脚終期から遊脚期の移行期に股関節屈曲と膝関節の過度な屈曲の制御を担っているのではないかと考えられている．

②**屈曲筋群**
- ハムストリングス（大腿二頭筋，半腱様筋，半膜様筋）：遊脚終期から初期接地時に活動し，膝関節の伸展を減速させる．また大腿四頭筋と同時収縮をすることで，股関節伸展を補助し膝関節の安定性をはかる．

d. 足関節

①**足関節背屈筋群**
- 前脛骨筋：初期接地時に踵が接地すると，急激に足関節の底屈方向に運動していく足部を遠心性収縮により抑制している．遊脚期の後半から初期接地期には足部のクリアランスを保持するために，足関節を背屈させるため活動している．
- 長母指伸筋，長趾伸筋：初期接地時の足関節の底屈を減速させるが，荷重応答期の足関節の外がえしを抑制する働きはない．遊脚相においては，これらの筋は背屈の補助と足趾伸展によりクリアランスを保持するために活動している．
- 下腿三頭筋：立脚相だけに活動する．立脚終期から前遊脚期に強く収縮（求心性収縮）し，足関節の背屈を防止し，身体を前方へ移動させる役割を果たしている．
- 底屈筋群（後脛骨筋，長母指屈筋，長趾屈筋，長短腓骨筋）：腓腹筋やヒラメ筋の働きの補助を行っている．
- 後脛骨筋：立脚相で活動し，踵接地から歩行周期35％に生じる足部外がえしの動きに対して抑制に働く．また歩行周期35～55％において足部内がえしに

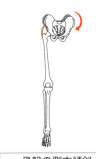
a. 骨盤の側方傾斜

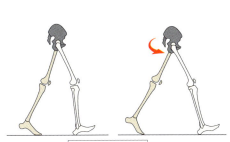
b. 骨盤の回旋

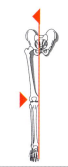
c. 骨盤の側方移動と膝関節の生理的外反位

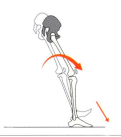
d. 膝関節と足関節における協調運動

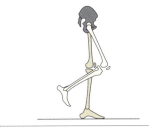
e. 立脚中期における足関節の背屈

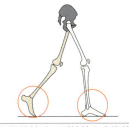
f. 初期接地時の踵接地と立脚終期の踵離地

図17-16　歩行の決定要因

働いている．
- 長腓骨筋，短腓骨筋：歩行周期5％から前遊脚期の直前まで活動し，足部の底屈と外がえしに働く．

9 歩行の決定要因

- 歩行を最適に行うためには，体重心の垂直や左右方向での移動幅を最小にすることが必要となる（図17-16）．

a. 骨盤の側方傾斜
- 立脚中期において膝関節が伸展した支持脚により体重心が上昇するが同時期に対側の骨盤を側方傾斜（4〜7°）することにより，体重心の上昇を抑える．

b. 骨盤の回旋
- 両脚支持期において，骨盤を回旋させることにより下肢の機能的長さが増大し体重心の下降を減少させる．
- 歩隔が狭くなることで，体重心の水平面への投影点が支持基底面内に収まり，体幹の大きな左右方向への揺れを防ぐ．

c. 骨盤の側方移動と膝関節の生理的外反位
- 骨盤が側方シフトすることや膝関節の生理的な外反位により，体重心の左右方向への動揺を最小限に抑える．

d. 膝関節と足関節における協調運動
- 初期接地時から荷重応答期において支持脚への荷重移動が始まり，足関節の底

屈と膝関節の屈曲が増加していくことで，体重心の上昇を抑える．

e. 立脚中期における足関節の背屈
- 立脚中期において，膝関節の伸展に伴う足関節背屈により体重心の上昇を最小限に抑える．

f. 初期接地時の踵接地と立脚終期の踵離地
- 初期接地時における膝関節の伸展と立脚終期における足関節背屈による下肢の機能的長さの延長により，体重心の下降を減少させる．

6つの歩行決定要因

Saunders（1953）やInman（1981），RoseやGamble（1994）は歩行時エネルギー消費を最小限にするための方法として，6つの歩行決定要因を提唱しています（図17-16）．6つの運動の流れのコンビネーションにより歩行効率の大きな改善がなされると考えられています．これらは歩行中の体重心の運動を逆振り子と見立てて位置エネルギーと運動エネルギーへの変換によりエネルギーの消費が抑えられることや，心肺機能面からのエネルギー消費を論じたものではありませんが，この決定要因は，歩行を分析するには重要な概念です．

学習到達度自己評価問題

以下の問題で正しいものに○，誤っているものに×を記しなさい．
1. 寝返り動作において，頭頸部屈曲時には，体幹前面筋群も活動している．
2. 立ち上がり動作において足関節は背屈する．
3. 正常歩行時の床反力で前後分力は，踵接地時に進行方向に働く．
4. 正常歩行における骨盤の肢位は，前額面において水平位に保持される．
5. 正常歩行において踵接地時に前脛骨筋は，求心性収縮をしている．

臨床につながる運動学

1 変形性膝関節症の歩行

　変形性膝関節症は，疼痛や膝関節の屈曲運動の制限や内反変形を呈していることが多い．また膝関節伸展筋力や股関節周囲筋群の低下も認められる．

　歩行分析では，歩行速度の減少や立脚終期の股関節伸展が不十分，二重膝作用の消失，膝関節内反角度の増加，足関節底屈角度の変化が小さい，歩行周期における体幹の側屈運動が観察される（p.246　D 歩行）．

　下記（図17-17）のグラフは，1歩行周期時の膝関節角度と膝関節モーメントを示している．また，歩行速度は 0.86 m/秒にて計測したデータである．変形性膝関節症者の膝関節角度においては，若齢者と比較して，初期接地における膝屈曲角度の増加，立脚中期では膝伸展角度の減少，遊脚後期の屈曲角度が増加している．また，膝関節モーメントにおいては，変形性膝関節症者は若齢者と比較して，荷重応答期における膝関節伸展モーメントが増大し，立脚終期における膝関節屈曲モーメントも増大している．変形性膝関節症者の例では，歩行周期を通じて，膝関節の屈曲位が維持されており，関節運動の狭小化が確認される．歩行周期における関節運動の狭小化や膝伸展モーメントの増大が膝伸展筋群の負担増につながり，膝屈曲モーメントの増大が膝屈筋群の負担増に影響していると予測される．

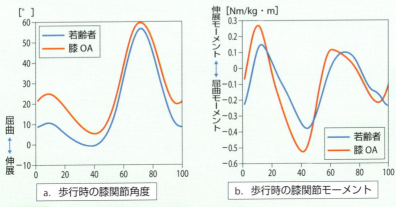

図17-17　変形性膝関節症者と若齢者の歩行の比較
＊本データでの歩行速度は 0.86 m/秒．

18 身体運動分析

一般目標
1. 身体運動分析方法を理解する．
2. 身体運動を記述するデータの種類とそれを計測するための方法を理解する．

行動目標
1. 各種の身体運動分析法のしくみについて説明できる．
2. 各種の身体運動分析法によって得られるデータについて説明できる．

調べておこう
1. 運動学データと運動力学データの違いについて調べよう．
2. 筋収縮と筋力について調べよう．

A 身体運動分析法総論

1 身体運動を測る

- 理学療法士・作業療法士・言語聴覚士が身体運動を測る意義は，運動を記述して量的に分析し，患者の異常運動の要因や正常運動のしくみを理解することである．
- ヒトの運動を計測するにあたり知っておくべき点は以下の2点である．
- まず，①運動は身体に力が作用した結果，出現するということである．たとえば，歩行時の立脚期中の膝関節角度のデータは膝の運動を示すが，膝関節を伸展位に維持させた力が何によってもたらされたかを知ることはできない．
- つぎに，②作用する力は，筋力に代表される身体内部から発生して身体に作用する内力と，重力や慣性といった外部から身体に作用する外力に分けられ，それらの力の総和が運動を生じさせるということである．たとえば，スクワット中に膝を伸展させる運動は，膝伸展筋によって生じているわけであるが，これは体重による膝を屈曲させる方向に作用する外力よりも，膝伸展筋による膝伸展に作用する内力が大きい結果，膝伸展運動が生じている．
- このように計測したデータが運動において，①何を測ったものであるのか，そして，②測った運動に作用している力を考えながらデータを解釈していく必要がある．

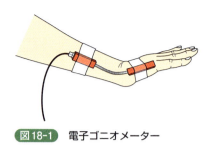

図18-1　電子ゴニオメーター

2 分析方法の種類

- 運動学的（キネマティクス，kinematics）分析，力学的分析，運動力学的（キネティクス，kinetics）分析，そして筋の活動電位を計測する筋電図学的分析が代表的な分析方法としてあげられる．
- 運動学的分析には，ビデオカメラや赤外線カメラによって身体運動を撮影（モーションキャプチャー）する方法と，位置や傾き，加速度などを測るモーションセンサーを用いる方法がある．身体各部位の位置やその軌跡，関節角度や角速度が得られる．
- 力学的分析では，ハンドヘルドダイナモメーターや床反力計などを用いることにより，かかった力の強さや方向が得られる．
- 運動学データと力学データを組み合わせた運動力学的分析では，関節モーメントやパワーなど運動に働く力に関連した情報が得られる．

3 その他の分析方法

a. 電子ゴニオメーター
- ポテンションメーターや歪みゲージが内蔵されており，これらが回転やねじれに伴って抵抗値が変化した電圧値を出力，または角度に換算して出力する．小型化が進んでおり，体表から関節部に貼付し，関節角度を計測できる（図18-1）．

b. 重心動揺計
- 三角形のプレートの各頂点に配置された1軸の力センサーから得られた圧力から，統合された鉛直方向の分力と圧中心点が得られる．一般的に重心動揺計と呼称されるが，正確には体重心ではなく，鉛直成分の圧中心位置を測定している．

c. ビデオカメラ（マーカーレス動作解析）
- 後述する反射マーカーと赤外線カメラを使った三次元動作解析手法よりも簡易な方法として近年注目されているのが，マーカーレスの動作解析である．赤外線やレーザーを照射するものもあるが，ビデオカメラで撮影した映像から骨格モデルに従い関節角度などが推定可能なものである．
- 機械学習によって今後推定精度の向上が期待される．

d. スマートデバイス（スマートフォン，スマートウォッチ，ウェアラブル身体活動量計）
- 身近なスマートフォンをはじめとしたスマートデバイスの多くには，角速度と

memo
現状でもGitHub社のサイトではコードが無償公開されており，商用以外では誰でも自由に利用可能である．〈https://github.com/CMU-Perceptual-Computing-Lab/openpose〉（最終アクセス：2025年1月）

加速度を測定できる6軸センサーが搭載されている．さらに高機能なモデルでは地磁気センサーを加えた9軸センサーが搭載されている．これらのセンサーを利用し，歩数や歩幅，歩行距離などが測定可能なアプリケーションがデフォルトで搭載されていることも多い．
- フリーアプリケーションを利用すると，スマートフォンにて測定している情報の記録やテキストデータでの書き出しも可能であり，揺れが生じないようベルトなどで身体に固定すれば身体運動測定で有用である．

> **memo**
> **スマートデバイスの性能の調べ方，デバイス選びのポイント**
> スマートフォンやスマートウォッチ，活動量計は類似の運動パラメータを測定する場合でも，搭載されているセンサーの種類や測定方法が異なることがあり，デバイスの選定時にはそれらの仕様を調べることが必要である．また，サンプリング周波数や測定誤差などの技術仕様が性能に大きく影響するが，それらは開示されていないことが多い．そのため，既知の角度の傾斜板上で数回測定した結果の変動をみることや，既知の距離の歩行時加速度情報を時間で2回積分し距離に換算し，実際の距離と比較することで精度検証を行うとよい．より妥当性を確保するためには，光学式モーションキャプチャシステムの反射マーカーをデバイスに貼付し，三次元動作解析した結果と比較することなどが望ましい．

B　床反力計，三次元動作解析装置による分析法

1 床反力計による分析

a．しくみ
- 床反力計（フォースプレート）は一般的に水晶などの誘導体からなるセンサーが内蔵されており，力が加わり変形する（歪む）ことで生じる電荷の変化を信号処理によって電圧として出力し，圧（N）に変換するシステムである．電圧の変化が生じた量と箇所の情報により，床（プレート）にかかった力の大きさと位置が特定される．
- 三次元の力を測定できる床反力計では，このしくみが板に対して鉛直方向に1つと平行な剪断方向に2つ配置されて，それぞれの方向の分力が個別に計測できる．

b．得られるデータ
- 鉛直，前後，左右の各方向における床反力ベクトルの大きさと，主に鉛直方向の圧力の中心である圧中心 center of pressure（COP），加えて鉛直軸周りの曲げモーメント（フリーモーメント），つまり足底とプレートの間に生じているねじれの負荷量といったデータを得ることができる．

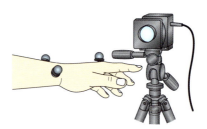

図18-2 赤外線反射マーカーと赤外線カメラ

2 三次元動作解析装置による分析

a. しくみ

- 必要なカメラの台数は，カメラのスペック，計測空間の広さ，課題動作の速さなどによって異なるが，理論上は最低3台を必要とする．また，課題動作によって死角に入らないようにカメラを配置する必要がある．
- 三次元動作解析方法はいくつかあり，本章では赤外線カメラと反射マーカー（図18-2）を用いたモーションキャプチャーについて述べる．
- 計測準備として，計測空間を網羅するよう配置した複数台のカメラで，互いの距離が既知の2つ以上のマーカーをさまざまな位置でキャプチャーする作業（キャリブレーション）を行う．
- この際，カメラは互いの画角に映り込んだマーカーが同じものであることを認識する工程（デジタイズ）を自動で行いながら，マーカー間の距離がどのように変化するかをみる．つまり，各カメラの二次元座標系における変化をみることで，実空間でのカメラどうしの距離や向きを計算している．
- 三次元化には，DLT（direct linear transformation）法が用いられるのが一般的であり，この方法ではカメラどうしの相対的な位置関係を認識すると同時に，各カメラの二次元画像を三次元画像に構成し，実空間での座標値へと変換する．

b. 得られるデータ

- 動作解析では，身体のランドマークに貼付した，2点以上のマーカーで各体節（セグメント）を定義し，セグメント間の関節と関節中心を定義する．
- 次に，オイラー角を用いて，セグメントの座標系が基準座標系（計測空間の座標系）から三次元のx，y，zの各軸でどれだけ回転すると一致するかを計算することで，セグメントの空間における傾きが取得される．
- その後，隣接するセグメントの傾きから関節角度が求まるという計算手法が一般的である．ただし，これらの手法は動作解析装置によって異なるため，確認が必要である．
- 最初にキャプチャーしたデータで，1つひとつのマーカー，セグメント，関節などを定義しておくことで，その後の計測データではマーカーが欠損（カメラの死角に入ることでマーカーが認識されない状態）しない限り，自動的に定義

> **memo**
> オイラー角とは，三次元回転においてどの軸回りに，何度回転させるかを示す3つのパラメータのことを指す．

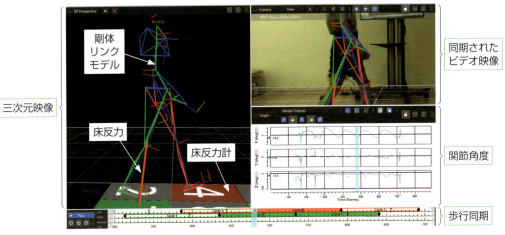

図18-3　三次元動作解析の様子
Vicon Nexusを用いた動作解析の様子を示す．

される（図18-3）．

- 取得できるデータとしては三次元でのマーカーの座標，関節角度，角速度，角加速度といった運動学的変数である．また，全身のセグメントにマーカーを貼付し，すべてのセグメントの質量中心位置と質量比率を定義した場合，体重心 center of mass（COM）の座標も得られる．これは身体重心 center of gravity（COG）と同義である．

> **column**
>
> **三次元動作解析の身近な例**
> 近年のテニスやサッカーなどのスポーツ中継において，ボールがラインを割ったかを判定するシステムには，前述したカメラを複数台同期させた動作解析システムと同じしくみが利用されています．コート全体を網羅するように配置された複数台の固定カメラのデータを統合して映像に構成することで，カメラが置かれていない視点からも自在にボールとラインの位置関係を可視化できます．さらに，近年，技が高度化している体操競技では，赤外線カメラを同期し回転やひねりを解析するデジタル技術を用いた判定が導入されています．

3 床反力計と三次元動作解析装置を組み合わせた分析

a．しくみ
- 床反力計により得られた床反力ベクトルと三次元動作解析装置によって得られた関節の中心位置と角加速度の情報を統合すると，次のような運動力学データを取得することができる．

b．得られるデータ
①**関節モーメント**
- 関節モーメントとは，関節周りに働く筋張力による力のモーメントの大きさで

ある．
- これは三次元動作解析データとソフトウェア内の各身体セグメントの質量や体重心位置，そして床反力ベクトルとの大きさや関節中心からの距離といった情報から算出される．
- 関節モーメントは時計回りを正，反時計回りを負と回転の方向が符号により定義されている．たとえば，膝屈曲位で静止立位をとる際，床反力ベクトルは膝関節の関節中心よりも後方を通過する．つまり床反力が膝に対し屈曲の外部モーメントを発生している．このとき，膝伸展筋が発生させる伸展の関節モーメント（関節モーメント）が外力と拮抗しているため，関節角度は屈曲位のまま変化していないことになる．

②関節パワー
- 関節モーメントと関節角速度の積が関節パワーである．関節パワーは，単位時間あたりに行った仕事であり，関節が行った仕事率を指す．
- 関節モーメントには関節の運動方向に応じて符号の定義があると述べたが，関節角速度も同様に正負で運動方向を定義している．
- つまり関節において外力に抗するよう働く関節モーメントの方向と実際に運動が生じている方向が一致している場合，関節パワーは正を示し，両者が不一致である場合は負を示す．
- たとえば，スクワットでの膝屈曲運動時は膝関節伸展モーメントが発生しながら，膝は屈曲方向に速度をもっているため，膝伸展筋の遠心性収縮によりゆっくりとした膝屈曲運動が実現していることがわかる．
- 多くの場合，動作解析装置のソフトウェアにデフォルトで搭載されている剛体リンクモデルを使用し，床反力計と組み合わせることで，これらの運動学，運動力学データは半自動的に取得できる．

memo
動作解析装置からの運動学データのみで歩行周期を定義する方法
ここでは主に研究領域で行われる，マーカー情報から歩行周期を定義する方法を紹介する．歩行解析における立脚期の始まり（初期接地）は，床反力計により垂直分力が5～20Nを超えた時点で定義することがオーソドックスな方法である．床反力計がない計測環境の場合の1つの打開策として，両足の踵に貼付したマーカー間の距離が最大になる時点を初期接地と定義する方法がある．

C モーションセンサーによる分析法

1 ジャイロ・加速度センサーによる分析

- ジャイロ・加速度センサーは小型であり，センサー単独で自身の傾斜角度（姿勢；基準座標系に対する回転角度）を検出可能なことから急速に普及している

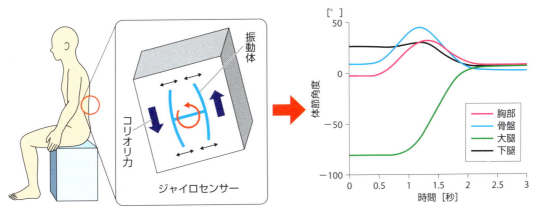

図18-4 ジャイロセンサー
ジャイロセンサーは小型で無線管理が可能のため，衣服の下などに貼りつけて計測できる．振動体は常に振動しており，センサーが回転して発生するコリオリ力を傾斜角度に換算している．貼りつけた体節間の相対角度から，関節角度に換算が可能である．

（図18-4）．

a. しくみ

- ジャイロセンサーと加速度センサーは同じ筐体（きょうたい）にパッケージされている．この筐体を計測したい体節長軸に貼付することで，体節の傾斜角度が計測可能となる．
- ジャイロセンサーと加速度センサーともに姿勢検出に慣性力を利用するため，慣性計測装置 inertia measurement unit（IMU）とも呼ばれる．

①加速度センサー

- 加速度センサーによる傾斜角度検出は，ニュートン力学における運動方程式（$F = ma$：力Fが質量mと加速度aの積に等しい）が基盤にある．つまり，センサーが受ける力を計測できれば，運動方程式からセンサーの加速度を算出できる．
- ここで，センサーが受ける力とは，重力と慣性力を指す．静止状態における重力加速度を把握することで，運動時でもセンサーの水平からのずれ（傾斜角度）を検出できる．
- 加速度センサーはこれにより自身の傾斜角度を検出できるが，ジャイロセンサーのほうが精度は高い．物体の傾斜角度検出において，加速度センサーは補助的に用いられる．
- 最も単純な構造では，加速度センサーフレームと内部重錘とをつなぐ歪み計が内蔵されている．内部重錘が重力や慣性力を受けて，歪み計が"歪む"ことで変化する電気抵抗を力に換算している．この検出器は一様でなく，現在さまざまな方式が採用されている．

②ジャイロセンサー

- ジャイロセンサーのなかでも振動式ジャイロセンサーは，回転座標系における慣性力の一種であるコリオリ力を検出する．
- 振動式ジャイロセンサーでは，内部の素子を常に振動させることで，センサーに回転が加わった際にコリオリ力を発生させる．コリオリ力と振動速度がわか

> **memo**
> コリオリ力 Coriolis force は力の一種で，基本単位はN（ニュートン）．
> （式）コリオリ力（N）= $-2m(\omega \times v)$
> m：質量（kg）
> ω：角速度ベクトル（rad/s）
> v：速度ベクトル（m/s）
> ＊負号（−）：慣性力として実際の力とは逆向き．係数2は回転による位置と距離の変化の合成

れば，コリオリ力に関する数式から角速度が算出できる．角速度は積分することで角度に換算される．

- ただし，センシング*では真値との誤差が生じる．とくに角速度から角度に換算すると誤差が累積されるため（積分誤差），適宜加速度センサーで補正するなど，さまざまに工夫されている．

*センシング　センサー（測定器）を用いて測定対象の定量的な情報を取得する技術のこと．

b．得られるデータ

- モーションセンサーを貼付した体節の傾斜角度データを得られる．2つの体節に貼付していれば，体節間の傾斜角度から関節角度データが取得可能である．
- とくに，ゴニオメーターを当てられないような，動作中の複数関節角度を計測する場合によく用いられる．
- また，「B．床反力計，三次元動作解析装置による分析法」にある三次元動作解析装置では，赤外線カメラの照射と反射から体節の位置情報を取得する必要がある．撮影のために広い空間が必要だが，モーションセンサーは狭い計測空間でも計測が可能である．さらに，モーションセンサーはカメラの存在に縛られないため，屋内外を移動する際にも継続して計測可能である．
- そのため，モーションセンサーは，小規模のリハビリテーション室での症例計測や，屋外でのスポーツ計測，日々の活動量計測に汎用性が高い．

> **memo**
> モーションセンサーはそのしくみから，センサーの位置をとらえることは難しい．そのため，磁気センサーを併用して位置情報を取得するシステムも構築されてきている．スマートデバイスの項目も参照のこと．

D　筋力測定装置による分析法

1　トルクマシンによる分析

- トルクは，広義ではモーメントと同じ意味で用いられる．動作中の関節モーメントの算出方法については別の項目（p.265　B-3床反力計と三次元動作解析装置を組み合わせた分析）を設けた．トルクマシンは，ある関節の最大発揮トルクを計測したい場合に有用である．

a．しくみ

- トルクマシンは椅子型のものが多い．対象者が座る椅子の前にはレバーがあり，筋力を測定したい関節の遠位体節をレバーに沿って配置する．そして，レバーの先にあるアタッチメント部分で体節を固定する．
- レバーの元は回転軸となっており，モーターとセンサー（ダイナモメーター）が内蔵されている．この回転軸を関節中心に合わせると，レバーは関節（遠位体節）の運動方向に沿って回転する．
- ダイナモメーターにおけるセンサーは，角度センサーと力センサーである．
- 力は，回転軸に対する剪断力（体節の回転によりレバーに生じる"歪み"）を歪み計で検出する．回転軸からアタッチメントまでの長さをレバーアームとし，剪断力と積算することでトルクに換算する．

b．得られるデータ

- 該当関節の角度とトルクのデータが直接得られる．

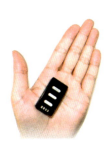
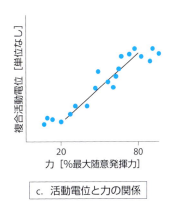

a. 表面筋電図計
(画像提供：有限会社
追坂電子機器)

b. 測定原理の概観

c. 活動電位と力の関係

図18-5　表面筋電図計
表面筋電図計の子機は小型・無線化が進んでいる．a：現物写真である（追坂電子機器社製）．b：測定原理の概観を示した．表面筋電図計で計測できるのは，筋線維膜上の活動電位が複合したものである．c：表面筋電図計で測定される複合活動電位と，結果起こる力との対応関係を模式化したものであり，おおむね比例関係にある．

- トルクマシン内で計算し，角度の時間変化率である角速度，さらに角速度の時間変化率である角加速度データまで出力されることが多い．
- トルクは角速度と積算することでパワーが算出でき，角変位と積算することで仕事が算出できる．これらもトルクマシンから出力されることが多く，エネルギー消費量の指標として重要である．
- 注意すべき点として，トルクマシンは対象関節のある運動面における最大発揮トルクを計測している．つまり，その発揮トルクがどの筋に由来するかを具体的に特定できない．そのため，実際の測定では，後述の表面筋電図計などと組み合わせることが多い．

> **memo**
> トルクマシンでは角速度が計測可能なため，アタッチメントから関節運動に対して抵抗を加えることで，筋の収縮様態（求心性，遠心性，等尺性，等速性）を自在に制御することが可能である．そのため，競技特性を考慮したアスリートの筋力増強運動などによく用いられる．

E　筋電図計による分析法

1 筋電図計による分析

- ある筋について，その活動量を定量化できるのが筋電図計の大きなメリットである．
- 筋電図計の電極は，針・ワイヤーを対象筋に挿入する針・ワイヤー電極，対象筋の皮膚表面に貼付する表面電極が存在する．ここでは，動作分析に一般的に用いられる表面電極（表面筋電図計）について説明する（**図18-5**）．

a. しくみ
- 表面筋電図計では，筋収縮に伴う筋膜上の活動電位を皮膚表面から計測する．
- 随意運動における神経活動の最終共通路はα運動神経である．α運動神経の末端は筋に連なっている（神経筋接合部）．神経筋接合部で放出されたアセチル

コリンは筋膜上で受容され，筋膜内外での電解質（イオン）のやり取りを引き起こすことで活動電位が生じる．活動電位は横行小管（T管）を通じて筋小胞体に到達する．筋小胞体はカルシウムイオンを放出し，カルシウムイオンがアクチンとミオシンの滑走に関与し，筋収縮が起こる．

- 筋収縮は，その筋がまたぐ関節を回転させる力（モーメント）に変換される．より大きな関節モーメントを発揮したい場合，収縮する筋線維を増やす必要がある．このとき，活動するα運動神経の量を増やし，筋膜上の活動電位も増大する．
- つまり，理論上も実験上も，筋膜上の活動電位は，筋収縮の結果生じる関節モーメントと比例関係にある．そのため，表面筋電図計では間接的に筋収縮量を計測可能である．
- 表面筋電図計を用いる際には，皮膚表面に電極を2つ貼りつける．活動電位が筋膜を伝導する過程で生じる電極間の電位差が，直接計測されるデータである．
- このとき，表面筋電図計は皮膚表面に漏れ出てくる活動電位を計測している．注意点として，皮膚表面には油分や角質があるため，電極と皮膚表面間でインピーダンス（接触抵抗）が生じ，計測を阻害する．そのため，本来の活動電位に対してノイズが大きい場合は，皮膚前処理剤を用いる．
- 他方の注意点として，人体を流れる交流電流の影響を最小限にする必要がある．通常，電源からは交流電流が流れており，動作時の活動電位に混入してしまう．これを防止するのが差動増幅器である．皮膚表面に貼りつけた2つの電極とは別に，アース（基準電極）を設けることで，交流電流を打ち消して活動電位を増幅することが可能である．

b. 得られるデータ

- 電極を貼付した対象筋の活動電位を取得できる．
- ただし，①活動電位自体が皮膚表面から間接的に計測したものであること，②活動電位から筋収縮量へは比例変換できるとみなしていること，の2点に注意が必要である．
- 1つ目の注意点について，活動電位以外のノイズを考慮する必要がある．機械内あるいは出力されたデジタルデータに対して，フィルタ処理を施すのが一般的である．
- 活動電位は通常5〜500 Hzに収まるため，この範囲外をローパスフィルター，ハイパスフィルター，バンドパスフィルターの各種フィルター処理によって除去する．また，商用電源周波数50〜60 Hzを除去するハムフィルターも存在するが，活動電位の情報が一部除去されてしまうため，アースの位置を工夫したほうがよい．
- 2つ目の注意点について，表面筋電図計で計測した活動電位は，対象者間で直接比較できない．たとえば，筋膜から皮膚表面までは脂肪層が存在し，対象者によってその厚みが異なる．そのため，皮膚表面から検出した活動電位が対象者間で同じでも，実際の筋収縮量は異なる可能性がある．これを解決するために，個人の筋活動の正規化についてさまざまな工夫がされている．

- 最も一般的な正規化の手法は，動作中の対象筋活動を，最大随意収縮 maximum voluntary contraction（MVC）に対する割合（%MVC）として示すことである．また，動作を区分して，たとえば動作前半に対する後半の活動割合として示すこともある．co-contraction index（CCI）という指標もあり，これは拮抗筋間の活動割合を計算している．
- さらに，近年のビッグデータ処理の発展を受け，パターン認識を応用した解析手法もいくつか提案されている．筋シナジー解析では，非負値行列因子分解 non-negative matrix factorization（NMF）を用いて，複数筋の同期活動割合を定量化できる．また，表面電極を格子状に多数配置した多点表面筋電図 high-density surface electromyography（HDEMG）を用いて，各電極間における活動電位の類似パターンから運動単位の動員数，発火頻度が推定可能となった．ただし，いずれの手法も開発の最中であり，批判的な意見も存在する．

memo
筋膜上の活動電位と，その結果発揮される力とはおおね比例関係にある．しかし，強収縮の場合は活動頻度を高める（rate coding）ことが多く，その関係性が崩壊する．20〜80%最大随意収縮を基準とするほうが正確である．

学習到達度自己評価問題

以下の問題で正しいものに○，誤っているものに×を記しなさい．
1. 力の単位はN（ニュートン）で，質量×加速度から算出される．
2. 仕事率（P，パワー）とは時間あたりの仕事（J，ジュール）で，仕事とは力×距離から算出される．
3. 関節モーメントは関節を軸とした筋張力による回転力の大きさのことを指す．
4. 筋トルクは三次元動作解析装置で計測できる．
5. 三次元動作解析装置を使って関節モーメントを算出するには，床反力計を組み合わせなければできない．

➡ 臨床につながる運動学

1 運動失調の運動分析データ

　小脳障害による運動症状（運動失調）の多くは，脳卒中の病的反射で有名なバビンスキー Babinski によって発見された．これには，全身的な所見として共同運動不能症（asynergia，アシナジー）が含まれている．背臥位から起き上がろうと頭を起こす際，脚が持ち上がってしまう現象が有名である（図18-6）．これを表面筋電図（p.269　E 筋電図計による分析法）で分析すると，動作に先行して姿勢保持に働く筋の活動タイミングが遅延したり，活動量が減少したりする．別の例では，片脚立位を行おうとしても，立脚側中殿筋の活動が低下し，立脚側股関節が過剰に内転して上半身体重心が支持基底面から逸脱してしまう．一方，脳卒中に典型的な共同運動障害は，四肢のパターン化された筋活動・関節運動が特徴的である．用語は同じだが，筋活動データをみることで両者の違いをより深く理解できる．

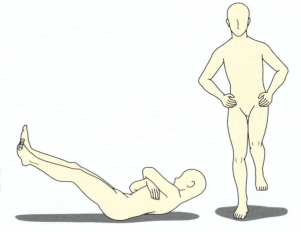

図18-6　起き上がり動作（左）および片脚立位（右）における運動失調所見

学習到達度自己評価問題　解答

第1章
1-○，2-×：凹凸の法則により関節面が凸のときに「滑り」は骨の角運動と逆方向に生じる．
3-×：締まりの肢位．

第2章
1-○，2-×：並進平衡条件→回転平衡条件．
3-○，4-×：一致する→ほとんど一致することはない．
5-○．

第3章
1-○，2-×：ミトコンドリアは好気的に酸素を取り込み，筋収縮のエネルギーであるATP産生をつかさどり，TypeⅠ線維に多く存在する．
3-○，4-×：理学療法評価などで体外より計測される周径は主にACSAを反映しているが，筋線維の走行に直行する周径によって得られるPCSAのほうがより筋出力を反映しやすい．
5-×：伸張反射は筋紡錘が伸張されることにより求心性インパルスを生じ，単シナプスを介して伸張された筋を収縮させる．多シナプス反射には屈曲反射や交叉性伸展反射などがある．

第4章
1-×：筋収縮に必要なATPの供給は常に無酸素系と有酸素系の両者によってなされる．運動強度が増すと，無酸素系の寄与する割合が高まり，一定の寄与率を超えた点をATという．したがって，ATより高い運動強度では無酸素系エネルギー供給のみで運動を行っているわけではない．
2-○，3-×：静的運動は酸素需要がそれほど大きくない小筋群の運動であっても，大きな昇圧応答を示す．
4-○，5-×：最大HRはトレーニングによって変化せず，加齢によって低下する．

第5章
1-×：舌骨上筋と外側翼突筋下頭は開口筋である．
2-×：口唇を閉鎖するのは口輪筋である．
3-○，4-○，5○．

第6章
1-×：顆状または楕円関節である．
2-×：正中環軸関節は車軸関節，外側環軸関節は平面関節である．
3-×：胸椎のほうが前額面に近いため，側屈が行いやすい．腰椎は矢状面に近いため，屈曲・伸展が行いやすい．
4-×：屈曲で後方，伸展で前方，側屈で対側に移動する．
5-○．

第7章
1-○，2-×：前後方向→左右方向．
3-○，4-×：上昇→下降．
5-○．

第8章
1-×：前捻→後捻．
2-○，3-×：1：2→2：1．
4-×：棘上筋，棘下筋，小円筋，大円筋，肩甲下筋→棘上筋，棘下筋，小円筋，肩甲下筋．
5-○

第9章
1-○，2-○，3-×：上腕二頭筋→上腕三頭筋．
4-○，5×：凹の法則→凸の法則

第10章
1-○，2-×：橈側手根屈筋は「第2・3中手骨底」に停止する．起始は内側上顆．正中神経支配．
3-○，4-×：虫様筋は第2～5指のMP関節屈曲，PIP関節伸展，DIP関節伸展に作用する．
5-×：深指屈筋腱は浅指屈筋の深層を走行し，基節骨の位置で浅指屈筋腱を貫いて表層へ出て末節骨へ停止する．

第11章
1-○，2-×：頸体角→前捻角．
3-×：内転時→内旋時．
4-○，5-×：仙骨神経叢→閉鎖神経

第12章
1-○，2-○，3-○，4-×：下腿の内旋→下腿の外旋．
5-○

第13章
1-×：横足根関節（ショパール関節）→足根中足関節（リスフラン関節）
2-○，3-×：横アーチ→外側縦アーチ．
4-○，5-○

第14章

1-×：視覚は特殊感覚に分類される．
2-×：結果の知識（KR）とは，動作の最終結果についての情報である．
3-○，4-○，5-×：覚醒レベルが中程度でパフォーマンスが最も高くなる．

第15章

1-×：つかまり立ちができるのは生後9ヵ月ごろ．
2-○，3-○，4-×：消失する時期が最も早いのは，手掌把握反射．
5-×：橈側手指握りという握り方で積み木を握るようになるのは，9ヵ月ごろ．

第16章

1-×：上前腸骨棘→大転子．
2-×：反射階層理論→システム理論
3-×：遠く→近く
4-×：外側→内側
5-○

第17章

1-○，2-○，3-○，4-×，5-×

第18章

1-○，2-○，3-○，4-×：筋トルクを計測できるのは等速性筋力測定装置．
5-○

参考図書

第2章
1) 中村隆一ほか：基礎運動学，第6版補訂，医歯薬出版，2003
2) 細田多穂（監）：シンプル理学療法学・作業療法学シリーズ 運動学テキスト，第2版，南江堂，2015
3) 臨床歩行分析研究会（監）：臨床歩行計測入門，医歯薬出版，2008
4) 山本澄子ほか：基礎バイオメカニクス，第2版，医歯薬出版，2015

第5章
1) Eric W（原著），坂井建雄，天野 修（監訳）：プロメテウス解剖学アトラス―口腔・頭頸部，第2版，医学書院，2018

第6章
1) 中村隆一ほか：基礎運動学，第6版補訂，医歯薬出版，2003
2) Neumann DA（原著），Andrew PDほか（監訳）：筋骨格系のキネシオロジー，医歯薬出版，2018
3) 宮本省三ほか：人間の運動学，協同医書出版社，2016
4) Platzer W（原著），平田幸男（訳）：分冊解剖学アトラス Ⅰ．運動器，第6版，文光堂，2011
5) 細田多穂（監）：シンプル理学療法学・作業療法学シリーズ 運動学テキスト，第2版，南江堂，2015

第8章
1) 市橋則明（編）：身体運動学，メジカルビュー社，2017
2) Neumann DA（原著），Andrew PDほか（監訳）：筋骨格系のキネシオロジー，原著第3版，医歯薬出版，2018
3) 中村隆一ほか（選）：基礎運動学，第6版補訂，医歯薬出版，2003

第9章
1) 中村隆一ほか（選）：基礎運動学，第6版補訂，医歯薬出版，2003
2) Neumann DA（原著），Andrew PDほか（監訳）：筋骨格系のキネシオロジー，原著第3版，p713-771，医歯薬出版，2018
3) Michael Sほか（原著），坂井建雄，松村 讓兒（監訳）：プロメテウス解剖学アトラス，解剖学総論／運動器系，第2版，医学書院，2011

第10章
1) 中村隆一ほか（選）：基礎運動学，第6版補訂，医歯薬出版，2003
2) Neumann DA（原著），Andrew PDほか（監訳）：筋骨格系のキネシオロジー，原著第3版，p713-771，医歯薬出版，2018
3) Michael Sほか（原著），坂井建雄，松村 讓兒（監訳）：プロメテウス解剖学アトラス，解剖学総論／運動器系，第2版，医学書院，2011

第11章
1) 市橋則明（編）：身体運動学，メジカルビュー社，2017

2) Neumann DA（原著），Andrew PDほか（監訳）：筋骨格系のキネシオロジー，原著第3版，医歯薬出版，2018

第12章
1) 中村隆一ほか：基礎運動学，第6版補訂，医歯薬出版，2003
2) Neumann DA（原著），Andrew PDほか（監訳）：筋骨格系のキネシオロジー，医歯薬出版，2018
3) Drake Rほか（原著），秋田恵一（訳）：グレイ解剖学，原著第4版 電子書籍付（日本語・英語），エルゼビアジャパン，2019
4) Michael Sほか（原著），坂井建雄，松村 讓兒（監訳）：プロメテウス解剖学アトラス，解剖学総論／運動器系，第2版，医学書院，2011
5) Oatis CA（原著），山﨑 敦（監訳）：オーチスのキネシオロジー－身体運動の力学と病態力学，原著第2版，ラウンドフラット，2012

第13章
1) Drake Rほか（原著），秋田恵一（訳）：グレイ解剖学，原著第4版 電子書籍付（日本語・英語），エルゼビアジャパン，2019
2) Kapandji AI（原著），萩島秀男（監訳）：カパンディ関節の生理学，全3巻，Ⅱ下肢（原著第5版），医歯薬出版，2008
3) 中村隆一ほか：基礎運動学，第6版補訂，医歯薬出版，2003
4) Paul JMほか（原著），弓岡光徳ほか（監訳）：エッセンシャル・キネシオロジー，原書第3版（電子書籍付），南江堂，2020

第14章
1) 中村隆一ほか（選）：基礎運動学，第6版補訂，医歯薬出版，2003
2) 宮本省三ほか：運動制御と運動学習（セラピストのための基礎研究論文集），協同医書出版社，1997
3) 杉原 隆：運動指導の心理学，大修館書店，2003

第15章
1) 福田恵美子（編）：コメディカルのための専門基礎分野テキスト 人間発達学，第6版，p149-164，中外医学社，2019
2) 大城昌平（編）：リハビリテーションのための人間発達学，第2版，p26-56，メディカルプレス，2014
3) 栗原まな（監），本田真美ほか（編）：小児リハビリテーションポケットマニュアル，p6-44，診断と治療社，2011
4) 桃井眞里子ほか（編）：ベッドサイドの小児神経・発達の診かた，第4版，p117-127，南山堂，2017
5) 上杉雅之（監）：イラストでわかる人間発達学，p61-76，医歯薬出版，2015
6) 前川喜平，小枝達也：写真でみる乳幼児健診の神経学的チェック法，改訂9版，p.99，南山堂，2017

第16章
1) 中村隆一ほか（選）：基礎運動学，第6版補訂，医歯薬

出版，2003
2) 淺井仁，奈良 勲（編）：姿勢制御と理学療法の実際．文光堂，2016
3) 望月 久：神経系理学療法領域におけるバランスの捉え方の今日的理解．理学療法ジャーナル．52（9）：791-800，2018
4) 浅賀忠義，吉田直樹：運動制御と臨床応用．文光堂，2020
5) 石川 朗（総編集）：理学療法・作業療法テキスト 運動学．第2版，中山書店，2024
6) 市橋則明（編）：身体運動学．関節の制御機構と筋機能．メジカルビュー社，2017
7) Cook AS，Woollacott M（原著），田中 繁，高橋 明（監訳）：モーターコントロール 運動制御の理論と臨床応用．医歯薬出版，1999
8) Warnica MJ, et al.: The influence of ankle muscle activation on postural sway during quiet stance. Gait Posture. 39：1115-1121，2014
9) Dettmann MA, et al.: Relationships among walking performance, postural stability, and functional assessments of the hemiplegic patient. Am J Phys Med. 66：77-90, 1987
10) Lee WA, et al.: Anticipatory control of postural and task muscles during rapid arm flexion. J Mot Behav. 12：185-196，1980

第17章

1) Schenkman M, et al.: Whole-Body Movements During Rising to Standing from Sitting, Physical Therapy, 70(10)：1990
2) Hirschfeld H et al.: Coordinated Ground Forces Exerted by Buttocks and Feet are Adequately Programmed for Weight Transfer During Sit-to-Stand, J. Neurophysiol, 82: 1999
3) 中村隆一ほか（選）：基礎運動学．第6版補訂，p361-396，医歯薬出版，2003
4) Perry J, et al.: Gait Analysis: Normal and Pathological Function, p3-47, Slack Inc, 2010
5) Neumann DA（原著），Andrew PDほか（監訳）：筋骨格系のキネシオロジー．原著第3版，p713-771，医歯薬出版，2018
6) Jessica R, et al.: Human Walking Third Edition, Lippincott Williams & Wilkins, p1-20，2005

第18章

1) 大道 等：重心運動のバイオメカニクス．身体速度と外的仕事の生体力学的分析．不昧堂出版，2003
2) David AW et al.: Biomechanics and Motor Control of Movement 4Th Edition, New Jersey，2009
3) 内山 靖ほか（編）：計測法入門．測り方．計る意味．協同医書出版社，2001
4) ゴードンロバートソンほか（原著），阿江通良（監訳）：身体運動のバイオメカニクス研究法．大修館書店，2008

索 引

和文索引

アクチン 36
足のアーチ 183
アセチル CoA 48
アセチルコリン 39
アセチルコリンエステラーゼ 39
頭打ち現象 49
圧中心 21, 245
圧迫 10
アデノシン三リン酸 4
アデノシン二リン酸 47
鞍関節 32, 33, 34
アンクルロッカー 248
安静呼吸 102
安定化相 243
安定性 22, 230, 232
安定性限界 22, 233

息こらえ 56
閾値トレーニング 57
いきみ 56
位置エネルギー 28
一次運動野 42
一軸 32
1回心拍出量 52
一般化運動プログラム 202
インターバルトレーニング 57
咽頭 64
咽頭筋 70
咽頭収縮筋 70
引力 4

ウインドラス機構 183
ウェアラブル身体活動量計 262
烏口肩峰靱帯 111
烏口鎖骨靱帯 110
烏口上腕靱帯 111
烏口腕筋 117
羽状角 36
うなずき（前傾）運動 158
運動 5, 9

──の空間的表現 6
運動エネルギー 28
運動学 3, 15
運動学習 201
運動学的 262
運動学的視点 5
運動機能検査 12
運動後過剰酸素消費 50
運動システム理論 231
運動神経 43
運動神経終板 38
運動神経発火頻度 38
運動制御 230
運動前野 198, 200
運動耐容能の低下 60
運動単位 37
運動調節 200
運動発達 211
運動発達指標 212
運動発達評価 222
運動負荷試験 50
運動分析 9
運動方程式 267
運動力学 15
運動力学的 262
運動量転換相 243, 245
運動連鎖 8
運搬角 124

腋窩陥凹 110
エネルギー 28
エネルギー源 4
遠位指節間関節 134
円回内筋 129
嚥下 65
嚥下機能 73
遠心性収縮 266
鉛直方向加速度 21

オイラー角 264
横隔膜 96, 98, 102
黄色靱帯 81
横舌筋 69
横足弓 183

横足根関節 181, 187, 189
横突間筋 90
横突棘筋 90, 90
凹凸の法則 10
横披裂筋 71
横紋筋線維 35
起き上がり 239
起き上がり（後傾）運動 158
オスグッド-シュラッター病 178
おすわり 212
オトガイ舌筋 70
オトガイ舌骨筋 72, 88

下位運動ニューロン 43
回外 35, 125
回外筋 129
外殻温度 56
下位胸郭 98
開口筋 66
開口相 73
外喉頭筋 71
外呼吸 95
外在筋 146, 189
外在的フィードバック 204
介在ニューロン 42
外舌筋 66, 70
回旋 35, 77, 87
外旋 10, 35
回旋筋群 256
回旋筋腱板 111
階層理論 230
外側環軸関節 80, 83, 86
外側広筋 176
外側縦アーチ 183
外側縦足弓 183
外側側副靱帯 123, 169
外側頭直筋 88
外側半月 166
外側半月板 167
外側翼突筋下頭 66
外側翼突筋上頭 66
外側輪状披裂筋 71
外的動機づけ 207
下位手指握り 215
外転 10, 35
回転運動 16

278　索　引

回転運動のしにくさ　18
外転筋群　256
回転平衡条件　18
外転モーメント　253
解糖系　48
回内　35, 125
外反膝（X脚）　170
外反肘　124
外腹斜筋　90, 93
外部抵抗力　20
外閉鎖筋　162
開放運動連鎖　8
解剖学的視点　4
解剖学的断面積　36
解剖学的立位肢位　6
外肋間筋　102
下咽頭収縮筋　70
下顎　65
下顎神経　66
下関節上腕靱帯　111
角加速度　17
学習曲線　206
学習の転移　208
核心温度　56
覚醒レベル　207
顎舌骨筋　66, 72, 88
角速度　17
拡張期血圧　54
顎二腹筋　88
顎二腹筋後腹　72
顎二腹筋前腹　66, 72
角変位　17
下脛腓関節　180
下肢の保護伸展反応　220
荷重応答期　247
下縦舌筋　69
顆状関節　32, 33, 34
下伸筋支帯　191
下垂足　193
ガス交換　49
加速度　16, 17, 267
角速度　268
加速度センサー　266, 267
課題　5
肩複合体　107
滑液　35
滑膜性関節　33
滑膜性腱鞘　141
可動関節　32
下頭斜筋　90, 89
下橈尺関節　122, 123, 126
かなめ石　184
下腓骨筋支帯　191
構え　5, 6, 227
ガラント反射　218

感覚神経　43
感覚ニューロン　42
感覚フィードバック　199
換気性作業閾値　50
換気力学　95
観察　12
慣性計測装置　267
慣性モーメント　17
慣性力　267
関節運動学　10
関節円板　131
関節可動域制限　13
関節受容器　44
関節上腕靱帯　110
関節唇　153
関節軟骨　34
関節の遊び　13
関節パワー　253, 266
関節半月板　167
関節反力　23
関節副運動　13, 113
関節副運動検査　13
関節包　34
関節モーメント　25, 251, 265
関節モビリティー検査　13
環椎　80
環椎横靱帯　83
環椎後頭関節　80, 83, 86
顔面筋　63, 66
顔面神経　66
顔面神経麻痺　76
眼輪筋　66

期　73
記憶痕跡　201, 202
機械受容器　43
機械的軸　10
基底膜　36
気道　64
キネティクス　262
キネマティクス　262
機能異常　5
機能局在　197
機能障害　5
基本的立位肢位　6
基本動作分析　239
キャリパー運動　102
キャリブレーション　264
球関節　32, 34
吸気　96
吸気筋　102
吸気補助筋群　102
吸啜−嚥下反射　218

胸回旋筋　90
胸郭　96
胸棘筋　90
頬筋　66
胸骨　98
胸骨甲状筋　72, 88
胸骨舌骨筋　72, 88
胸骨頭　88
胸最長筋　90
胸鎖関節　108, 109, 112
胸鎖乳突筋　87, 90
胸腸肋筋　90
胸椎　98
胸半棘筋　90
胸壁　96
胸肋結合　99
棘下筋　111
棘間筋　90
棘上筋　111
曲率半径　168
距骨下関節　181, 186, 188
距腿関節　179, 180, 185, 188
近位脛腓関節　166
近位指節間関節　134
筋萎縮　41
筋活動　254
筋形質膜　36
筋原線維　36
筋支帯　189
筋鞘　37
筋小胞体　39
筋節　36
筋線維　36
筋線維束　36
筋長　36
緊張性迷路反射　218
筋張力　20, 265
筋電図計　269
筋内膜　37
筋パワー　28
筋肥大　40
筋紡錘　44
筋ポンプ作用　53

屈曲　10, 35, 77, 87
屈曲運動量相　243, 244
屈曲筋群　255
屈曲反射　44, 45
屈筋支帯　143, 191
屈筋逃避反射　218
駆動相　5
クレアチンリン酸系　48

索引 279

頸回旋筋 89
頸棘間筋 89
頸棘筋 89
頸後・頸前横突間筋 90, 89
脛骨高原部 167
頸最長筋 90, 89
傾斜反応 220
頸体角 108, 154
頸長筋 88
頸腸肋筋 89, 90
頸椎上部靱帯 82
茎突舌筋 70
茎突舌骨筋 72, 88
頸半棘筋 89
頸板状筋 89, 90
脛腓関節 179, 180, 188
脛腓靱帯結合 179, 180, 188
血液ガス 51
結果の知識 203, 205
腱間結合 146
肩甲下筋 111
肩甲胸郭関節 108, 109
肩甲挙筋 89, 90
肩甲上腕関節 108, 109, 112
肩甲上腕リズム 112
肩甲舌骨筋 72, 88
肩鎖関節 108, 109, 112
肩鎖靱帯 110
原始的握り 213
原始反射 216, 217
腱鞘 132, 141
腱板疎部 111
肩峰下インピンジメント症候群 120
肩峰下関節 108, 109

行為 5, 9
口蓋 64
口蓋咽頭筋 70
口蓋垂筋 70
口蓋舌筋 70
口蓋帆挙筋 70
口蓋帆張筋 70
口角 63
交感神経 53
後胸鎖靱帯 110
高強度インターバルトレーニング 58
後距腓靱帯 182
咬筋 66
口腔 63
口腔前庭 63
後屈 77

高原現象 207
硬口蓋 64
咬合相 73
交叉性伸展反射 217
交叉性反射 44, 45
後斜角筋 88
後十字靱帯 169, 170
後縦靱帯 81
抗重力筋 4, 228
甲状舌骨筋 72, 88
鉤状突起 77
甲状披裂筋 71
恒常練習 206
口唇 63
口唇（探索）反射 218
合成体重心位置 19
剛体 18
剛体リンクモデル 19
巧緻運動 211
鉤椎関節 83, 86, 87
喉頭 64
行動 5, 231
喉頭蓋 64
喉頭挙上 72
喉頭筋 71
後捻 108
広背筋 117
後負荷 53
高ボリュームトレーニング 57
口輪筋 66
後輪状披裂筋 71
股関節 153
股関節戦略 235
呼気 96
呼気筋 102
呼吸 49, 95
呼吸ポンプ作用 53
国際生活機能分類 5
骨格筋 35
骨間距踵靱帯 182
骨間筋 143
骨間膜 123
骨盤 151
固有感覚受容器 44
固有口腔 63
コリオリ力 267
ゴルジ腱器官 44
転がり 10

最高酸素摂取量 50
サイズの原理 38
再生スキーマ 202
最大酸素摂取量 49

最大酸素負債量 50
最大随意収縮 271
最大ゆるみの肢位 11
再認スキーマ 202
鎖骨下筋 117
鎖骨間靱帯 110
坐骨大腿靱帯 154
鎖骨頭 88
左心室拡張終期容量 53
左心室収縮終期容量 53
作用 16
作用点 5, 23
三角筋後部線維 117
三角筋前部線維 117
三角筋中部線維 117
三角靱帯 182
三角線維軟骨 131, 140
三角線維軟骨複合体 140
三次元動作解析装置 264
三指つまみ 216
酸素運搬系 47
酸素解離曲線 51
酸素借 50
酸素消費量 58
酸素摂取量 49, 58
酸素負債 50
酸素分圧 49
酸素飽和度 51
三頭筋 36
サンプリング周波数 263

シーソー呼吸 106
視覚系 235
視覚性立ち直り反射 219
持久性（持続性）トレーニング 57, 58
軸 9
死腔 49
軸回旋 10
軸椎 80
仕事 5, 28
仕事率 28, 266
仕事量 28
支持基底面 21, 232, 240
示指伸筋 146
指伸筋 146
指伸筋腱機構 147
システム理論 230, 231
姿勢 5
姿勢制御 22
姿勢反応 216
耳石器 236
指節間関節 138, 141, 182, 187, 189
指尖つまみ 216

膝横靱帯 167
膝蓋骨 170
膝蓋骨脱臼 176
膝蓋大腿関節 165, 168
膝窩筋 174
膝関節 165
質量 267
至適筋長 39
支点 5, 23
シナプス 41
自発行動 222
指腹つまみ 216
しまりの肢位 11
シャーピー線維 80
ジャイロ 266
ジャイロセンサー 267
斜角筋群 90
尺側手根屈筋 141
尺側手根伸筋 141
車軸関節 32, 33, 34
尺屈 137, 140
収縮期血圧 54
自由神経終末 44
重心動揺計 262
集中法 205
終板電位 39
終末伸展回旋 173
重力 16, 20, 267
重力加速度 16, 267
手外筋 146
手関節 131, 138
手根管 132
手根管症候群 149
手根中央関節 131, 140
手根中手関節 133, 137
手掌体重支持 242
手掌握り 215
手掌把握反射 218
手内筋 143
主要姿勢筋 228
瞬間回転中心 84
上位運動ニューロン 43
上位胸郭 98
上位手掌握り 215
上位手指握り 216
上咽頭収縮筋 70
小円筋 111
上関節上腕靱帯 110
掌屈 136, 138
上脛腓関節 180
小後頭直筋 89, 90
小指外転筋 144
小指球筋 143
小指伸筋 146
小指対立筋 144

上肢の保護伸展反応 220
上縦舌筋 69
上伸筋支帯 191
掌側骨間筋 144
掌側橈骨尺骨靱帯 123
掌側板 134
小殿筋 154, 160
上頭斜筋 89, 90
上橈尺関節 121, 122, 126
小脳 43
上腓骨筋支帯 191
踵腓骨靱帯 182
静脈還流量 53
静脈血酸素分圧 58
小腰筋 160
上腕筋 127
上腕骨外側上顆炎 130
上腕三頭筋 127
上腕二頭筋 127, 129
上腕二頭筋短頭 117
上腕二頭筋長頭 117
初期接地 247
食塊形成 73
触診 13
ショパール関節 181, 182, 187, 189
自律神経系 43
伸筋支帯 143
心筋収縮力 54
神経学的検査 13
神経細胞 41
深指屈筋 147
身体運動分析 261
靱帯結合 32, 33
身体重心 265
靱帯性腱鞘 141
身体に働く頸の立ち直り反応 219
身体に働く身体の立ち直り反応 220
伸張反射 44, 45
伸展 10, 35, 77, 87
伸展筋群 254
伸展相 243, 246
伸展モーメント 253
心拍出量 52
心拍数 52
深部温度 56

髄核 81
錐体外路 197
錐体筋 90
錐体細胞ニューロン 42
錐体路 197
垂直舌筋 69
スカルパ三角 154

スキーマ 202
スキーマ理論 202
ステッピング反応 221
滑り 10
スポーツ心臓 58
スマートウォッチ 262
スマートフォン 262
スワンネック変形 149

成熟 212
精神発達 211
正中位指向 213
正中環軸関節 80, 83, 86
成長 212
静的バランス 233
生理学的運動 10
生理学的視点 4
生理学的断面積 36
生理学的外反 170
生理的屈曲姿勢 213, 216
生理的失調 213
生理的多動 215
生理的弯曲 77, 228
赤外線カメラ 262, 264
赤唇部 63
脊髄 43
脊柱起立筋 90, 93
脊柱靱帯 81
脊椎骨盤パラメーター 94
セグメント 264
舌 63
舌下神経 66
舌筋 66
舌骨上筋群 66
舌骨舌筋 70
舌根 63
舌尖 64
舌体 63
舌背 64
ゼロポジション 120
線維性連結（結合） 33
線維長 36
線維軟骨 166
線維軟骨結合 32, 33
線維輪 80
前運動野 42
前胸鎖靱帯 110
前鋸筋 117
前距腓靱帯 182
前屈 77
浅指屈筋 147
前斜角筋 88
前十字靱帯 169, 170

索 引 281

前十字靱帯損傷 178
前縦靱帯 81
センシング 268
全体法 205
仙腸関節 84, 86, 151, 153, 158
前庭感覚 200
前庭眼球反射 236
前庭系 235
前頭前野 41
前頭直筋 88
前捻角 154
前負荷 53, 60
前遊脚期 247
前腕体重支持 242

相 5, 73
僧帽筋 89, 90
僧帽筋下部線維 117
僧帽筋上部線維 114
僧帽筋中部線維 117
総末梢血管抵抗 53
足角 246
足関節戦略 234
足関節捻挫 194
足関節背屈筋群 256
足趾クリアランス 251
促進関係 222
足底筋 174
足底把握反射 216, 218, 224
速度 17
側頭筋 66
側副靱帯 133, 134, 135
側副靱帯損傷 130
側腹つまみ 216
咀嚼機能 73
咀嚼筋 66
粗大運動 211
速筋線維 39, 41
側屈 77, 87
足根管 191
足根管症候群 192
足根中足関節 182, 187, 189

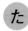

ダーツスローモーション 137
体位 5, 6, 227
大円筋 117
体温調節 56
大胸筋鎖骨部 117
大後頭直筋 89, 90
体重心 16, 19, 232, 240, 244, 265
体重心移動 26

帯状運動野 198
対称性緊張性頸反射 219, 224
大・小菱形筋 117
体性感覚 199
体性感覚系 43, 235
体性機能異常 5
体性神経系 43
大腿筋膜張筋 160, 176
大腿脛骨角 170
大腿脛骨関節 165
大腿骨頭靱帯 153
大腿四頭筋 176
大腿直筋 176, 154, 160
大腿二頭筋 160, 174
大腿方形筋 162
タイチン 37
大殿筋 160
大内転筋 160
大脳基底核 42
台のせ反射 218
大腰筋 160
対流 57
大菱形中手関節 133
多羽状筋 36
楕円関節 32
多軸 32
多シナプス反射 45
立ち上がり 239
立ち直り反応 216, 219
脱分極 39
多点表面筋電図 271
多様性練習 206
多裂筋 89, 90, 93
単関節 31
単脚支持期 246
単シナプス反射 44
短掌筋 144
短小指屈筋 144
短橈側手根伸筋 141
短内転筋 162
短母指外転筋 144, 148
短母指屈筋 144, 148
短母指伸筋 148

知覚 231
知覚痕跡 201
力 267
　――の3要素 15
　――のモーメント 17, 241
遅筋線維 39
恥骨筋 160
恥骨結合 153
恥骨大腿靱帯 154

中咽頭収縮筋 70
肘角 124
中間広筋 176
肘関節 121, 125
中関節上腕靱帯 111
肘筋 127
中斜角筋 88
中手指節関節 133, 138, 140
中枢性顔面神経麻痺 76
中足間関節 182
中足指節関節 182, 187, 189
中殿筋 160
重複歩距離 246
虫様筋 143
腸関節包筋 160
腸脛靱帯 160
腸骨筋 160
腸骨大腿靱帯 154
長掌筋 141
蝶番関節 32, 33, 34
長橈側手根伸筋 141
長内転筋 160, 162
長母指外転筋 148
長母指屈筋 148
長母指伸筋 148
腸腰筋 160
直頭 160

椎間関節 77, 84, 86, 87
椎間板 80, 94
椎孔 77
椎骨 77
椎前筋群 90
椎体間関節 84, 86

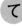

定位 22, 230
釘植結合 32, 33
テコ 23
デジタイズ 264
手での握り 215
テニス肘 130
手のアーチ 135
デュシェンヌ現象 160
電子ゴニオメーター 262
伝導 57

動員 38
トゥーロッカー 248
頭棘筋 89

橈屈　137, 140
橈骨手根関節　131, 138, 140
橈骨輪状靱帯　123
動作　5
　　——の意味づけ　240
頭最長筋　89, 90
動作解析　262, 264
動静脈酸素較差　59
橈側手根屈筋　141
橈側手指握り　215
橈側手掌握り　215
等速直線運動　16
頭長筋　88, 90
動的バランス　233
頭半棘筋　89
頭板状筋　89, 90
動脈血圧　54
動脈血酸素分圧　58
等尺性収縮　25
特殊感覚　199
トミー・ジョン手術　124
トラス機構　185
努力呼吸　103
トルクマシン　268
トレンデレンブルグ徴候　160

内喉頭筋　71
内呼吸　95
内在筋　143, 189
内在的フィードバック　204
内舌筋　66, 69
内旋　10, 35
内臓感覚　199
内側広筋　176
内側縦アーチ　183
内側縦足弓　183
内側側副靱帯　123, 169
内側半月　166
内側半月板　167
内側翼突筋　66
内的動機づけ　207
内転　10, 35
内転筋群　160, 256
内反膝（O脚）　170
内反肘　124
内腹斜筋　90
内分点　20
内閉鎖筋　162
長さ-張力曲線　39
軟口蓋　64
軟骨結合　32, 33

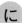

握り把握　213
二酸化炭素分圧　49
二軸　32
二分靱帯　182
乳酸系　48
乳酸性作業閾値　50
乳酸蓄積開始点　50
ニュートンの運動法則　16
ニューロン　41
認知　231

寝返り　239
熱中症　57

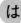

歯　64
背屈　136, 138
背屈反応　222
背側骨間筋　144
背側橈骨尺骨靱帯　123
肺胞内圧　95
薄筋　160, 174
バケツハンドル運動　101
挟み握り　216
パチニ小体　44
発育　212
発汗調節　56
発達　212
パフォーマンス　207
　　——の知識　205
ハムストリングス　160, 174, 254
パラシュート反応　220
バランス　232
バルサルバ効果　56
パワー　28
半羽状筋　36
反回頭　160
半関節　32, 99
半規管　236
半腱様筋　160, 174
反作用　16
反射　44
反射階層理論　230
反射マーカー　264
反射理論　230
板状筋　36
ハンドヘルドダイナモメーター　262
半膜様筋　160, 174
反力　4

ヒールロッカー　248
鼻咽腔閉鎖機能　70
肘関節　121, 125
非軸　32
飛翔相　5
非対称性緊張性頸反射　219
ビデオカメラ　262
非乳酸系　48
腓腹筋　174
皮膚血流調節　56
皮膚受容器　43
非負値行列因子分解　271
皮膚の受容器　43
ピボット　242
ヒューター三角　124
ヒューター線　124
表情筋　63, 66
表面筋電図計　269

フィードバック　204
フーバー徴候　106
フェンシング反射　225
フォアフットロッカー　248
フォースカップル作用　117
フォースプレート　263
付加的フィードバック　204
副運動　10
腹横筋　90
副交感神経　53
複合関節　31
複雑関節　31
輻射　57
腹直筋　90
腹部　96
腹筋群の同時収縮　213
物理学的視点　4
物理学的指標　5
不動関節　32
部分法　205
踏み出し戦略　235
プラトー　207
フリーモーメント　263
振り子運動　10
プルキンエ細胞ニューロン　42
ブロック練習　206
分散法　205
分回し運動　136

平均動脈血圧　54

索引 283

平衡 232
平行筋 36
閉口筋 66
閉口相 73
平衡反応 216, 220
閉鎖運動連鎖 8
閉鎖肢位 11
並進運動 16
並進平衡条件 18
平面関節 32, 34
変位 17
変形性膝関節症の歩行 259
扁平足 184

方形回内筋 129
縫合 32
縫工筋 160, 174
頬 64
歩隔 246
歩行速度 246
歩行の決定要因 257
歩行率 246
保護伸展反応 220
母指球筋 143
母指対立筋 144, 148
母指内転筋 144, 148
補足運動野 42, 198
ボタン穴変形 149
ホッピング反応 221
骨運動学 10
歩幅 246
ポンプハンドル運動 101

マイスナー小体 44
毎分換気量 49
摩擦力 20
末梢性顔面神経麻痺 76
慢性閉塞性肺疾患 98

ミオシン 36
ミトコンドリア量 40
脈圧 54
ミラーニチャート 222

無機リン酸 47
無効発汗 57
無酸素運動 4

無酸素性作業閾値 50

迷走神経 53
迷路性立ち直り反応 219
メルケル盤 44
面 9

毛包受容器 44
モーターユニット 37
モロー反射 218
問診（聞き取り） 12

休みの肢位 11
柳原40点法 76

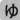

遊脚終期 247
遊脚初期 247
遊脚中期 247
有効発汗 57
有酸素運動 4
有酸素系 47, 48
誘発反応 222
床反力 20, 249
床反力計 262
床反力ベクトル 265
ゆるみの肢位 11

腰回旋筋 90
腰仙連結部 151
腰腸肋筋 90
腰椎骨盤リズム 156
腰部靱帯 82
腰方形筋 90, 93
抑制関係 222
横アーチ 183
予測的姿勢制御 236
四つ這い 212

ランダム練習 206
ランドウ反応 220

離開 10
力学的エネルギー 28
力学的エネルギー保存法則 29
力学的平衡状態 16
力学的有利性 23, 24
力点 5, 23
力学的エネルギー 24
梨状筋 160
リスフラン関節 182, 187, 189
理想的アライメント 227
立位 212
立脚終期 247
立脚中期 247
両羽状筋 36
両脚支持期 246
両極端トレーニング 58
輪状咽頭筋 70
輪状甲状筋 71
輪状軟骨下端 64
輪帯 153

ルシュカ突起 77
ルフィニ終末 44

レバーアーム 17, 30
レペティショントレーニング 57
連合運動領野 197

肋横突関節 99
肋鎖靱帯 110
肋椎関節 98, 99
肋骨 98
肋骨頭関節 99

腕尺関節 121, 126
腕橈関節 121, 126
腕橈骨筋 127

欧文索引

A

α 運動線維 37
α 運動ニューロン 42
α-efferent axons 37

索 引

A 帯 36
A-band 36
abdomen 96
abductor pollicis longus 148
accessory movement 10
acetabular-head index（AHI） 156
acetylcholineesterase（AchE） 39
acetylcoenzyme A 48
acetylcoline（Ach） 39
Ach（acetylcoline） 39
AchE（acetylcholineesterase） 39
ACL（anterior cruciate ligament） 170
acromioclavicular joint 109
ACSA（anatomical cross sectional area） 36
action 5, 231
adenosine diphosphate（ADP） 4, 47
adenosine triphosphate（ATP） 47
ADP（adenosine diphosphate） 4, 47
AHI（acetabular-head index） 156
amphiarthrosis 32
anaerobic threshold（AT） 50
anatomical cross sectional area（ACSA） 36
ankle rocker 248
ankle strategy 234
anterior belly 66
anterior cruciate ligament（ACL） 170
anticipatory postural adjustments（APAs） 236
AP（arterial blood pressure） 54
APAs（anticipatory postural adjustments） 236
arterial blood pressure（AP） 54
arthrokinematics 10
asymmetrical tonic neck reflex（ATNR） 219
AT（anaerobic threshold） 50
ATNR（asymmetrical tonic neck reflex） 219
ATP（adenosine triphosphate） 47
ATP-CP 系 48
attitude 5, 227

balance 232
basal lamina 36
behavior 5
Bell 麻痺 76
biccinator muscle 66
biceps brachii 127
biceps femoris 160
BOB（body righting reaction acting on the body） 220
body righting reaction acting on the body（BOB） 220
bowstring 現象 141
brachialis 127
brachioradialis 127
bucket-handle-motion 101

cadence 246
cardiac output（CO） 52
carpometacarpal joint 133
carrying angle 124
center of gravity（COG） 19, 265
center of mass（COM） 244, 265
center of pressure（COP） 21, 245, 263
center-edge（CE）角 156
central pattern generator（CPG） 65
cheek 64
chest wall 96
chopart joint 181
circumduction 136
closed kinetic chain 8
closed packed position 11
CM 関節 133, 137
CO（cardiac output） 52
co-contraction 213
COG（center of gravity） 19, 265
cognition 231
COM（center of mass） 244, 265
complex joint 31
compound joint 31
compression 10
constrictor pharyngeus muscle 70
convex concave rule 10
COP（center of pressure） 21, 245, 263
COPD 98
CP（creatine phosphate） 48
CPG（central pattern generator） 65
creatine phosphate（CP） 48
cricopharyngeal muscle 70
cricothyroid 71
crossed extension reflex 217
cubital angle 124

DAP（diastolic arterial blood pressure） 54
darts throw motion（DTM） 137
development 212
diaphragm 96, 102
diarthrosis 32
diastolic arterial blood pressure（DAP） 54
digastric anterior belly 72
digastric muscle 66
digastric posterior belly 72
DIP 関節 134
direct linear transformation（DLT） 264
distal interphalangeal joint 134
distraction 10
DLT（direct linear transformation） 264
dorsiflexion reaction 222
double support phase 246
DTM（darts throw motion） 137
dynamic balance 233
dysfunction 5

EDV（end-diastolic volume） 53
elbow joint 121
electroneurography（ENoG） 76
end-diastolic volume（EDV） 53
endomysium 37
end-plate 38
end-plate potential（epp） 39
endsystolic volume（ESV） 53
ENoG（electroneurography） 76
epimysium 37
EPOC（excess post-exercise oxygen consumption） 50
epp（end-plate potential） 39
equilibrium 232
equilibrium reaction 216, 220
ESV（endsystolic volume） 53
evoked response 222
excess post-exercise oxygen consumption（EPOC） 50
extension 243
extensor carpi radialis brevis 141
extensor carpi radialis longus（muscle） 141
extensor carpi ulnaris 141
extensor digiti minimi 146
extensor digitorum 146
extensor indicis 146
extensor mechanism 147
extensor pollicis brevis 148
extensor pollicis longus 148
external intercostal 102

F

fascicule 36
femorotibial angle（FTA） 170
femorotibial joint 165

fiber length（Lf） 36
fine motor movement 211
1st position 112, 114
flexion momentum 243
flexor carpi radialis 141
flexor carpi ulnaris 141
flexor digitorum profundus 147
flexor digitorum superficialis 147
flexor pollicis longus 148
flexor withdrawal reflex 218
foot angle 246
forefoot rocker 248
FTA（femorotibial angle） 170
FT 関節 165

γ運動ニューロン 42
γ線維 37
γ-efferent axons 37
Galant reflex 218
gastrocnemius 174
generalized motor program 202
genioglossus 70
geniohyoid 72
glenohumeral joint 109
gluteus maximus 160
gluteus medius 160
gomphosis 33
gracilis 174
gross motor movement 211
growth 212
growth and development 212

H 帯 36
H-band 36
hamstrings 174
hand grasp 215
hard palate 64
HDEMG（high-density surface electromyography） 271
heart rate（HR） 52
heel rocker 248
Henneman's size principle 38
high guard 215
high-density surface electromyography（HDEMG） 271
high-intensity interval training（HIIT） 58
high-volume training（HVT） 57
HIIT（high-intensity interval training） 58
hip joint 153

hip strategy 235
Hoover's sign 106
hopping reaction 221
HR（heart rate） 52
humeroradial joint 121
humeroulnar joint 121
HVT（high-volume training） 57
hyoglossus 70
hypothenar muscles 143

I 帯 36
I-band 36
ICF（International Classification of Functioning, Disability and Health） 5
iliacus 160
iliocapsularis 154, 160
iliopsoas 160
impairment 5
IMU（inertia measurement unit） 267
inertia measurement unit（IMU） 267
inferior constrictor muscle 70
inferior forefinger grasp 215
inferior radioulnar joint 123
inferior tibiofibular joint 180
initial contact 247
initial swing 247
inorganic phosphate（Pi） 47
interior head 66
interior longitudinal muscle 69
intermetatarsal joint 182
International Classification of Functioning, Disability and Health（ICF） 5
interossei 143
interphalangeal joint 138, 182
IP 関節 138, 141

joint play 13

key stone 184
kinematics 3, 262
kinesiological analysis 9
kinetics 262
knee joint 165
knee-in & toe-out 194
knee-out & toe-in 194
knowledge of performance（KP） 205
knowledge of results（KR） 203, 205

KP（knowledge of performance） 205
KR（knowledge of results） 203, 205

labyrinthine righting reaction 219
lactate threshold（LT） 50
landau reaction 220
laryngeal muscles 71
larynx 64
lateral arch 183
lateral collateral ligament（LCL） 169
lateral cricoarytenoid 71
lateral meniscus 166
lateral pinch 216
lateral pterygoid muscle 66
LCL（lateral collateral ligament） 169
least packed position 11
levator velipalatini muscle 70
leveling off 49
Lf（fiber length） 36
ligamentous sheath 141
lip 63
lisfranc joint 182
LM（muscle length） 36
loading response 247
loose packed position 11
LT（lactate threshold） 50
lumbopelvic rhythm 156

M 線 36
lumbricales 143
MA（mechanical advantage） 24
mandible 65
MAP（mean arterial blood pressure） 54
masseter muscle 66
masticatory muscles 66
maturation 212
maximum voluntary contraction（MVC） 271
MCL（medial collateral ligament） 169
mean arterial blood pressure（MAP） 54
mechanical advantage（MA） 24
mechanical axis 10
medial arch 183
medial collateral ligament（MCL） 169
medial meniscus 166
medial pterygoid muscle 66
mental development 211
metacarpophalangeal joint 133
metatarsophalangeal joint 182

METs 49
mid stance 247
mid swing 247
midcarpal joint 131
middle constrictor muscle 70
midline orientation 213
M-line 36
momentum transfer 243
Moro reflex 218
motion 5
motor control 230
motor development 211
motor unit 37
movement 5, 9
MP 関節 133, 138, 140
muscle fiber 36
muscle length（LM） 36
muscles of tongue 66
MVC（maximum voluntary contraction） 271
mylohyoid 72
mylohyoid muscle 66
myofibril 36

neck righting reaction acting on the body（NOB） 219
NMF（non-negative matrix factorization） 271
NOB（neck righting reaction acting on the body） 219
non-negative matrix factorization（NMF） 271

OBLA（onset of blood lactate accumulation） 50
omohyoid belly 72
on elbow 241
on elbows 223
on hand 242
onset of blood lactate accumulation（OBLA） 50
open kinetic chain 8
optical righting reaction 219
optimal muscle length 39
oral cavity 63
orbicularis oculi muscle 66
orbicularis oris musle 66
Osgood-Schlatter 病 178
osteokinematics 10
oxygen consumtion 58
oxygen uptake 49, 58

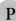

PA（pennation angle） 36
palate 64
palatoglossus 70
palatoglossus muscle 70
palatopharyngeus muscle 70
palm grasp 215
palmar grasp reflex 218
palmaris longus 141
patellofemoral joint 168
PCL（posterior cruciate ligament） 170
P_{CO_2} 49
PCSA（physiological cross sectional area） 36
peak V_{O_2} 50
pelvis 151
pennation angle（PA） 36
perception 231
PF 関節 168
pharyngeal muscle 70
pharynx 64
phase 73
physiological cross sectional area（PCSA） 36
physiological movement 10
Pi（inorganic phosphate） 47
PIP 関節 134
placing reflex 218
plantar grasp 218
plantaris 174
P_{O_2} 49
POL（polarized training） 58
polarized training（POL） 58
popliteal 174
position 5, 227
posterior cricoarytenoid 71
posterior cruciate ligament（PCL） 170
postural reaction 216
posture 5
pres wing 247
primitive reflex 216, 217
primitive squeeze 213
pronator quadratus 129
pronator teres 129
protective extension reaction 220
proximal interphalangeal joint 134
psoas major 160
pubic tubercle 153
pulp pinch 216
pump-handle-motion 101

Q 角（Q angle） 176
quadriceps femoris 176

radial palm grasp 215
radiocarpal joint 131
rate coding 38
recruitment 38
reflex-hierarchical theory 230
resting position 11
retroversion 108
rib cage 96
righting reaction 216, 219
roll 10
rooting reflex 218
Roser-Nelaton 線 154

sacroiliac joint 153
SAP（systolic arterial blood pressure） 54
sarcolemma 36
sarcomere 36
sartorius 174
scapulothoracic joint 109
Schwab 分類 94
screw home movement 173
2nd position 112, 114
semimembranosus 160
semitendinosus 160
Sharp 角 156
simple joint 31
single support phase 246
slide 10
soft palate 64
somatic dysfunction 5
spin 10
spontaneous behavior 222
squeeze grasp 213
stability 232
stabilization 243
stage 73
static balance 233
step length 246
step width 246
stepping reaction 221
sternoclavicular joint 109
sternohyoid 72
sternothyroid 72
STNR（symmetrical tonic neck reflex） 219, 224

stride length 246
stroke volume（SV） 52
styloglossus 70
stylohyoid 72
subacromial joint 109
subtalar joint 181
sucking-swallowing reflex 218
superior constrictor muscle 70
superior forefinger grasp 216
superior head 66
superior longitudinal muscle 69
superior palm grasp 215
superior tibiofibular joint 180
superior（proximal）radioulnar joint 122
supinator 129
suprahyoid muscles 66
SV（stroke volume） 52
swallow 65
swing 10
symmetrical tonic neck reflex（STNR） 219, 224
symphysis 33
synarthrosis 32
synchodrosis 33
syndesmosis 33
synovial sheath 141
systems theory 230, 231
systolic arterial blood pressure（SAP） 54

talocrural joint 180
tarsometatarsal joint 182

task 5
TCA 回路 48
teeth 64
temporalis muscle 66
tendon sheath 141
tensor fasciae latae 160, 176
terminal stance 247
terminal swing 247
tesor veli palatini muscle 70
TFCC（triangular fibrocartilage complex） 140
thenar muscles 143
THR（threshold training） 57
three jaw chuck pinch 216
threshold training（THR） 57
thyroarytenoid 71
thyrohyoid 72
tibiofibular joint 180
tibiofibular syndesmosis 180
tilt board reaction 220
tip pinch 216
TLR（tonic labyrinthine reflex） 218
toe rocker 248
tongue 63
tonic labyrinthine reflex（TLR） 218
total peripheral resistance（TPR） 53
TPR（total peripheral resistance） 53
transverse arch 183
transverse arytenoid 71
transverse muscle 69
transverse tarsal joint 181
trapeziometacarpal joint 133
Trendelenburg's sign 160
triangular fibrocartilage complex（TFCC） 140

tricarboxylic acid cycle 48
triceps brachii 127
type Ⅰ線維 39
type Ⅱ線維 39

uvular muscle 70

velopharyngeal function（VPF） 70
ventilation threshold（VT） 50
vertical muscle 69
vestibulo-ocular reflexes（VOR） 236
V_{O_2} 49
V_{O_2max} 49
VOR（vestibulo-ocular reflexes） 236
VPF（velopharyngeal function） 70
VT（ventilation threshold） 50

walking speed 246
wide base 215
work 5

Z 線 36
Z-disc 36
ZOA（zone of apposition） 98
zone of apposition（ZOA） 98

シンプル理学療法学・作業療法学シリーズ
基礎運動学テキスト

2025年3月30日　発行	監修者　細田多穂
	編集者　藤縄　理，濱口豊太，
	金村尚彦，阿南雅也
	発行者　小立健太
	発行所　株式会社　南 江 堂
	〒113-8410　東京都文京区本郷三丁目42番6号
	☎(出版)03-3811-7236　　(営業)03-3811-7239
	ホームページhttps://www.nankodo.co.jp/
	印刷／製本 シナノ書籍印刷
	組版 明昌堂

Basic Kinematics
© Nankodo Co., Ltd., 2025

定価は表紙に表示してあります．
落丁・乱丁の場合はお取り替えいたします．
ご意見・お問い合わせはホームページまでお寄せください．

Printed and Bound in Japan
ISBN 978-4-524-22861-4

本書の無断複製を禁じます．
JCOPY〈出版者著作権管理機構 委託出版物〉
本書の無断複製は，著作権法上での例外を除き禁じられています．複製される場合は，そのつど事前に，出版者著作権管理機構（TEL 03-5244-5088，FAX 03-5244-5089，e-mail: info@jcopy.or.jp）の許諾を得てください．

本書の複製（複写，スキャン，デジタルデータ化等）を無許諾で行う行為は，著作権法上での限られた例外（「私的使用のための複製」等）を除き禁じられています．大学，病院，企業等の内部において，業務上使用する目的で上記の行為を行うことは私的使用には該当せず違法です．また私的使用であっても，代行業者等の第三者に依頼して上記の行為を行うことは違法です．